리피드와 건강 그리고 미용

아름답고 건강한 150세를 위해, 우리가 몰랐던 몸의 비밀

저자소개

조경현

1998 – 2000 일리노이주립대 (어바나–샴페인) 의대 생화학과 박사후 연수
2000 – 2001 미국 클리블랜드클리닉 재단 러너연구소 전임연구원
2001 – 2005 한국생명공학연구원 선임연구원
2005 – 현재 영남대학교 생명공학부 조교수, 부교수
2011 – 현재 영남대학교 단백질센서연구소 소장
2013 – 현재 BK21 플러스 사업팀장 "혈청바이오메디칼사업팀"

e–mail : chok@yu.ac.kr
twitter : @kcho6877

연구 실적

– 최근 5년간 SCI 논문 70여 편, 국내외 특허 출원/등록 20여건, 해외기술이전 1건

수상 경력

한국과학기술단체총연합회 제22회 한국과학기술우수논문상(2012.7)
생화학분자생물학회 동천신진과학자상 (2012. 6)
영남대학교 우수연구상 (2012. 5)
2011 글로벌 보건산업 기술 유공자 보건복지부 장관 표창 (2011. 9)
생화학분자생물학회 학술지공로상 (2011. 5)
한국과학창의재단 우수상 (2010. 6)
경상북도 과학기술대상 (신진과학기술인부문)수상 (2008. 10)

리피드와 건강 그리고 미용

아름답고 건강한 150세를 위해, 우리가 몰랐던 몸의 비밀

발행일 2013년 9월 16일 초판 1쇄
지은이 조경현 | **펴낸이** 노석균 | **펴낸곳** 영남대학교출판부
출판등록 1975년 9월 5일 경산 제16-1호 | **주소** 경북 경산시 대동 214-1
전화 053) 810-1801~3 | **FAX** 053) 810-4722 | **홈페이지** book.yu.ac.kr
ISBN 978-89-7581-472-3 03510

· 이 도서의 국립중앙도서관 출판시도서목록(CIP)은 서지정보유통지원시스템 홈페이지 (http://seoji.nl.go.kr)와 국가자료공동목록시스템(http://www.nl.go.kr/kolisnet)에서 이용하실 수 있습니다. (CIP제어번호: CIP2013017347)

리피드와 건강 그리고 미용

아름답고 싱싱한 150세를 위해, 우리가 몰랐던 몸의 비밀

조 경 현 지음

열린시선

머리말

자신의 건강과 미용에 관심이 없는 사람은 없다. 아마 과학이 존재하는 이유도 인류의 건강과 미용을 증진시키기 때문일 것이다.

저자는 생화학을 연구하는 학자로서 생명공학을 가르치는 교수로서 늘 건강과 미용에 기여할 수 있는 것이 무엇일까를 고민해왔다. 특히 생화학 중에도 단백질과 지질을 대상으로 하여 동맥경화의 발생 기전과 치료방법을 주제로 20년 이상 연구해오는 동안, 비만, 당뇨, 노화에 관한 연구와 이를 이용한 미용 방법에 대한 연구까지 범위를 확장하게 되었다.

특히 우리나라에서는 선진국에 비해 리피드라는 단어와 학문이 생소하게 느껴지는데, 그 이유는 우리나라는 암을 연구하는 인력이 많고, 동맥경화를 연구하는 인력은 상대적으로 적기 때문이 아닐까 한다. 그러나 이제 우리나라의 질병 양상도 선진국화 되면서 비만과 동맥경화, 당뇨의 문제가 심각해지고, 노화 진단과 억제에도 관심이 고조되고 있으므로 리피드가 건강과 미용에 얼마나 중요한지를 알릴 필요가 있다.

필자가 석사과정에 입학한 것이 1992년이므로 올해까지 22년째 같은 주제와 분야에서 연구해 오고 있다. 22년 동안 학생에서, 박사로, 포스탁으로, 선임연구원으로, 교수와 연구소장으로 신분과 직위도 변하고, 이사도 많이 다녔지만, 리피드를 이용한 건강과 미용이라는 연구 방향은 변하지 않았다.

이 책의 내용은 저자가 연구 논문으로 발표 해온 내용들의 학술적인 의미를 일반인들에게 더 쉽게 이해되도록 설명하여 자신의 건강과 몸매와 피부의 아름다움을 유지하는 실생활에 도움을 주고자하는 목적이 크다. 그리고 이 책을 읽는 독자들이 생명과학에 대한 호기심과 혜택을 느끼고, 청소년들이 생명공학자의 꿈을 꾸고 신약개발과 기능성 식품, 화장품개발에 성공하기를 희망한다.

다소 어려울 수도 있는 의학적인 학술적인 내용과 전문적인 용어들을 최대한 쉽게 풀어쓰려고 노력하였으며, 신문과 방송에 기사화된 연구 내용들을 많이 인용하여 전문가뿐만 아니라 일반 독자에게도 친근하게 다가가고자 하였다.

모쪼록 "리피드와 건강 그리고 미용"을 통해 일반인들이 건강과 미용에 관한 정보를 바로 알고, 리피드를 올바르게 이용하여, 아름다움을 유지하며 행복하게 오래 살기를 바란다.

2013년 9월 영남대 단백질센서연구소에서

조 경 현

차례

1.
혈액 속의 리피드(지질) 숫자를 알아야 건강해진다

우리는 건강검진을 하거나, 혹은 헌혈할 때마다 혈액 검사를 통해 건강진단을 하게 된다. 그런데 자신의 결과를 유심히 해석하고 의미를 파악하는 사람은 몇이나 될까? 이제부터라도 건강검진 결과지를 꼼꼼히 살펴보고 숫자가 의미하는 내용이 무엇인지 알아야 한다. 왜냐하면 혈액은 건강유지에 필수적인 유익 성분들로 가득 차 있고, 혈액 성분들의 변화는 건강상태를 알려주는 가장 좋은 지표이기 때문이다. 혈액은 크게 혈구, 혈소판, 혈청으로 구성되며, 혈청은 많은 단백질과 탄수화물, 리피드 등으로 가득 차 있다. 혈청성분들은 모두 중요한 역할을 하지만 그중에서도 세포의 성장과 건강유지에 중요한 성분은 지방 (리피드)일 것이다. 많은 혈액 성분 중에 콜레스테롤과 중성지방을 통칭하여 리피드라고 하는데, 이는 우리가 흔히 알고 있는 지질이다. 리피드에는 지방산, 인지질, 중성지방, 콜레스테롤, 스핑고리피드, 왁스 등이 있다.

리피드, 영어 lipid를 그대로 발음한 것으로 흔히 지질(脂質), 지방(脂肪), 기름, 오일 등으로 번역된다. 그러나 저자는 일본식 명칭인 지질 혹은 지방보다 리피드라고 부르기를 권장한다. 왜냐하면 지질은 공교롭게

건강검진과 리피드

혈액 성분: 혈구, 혈소판, 혈청

혈액 성분들의 변화는 건강 상태를 알려주는 가장 좋은 지표

- 많은 단백질과 탄수화물과 리피드 등으로 가득 차있음
- 지방(리피드) : 세포의 성장과 건강유지에 밀접한 관련

리피드의 종류

지방산, 인지질, 중성지방, 콜레스테롤, 스핑고리피드, 왁스 등

'찌질'로 들리기도 하고, 의미 혼란을 일으키기도 한다. 지질은 땅의 질이 될 수도 있고 종이의 질이 될 수도 있으며, 지방은 경상도, 전라도 지방과 혼돈될 수 있다.

단어의 혼돈만큼이나 지방(리피드)는 해로운 것으로 생각되어 무시당해 온 것도 사실이다. 사람들은 콜레스테롤을 동맥경화나 비만의 주범쯤으로 생각하고 무조건 기피해야 하는 것으로 생각해 왔다. 그러나 콜레스테롤

아직 생소한 이름 리피드?

LIPID

- 리피드
- 번역 : 지질(脂質), 지방(脂肪), 기름, 오일
  - (지질(脂質), 지방(脂肪)) 일본식 명칭

지질..찌질?
땅의 질? 종이의 질?
지방..경상도?
전라도?

이제 "리피드" 라고 바로 부르자

세포막과 리피드

세포막은 이중막

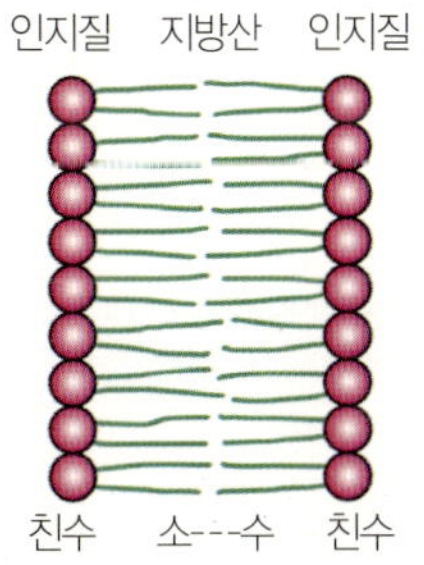

세포 밖으로 친수성, 세포 내로 친수성

막이 있어서 세포는 외부로부터 보호되고,
세포 내의 물질을 세포 안으로 유지함.

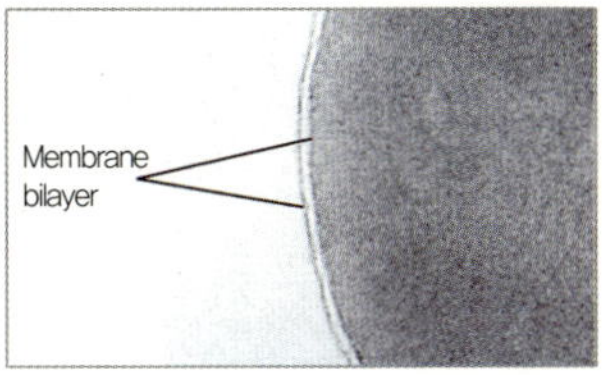

은 필수적인 영양물질로 지금도 매일 하루 1000mg 이상씩 간에서 만들어지고 있다. 과연 콜레스테롤이 필요 없는 물질이라면 우리 몸에서 수십 단계의 효소반응을 거치는 비싼 대가를 치르며 만들까? 무작정 기피한다고 될 일이 아닌 것이다. 차라리 콜레스테롤의 소비와 분해를 늘리는 것이 더욱 현명하다. 콜레스테롤의 소비를 늘리는 좋은 방법은 두뇌 활동과 운동을 증가시키는 것이다. 그 이유와 구체적 방법은 이 책의 전반에 걸쳐 계속 제시될 것이다.

리피드는 건강과 장수, 미용 유지에 꼭 필요한 영양이면서 생명공학에서 단백질과 유전자만큼이나 중요한 역할을 한다. 리피드는 뇌의 연결조직 (관절, 신경) 대부분을 구성하고 있고, 세포막의 구성 성분이며, 세포 간의 신호전달에 관여한다. 세포의 건강이 바로 생명체의 건강이니 리피드가 이루는 세포막의 중요성은 매우 크다. 세포막을 파괴하면 세포는 바로 죽는다. 리피드 대사의 이상은 비만과 당뇨, 혈관 질환뿐만 아니라 정신질환으로도 이어진다. 평균적으로 사람의 세포는 약 100조개 (10^{14}cell)로, 모든 세포막의 면적을 합하면 100km^{2}에 달한다는 보고가 있다. 얼마나 많은 리피드가 세포의 발달에 필요할 것인가!

지단백질이란?

위치	혈액과 장액에 존재
구조	인지질 이중막의 안쪽에는 콜레스테롤과 중성지방이 존재, 바깥을 아포지단백질이 감싸는 구조
종류	저밀도지단백질 (LDL), 고밀도지단백질 (HDL)

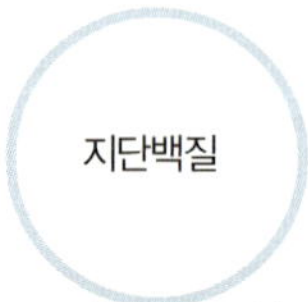

지단백질 모식도

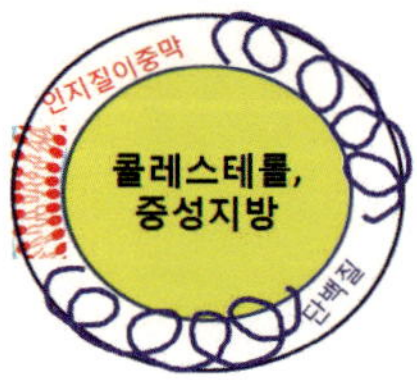

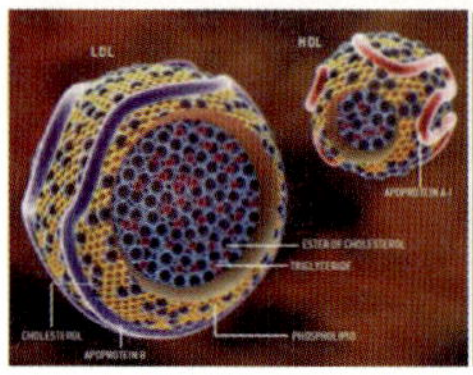

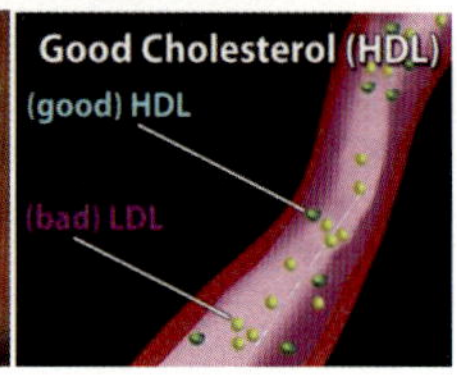

중성지방과 콜레스테롤은 물에 잘 녹지 않기 때문에 이들을 주변조직으로 공급하기 위해서 지단백질이라는 특별한 구조물을 타고 수송된다(위의 그림). 지단백질은 우리의 혈액과 장액에 존재하며, 인지질 이중 막의 안쪽에는 콜레스테롤과 중성지방이 존재하고 바깥을 아포지단백질이 감싸는 독특한 구조이다. 지단백질은 다시 밀도에 따라 저밀도지단백질(LDL)과 고밀도지단백질(HDL)로 나뉘며, 이들의 생리적 역할은 구분된다.

혈청 총콜레스테롤은 150~220mg/dL가 정상 수치이며, 혈청 내에서도 특히 고밀도지단백질에 존재하는 콜레스테롤의 수치가 높은 것이 좋은데 남자는 40mg/dL, 여자는 50mg/dL 이상이 되어야 정상이다. 특히 100세 이상 장수하는 사람들이 HDL-콜레스테롤의 수치가 높다. 총콜레스테롤은 낮을수록 건강에 좋은가? 답은 "절대로 아님"이다. 왜냐하면 많은 보고에 따르면 총콜레스테롤 150mg/dL 이하를 보이는 인구에서 사망률이 오히려 증가하였는데, 바로 후진국에서 어린이 사망률이 높고, 기대 수명이 낮다는 보고가 많았기 때문이다. 또, 선진국에서는 우울증과 정신분열로 인한 자살과 폭력연관성 사망 원인 중에 콜레스테롤이 낮은 것이 주된 이유라는 보고가 있다. 따라서 적정한 콜레스테롤 농도를 유지해야한다.

총콜레스테롤은 낮을수록 건강에 좋은가?

아니다!!
적정 혈청 총콜레스테롤

정상 수치 : 150~220 mg/dL

총콜레스테롤 150 mg/dL 이하에서 사망률이 증가

- 선진국에서 어린이 사망률이 높고, 기대 수명이 낮은데, 이는 콜레스테롤이 낮은 것이 주된 이유라는 보고가 있다.
- 100세 이상 장수하는 사람들이 HDL-콜레스테롤의 수치가 높다.

고밀도지단백질에 존재하는 콜레스테롤

정상 수치 : 남자는 40 mg/dL, 여자는 50 mg/dL

HDL-C는 수치가 높은 것이 좋음

중성지방은 에너지원으로서 중요한 역할을 하는데 동일한 무게로 비교했을 때, 탄수화물보다 중성지방을 분해하면 에너지가 두 배 더 발생하는 고효율의 에너지원이며, 중성지방은 소수성이기 때문에 대량 저장해도 체중의 증가가 상대적으로 적다. 만약 사람이 탄수화물을 에너지원으로 대량 저장해야한다면 물이 증가되어야 하므로 체중의 증가도 함께 이루어진다. 왜냐하면 사람은 남는 에너지를 중성지방으로 저장하므로, 체중의 증가가 상대적으로 적고 오래 저장할 수 있기 때문이다. 중성지방으로

리피드는 과연 기피대상 인가?

"사람들은 리피드 (지방질)을 해로운 것으로만 생각하여 기피해왔다."

- 리피드는 건강과 장수에 꼭 필요한 영양이면서, 생명공학에서 단백질과 유전자 만큼이나 중요한 역할을 한다.
- 뇌와 연결조직(관절, 신경)의 대부분은 리피드이다.
- 세포의 신호전달에 리피드가 관여한다.(세포의 생존, 사멸)
- 사람의 세포는 100조개 (10^{14} cell)이며, 모든 세포막의 면적을 합하면 100km²에 달한다.
- 세포막의 대부분은 리피드이다.
- 리피드 대사의 이상은 비만과 혈관질환 (동맥경화)뿐만 아니라 정신질환(분열증) 등과 같이 매우 다양하게 나타난다.

에너지가 저장되어 체중의 추가적인 증가를 막다니, 얼마나 놀라운 진화인가? 실제로 사람의 지방세포에는 15~20kg의 중성지방이 저장되어 있고, 이는 이론적으로 한 달 동안 공급 가능한 에너지이다. 그러나 간에 글리코겐 형태로 저장된 포도당은 1일내에 소진된다. 따라서 조난 등으로 장기간 굶을 경우 우리는 지방세포에 저장된 에너지를 이용하여 생존한다. 혈액내의 중성지방은 50~130mg/dL가 적당하다. 높은 중성지방 농도는 염증을 유발한다.

이 책을 통해, 리피드와 지단백질의 유익한 면과 해로운 면을 이해하고, 이것이 우리의 건강과 미용에 어떻게 이용될 수 있는지에 대한 정보를 제공하고자 한다. 아무쪼록, 독자들이 리피드에 관한 오해를 바로 잡고, 바르게 이용하여 더욱 건강하고 아름다워지기를 소망한다.

2.
좋은 리피드, 나쁜 리피드, 이상한 리피드

사람의 외모나 성격이 각양각색이며, 이것은 리피드도 유사하다. 리피드에도 다양한 종류가 있는데, 모든 리피드의 기초를 이루는 가장 흔한 물질은 지방산(fatty acid)일 것이다. 그런데 이 지방산은 크게 포화지방산과 불포화지방산으로 다시 구분된다. '포화?' 무엇으로 포화되었다는 것인가? 바로 수소로 포화된 것이 포화지방산이며 이는 상온에서 고체로 존재한다. 불포화 지방산은 아직 수소가 들어갈 자리가 더 있으므로 포화되지 않은 것이며, 상온에서 액체로 존재한다. 불포화지방산은 포유동물의 성장에 반드시 필요하고 동맥경화, 뇌졸중, 심장병, 우울증 등의 예방에도 도움이 된다. 불포화지방산은 다시 크게 오메가-3, 오메가-6, 오메가-9으로 구별되며, 오메가-3이 염증 억제, 종양 억제, 심혈관 질환 억제 등 좋은 리피드로서 건강 증진기능을 하고 있다. 그리고 대부분의 동물은 한 가지 이상의 지방산을 합성할 수 없으므로 반드시 음식을 통해 섭취해야 한다.

우리 몸에 자연적으로 존재하는 리피드는 모두 필요하고 좋은 기능을 한다. 좋은 리피드의 예를 들자면 인지질과 콜레스테롤일 것이다. 인지질은 친수성 머리와 소수성 꼬리를 구조는 가지는 양친성으로 이중막을 형성하여 세포막을 형성한다. 생명유지를 위한 세포막의 중요성은 아무리 강조해도 지나치지 않을 것이다. 그리고 세포막은 콜레스테롤이 인지질 이중막의 내부에 적절히 배열되어 유동성과 견고성을 제공해 줌으로써 기능이 더욱 강화된다.

콜레스테롤은 27개의 탄소가 4개의 고리형으로 연결된 고차원적인 구조로 이루어졌으며, 1784년 담석에서 처음으로 발견되고 분리되었으니 인류 역사에 영향을 끼친 물질 중에는 비교적 최근에야 알려진 물질이다. 그러나 콜레스테롤은 건강이나 질병과 밀접한 관련이 있는 만큼 생명과학과 의학에서 아주 중요하게 연구되어 왔고, 14개의 노벨상이 콜레스테롤과 관련된 연구에서 나왔을 만큼 우리 시대에서 가장 관심 있는 연구 분야 중의 하나이다.

원래 콜레스테롤은 세포의 생존에 필수적인 물질이며, 체내에서도 수십 단계의 복잡한 효소 반응을 거쳐 합성되는 고급물질이다. 그에 걸맞게, 콜레스테롤은 호르몬이 되어 우리의 키와 두뇌를 발달시키고, 남자를 더욱 강하게, 여자를 더욱 아름답게 만들며, 비타민이 되어 뼈는 튼튼하게 하고, 담즙산이 되어 리피드의 소화와 흡수를 돕는다. 얼마나 고마운가! 따라서 콜레스테롤을 혐오할 필요가 없으며, 오히려 이를 이용할 줄 알아야 한다. 물론 과도한 혈청 콜레스테롤의 농도증가(240mg/dL 이상)는 심혈관 질환의 발병률과 정비례 관계에 있으므로 적정농도를 유지해야 한다. 그러나

콜레스테롤의 좋은 면과 나쁜 면

좋은 면

- 우리몸의 세포막을 이룸
- 腸에서 음식소화와 흡수를 도움
- Vitamin D와 각종 스테로이드 호르몬 생성
  ⇒에스트로겐, 테스토스테론 등

콜레스테롤이 없으면 살 수 없다!

나쁜 면

- 너무 많으면 혈관을 따라 다니다가 혈관벽에(특히 동맥) 콜레스테롤을 축적시킴
  ⇒ 혈관 내강이 좁아짐
  ⇒ 혈관이 탄력을 잃음
  ⇒ 좁아진 혈관이 터지거나, 막히는 질병이 발생함

콜레스테롤이 많으면 잘 살기 힘들다!

우리 몸에 존재하는 콜레스테롤의 80%는 간에서 합성된 것이고, 20%만 음식으로부터 섭취되므로, 콜레스테롤이 많은 음식을 기피한다고 해서, 혈청 콜레스테롤이 비례하여 감소하는 것은 아니다. 나쁜 리피드의 대표인 트랜스지방은 불포화지방산(액체)에 수소를 강제로 첨가하여 포화지방산, 즉 고체의 형태로 만든 인공적 지방으로 마아가린 등이 있다. 트랜스지방을 함유하는 제품에는 팝콘, 비스킷, 피자, 도넛 등 맛있는 음식들이며, 부패하지 않고, 보관이 용이하여 많이 사용된다. 실제로 나폴레옹 3세가 전쟁 중에 사용할 상하지 않는 버터 대용품을 생산하기 위하여 트랜스지방의 제조를 지시하였다고 한다. 불포화지방산과 유사한 구조를 가지지만 행동은 포화지방산처럼 하며, 체내에서 배출 속도가 매우 느려, 비만과 혈관장애 유발 등 오랫동안 좋지 않은 작용을 한다. 많은 보고에서 염증 악화, 발암 작용, 비만, 당뇨 등 대사증후군 유발, 심장 질환과 직접 연관이 있음이 밝혀졌다.

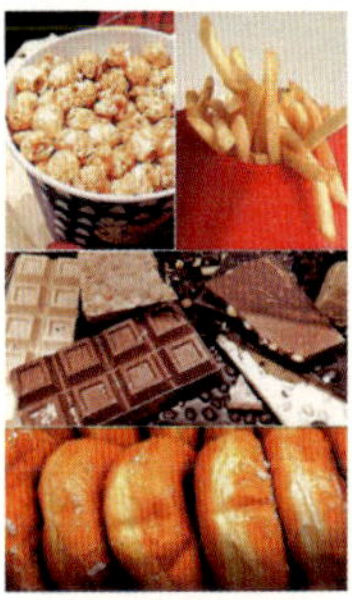

트랜스지방은 고체상태의 마가린, 쇼트닝(포화지방산)등으로 만드는 **팝콘, 비스킷, 과자류** 그리고 **피자, 초코렛제품, 도넛츠, 튀김**이나 **패스트푸드**(fast food)에 많음.

불포화지방산과 유사한 구조를 가지지만
체내에서 배출속도가 매우 느려 오랫동안 좋지 않은 작용을 함.

저자의 연구에서도 대표적인 트랜스지방인 elaidic acid이 우리 혈액의 HDL의 기능을 훼손시키고, 염증 및 동맥경화를 유발, 촉진한다는 것을 밝힌바 있다.

위의 그림처럼 포화지방산과 불포화지방산은 분자의 입체적 모양에서 큰 차이가 있다. 포화지방산(스테아릭산)은 직선으로 날렵하게 생긴데 반해, 불포화지방산(올레익산)은 구부러진 형태이다. 그래서 포화지방산은

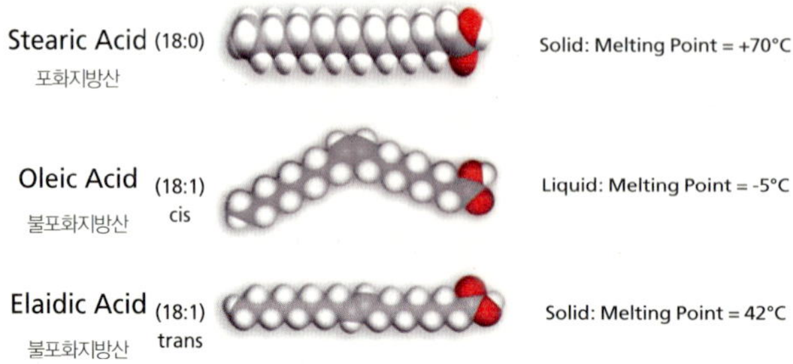

같은 분자끼리 차곡차곡 결합할 수 있어서 안정적이기 때문에 실온에서도 고체로 존재한다. 반면, 불포화지방산은 분자 간의 결합이 약하여 실온에서 액체로 존재한다. 그런데 불포화지방산인데도 트랜스지방인 elaidic acid는 포화지방산처럼 직선으로 날렵하게 생겼다. 그래서 불포화이지만 포화지방산처럼 행동한다. 무늬만 불포화인 셈이다. 실온에서 고체로 존재하고 값이 싸기 때문에 요리나 제과 제빵 등에 유용하다. 그러나 건강에는 해롭다. 섭취되어 한번 세포막에 들어가면 배설이 매우 느려 6개월 이상 걸린다는 보고도 있다.

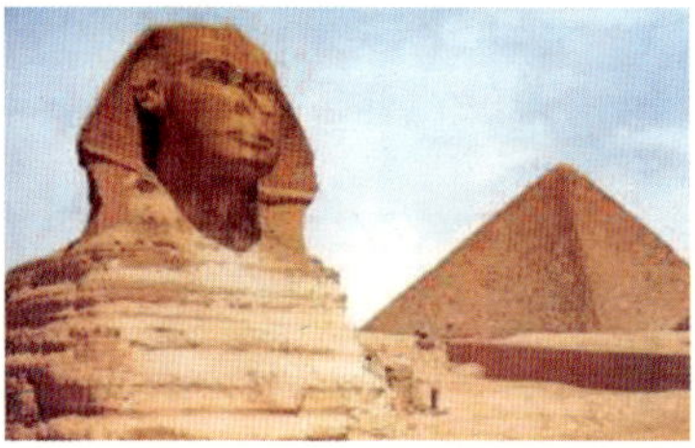

잘 알려지지 않은 리피드의 종류로서 스핑고리피드가 있다. 극성헤드와 두 개의 비극성 꼬리를 가지지만 글리세롤 구조는 아니므로 인지질이나 중성지방과 다르다. 구조나 기능이 스핑크스의 수수께끼와 같이 '잘 모른다'는 뜻에서 '스핑고' 라는 이름이 유래할 정도로 그 기능이 알려진 바가 많지 않다. 화장품이나 피부질환 치료제로 많이 사용되는 ceramide, sphingomyelin, ganglioside 등이 있으며, 이는 주로 세포의 표면에서 신호를 인식하고, 혈액형을 결정하는 데 관여한다.

사람의 혈액형은 적혈구의 표면에 있는 당분자의 결합 형태에 따라 A형, B형, O형으로 구분되는데, 여기에 스핑고리피드가 관여하고 있다니 의

ABO혈액형은 적혈구에 붙어 있는 탄수화물의 종류에 따라서 구별

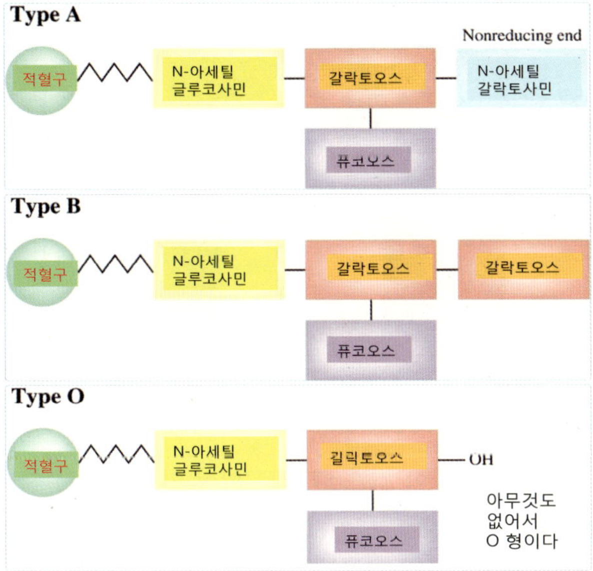

외이고 놀랍지 아니한가? 게다가 적혈구 외에도 거의 모든 세포에 존재하는데 특히 두뇌를 포함한 중추신경계에 많이 존재한다니, 아직은 이상한 리피드이지만 무언가 중요한 역할을 할 것으로 추측된다.

어떤 가수 이름과도 유사하여 친근한데, 우리가 흔히 접하는 리피드의 한 종류로서 왁스(wax)가 있다. 왁스는 긴 사슬의 불포화지방산과 알코올이 연결된 구조로 주로 고등동물의 방습제로 사용되어 피부와 머리카락을 보호하고 윤활작용을 한다. 비 오는 날에도 새가 잘 날 수 있는 이유도 깃털에서 왁스가 분비되기 때문이며, 사람의 모발에서 윤기가 흐르려면 왁스가 분비되어야한다. 그래서 화장품, 의약품 산업에 많이 이용되어, 로션, 연고 광택제 등으로 사용된다. 이와 같이 매력적인 외모관리에 리피드가 참 중요하다.

이상에서 다양한 리피드의 종류를 좋은 리피드, 나쁜 리피드, 이상한 리피드라는 관점에서 알아보았다. 그러나 인공적인 트랜스지방/공업용 지방

왁스의 용도

- 플랑크톤이 저장하는 연료 형태
- 고등 생물에서는 방습제로 다양하게 사용
- 피부, 머리카락의 보호, 윤활작용
- 조류 (오리)의 깃털, 열매, 떡잎의 코팅
- 꿀벌 집
- 의약품, 화장품 산업에 사용: 로션, 연고, 광택제 등

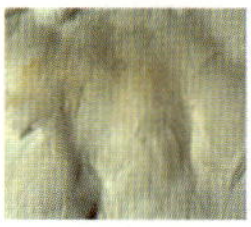
오리 깃털

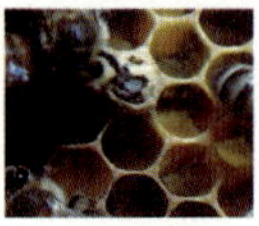
꿀벌 집

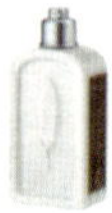
로션

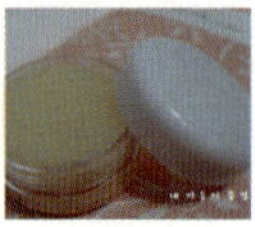
연고

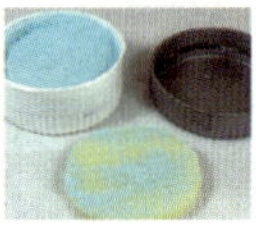
광택제

을 제외하고, 우리 몸에서 만들어지는 것 중에 나쁜 리피드는 없다. 사실은 리피드가 체내에 너무 많아 졌을 때 나쁜 일이 일어날 뿐이다. 즉, 리피드가 나쁜 것이 아니라 리피드를 적절히 소비하고 이용하지 못하는 생활습관과 게으름이 문제인 것이다. 특히 최근에는 두뇌 발달에 콜레스테롤과 스핑고리피드, 불포화지방산의 역할이 더욱 부각되고 있어서 좋은 리피드의 섭취가 필요하다는 인식이 강해지고 있다.

3.
원숭이로부터 사람으로의 진화

두뇌 발달과 리피드

사람이 짐승들과 구별되는 가장 큰 특징 중의 하나는 판단과 생각 등 지능이 있다는 것이고, 이 지능은 바로 두뇌에서 나온다. 그렇다면 두뇌를 구성하는 가장 많은 성분은 무엇일까? 놀랍게도 바로 리피드이고, 리피드는 두뇌 무게의 60%를 차지한다. 사람의 그 고상한 두뇌가 기름 덩어리라니? 놀랄 수 도 있지만 받아들이자. 저자가 미국에서 공부할 때 친했던 교수님이 "몸의 지방을 빼고 싶다면, 헤드를 잘라버리라"고 농담 삼아 말했던 것이 기억난다. 그만큼 우리 두뇌는 리피드로 가득 차 있다. 두뇌 리피드 중에 절반은 거의 불포화지방산들이고, 오메가-6와 오메가-3가 거의 절반씩 차지하고 있다.

불포화지방산

오메가-3	**탄소 사슬의 끝부분을 시작으로 세 번째 탄소에 첫 이중결합이 있는 경우** ⇨ 등푸른생선, 푸른잎 채소, 아마유, 들기름, 쇠비름, 캐놀라유, 호두유, 대두유 등의 식품에 풍부함.
오메가-6	**탄소 사슬의 끝부분을 시작으로 여섯 번째 탄소에 첫 이중결합이 있는 경우** ⇨ 옥수수기름, 홍화유, 해바라기유, 목화유, 대두유, 땅콩기름, 참기름, 포도씨유, 달맞이꽃기름 등의 식품에 풍부함.
오메가-9	**탄소 사슬의 끝부분을 시작으로 아홉 번째 탄소에 첫 이중결합이 있는 경우**

특히 아주 긴 사슬의 다중 불포화지방산 (DHA, EPA 등)은 두뇌에만 사용되며, 시각세포의 막을 구성하는 지방산은 반 이상이 DHA이다. 물론 영양상태가 양호한 성인은 DHA, EPA를 합성할 수도 있지만, 에너지 소모가 많고 느려 음식을 섭취하는 것이 훨씬 유리하다. DHA는 연어 살코기에 50% 정도, 쇠고기에 0.2% 들어 있다. 사람의 두뇌 무게는 전체 몸무게에서 약 2% 차지한다고 알려져 있는데, 전체 에너지의 20%를 소비하는 아주 특별한 기관이다. 저자는 이 부분을 강조하고 싶다. 비만은 남는 에너지가 지방으로 저장되어 생기는 질병인데, 두뇌를 적극 활용하는 일을 많이 하면 에너지 소비가 증가해 자연히 날씬해지리라고 본다. 진화의 관점에서 두뇌의 크기 증가가 중요하지만, 더 중요한 것은 단순한 크기나 무게가 아니라 체중에서 차지는 두뇌 무게 비율이다. 사람과 유인원은 모두 큰 두뇌를 가지지만 고도의 지능은 사람에게만 있는데, 유인원의 두뇌 무게 비율은 체중에 비해 겨우 0.2~0.5%에 지나지 않는다. 바나나 같은 과일만 섭취하는 원숭이와 달리, 사람은 잡식성의 음식섭취를 하고 불에 익혀 먹는 화식을 통해 흡수율이 높아졌기 때문에 자연히 두뇌 발달이 가능했을 것이다. 그리고 진화 속도는 더욱 가속화 되었을 것이다.

불포화지방산이란?

- 아직 수소가 들어갈 수 있는 자리가 있어서 포화되지 않았고 불포화
- 대부분 실온에서 액체로 존재
- 불포화도가 클수록 더 불안정해 쉽게 변질돼 냄새가 남
- 생선이 비린내가 나는 것은 바로 생선 속에 많이 함유된 불포화 지방산이 산화되어 나는 냄새

포화지방산이란?

- 탄소–탄소 결합이 모두 단일결합인 화합물
- 포화란 말은 탄소 사슬에 수소가 최대한 붙어있는 상태, 즉 수소로 포화됐다는 뜻으로 안정된 형태, 차곡차곡 잘 쌓이기 때문에 실온에서 고체여서 불포화 지방산에 비하여 쉽게 상하지 않음
- 코코아버터 버터, 팜유(라면, 튀김 만들 때 사용), 야자유 등

진화적으로 뇌 용량의 증가와 DHA의 섭취가 뇌의 진화에 결정적 역할
DHA 를 많이 섭취할수록 뇌의 크기 증가, 지능 발달

Crawford의 제안

DHA를 쉽게 섭취할 수 있었는가가 뇌의 진화를 결정.
사람과 유인원은 모두 큰 두뇌를 가지지만, 두뇌/체중 무게 비율도 중요

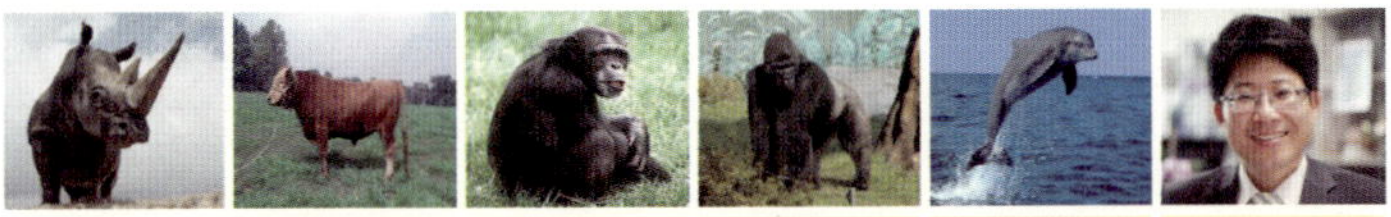

코뿔소 (0.1%)	황소 (0.1%)	침팬지 (0.5%)	고릴라 (0.25%)	돌고래 (1.5%)	사람 (2.1%)

아인슈타인의 사후에 두뇌를 해부했더니, 일반인에 비해 많은 주름들이-조직분화와 세포 발달을 의미- 있었다는 보고가 있다. 그 만큼 많은 리피드가 그의 두뇌 발달을 위해 사용되었다는 의미일 것이다.

포유류는 임신기간 동안 태아에게 충분한 DHA를 공급해 주고 출생 후에도 모유 수유를 통해 공급한다. 실제로 임신 마지막 3개월 기간 동안에 모체는 두뇌의 리피드 함량 중 3~5%가 감소하는 고통을 겪게 되는데, 출산 후에 건망증이 잦아지는 것과 연관 있을 것으로 추측되고 있다. 만약 태아 때부터 신생아 때까지 좋은 리피드를 충분히 공급 받지 못하면, 성인이 되기 전에 정신지체, 시력 상실, 인지장애가 발생할 수 있다.

두뇌의 리피드는 진화와도 연관이 있는데, 육식성 동물(사자 등)이 초식성동물(얼룩말, 소)보다 높은 DHA 함량을 보인다. 잡식성인 사람이 초식성인 침팬지보다 더 큰 두뇌를 가지게 되었다. 진화와 문명 발달의 힘이 여기에 있다. 그러나 두뇌의 크기만 증가한다고 지능이 향상되는 것은 아니다. 실제로 네안데르탈인의 두뇌 용량이 현대인보다 크다고 한다. 크기가 중요한 것이 아니라 뇌의 기본 단위인 시냅스와 뉴런의 연결조직이 더욱 중요하다. 특히 각 시냅스에 존재하는 인지질의 조성과 함량이 중요한데 이때 다중 불포화지방산(아라키돈산, DHA 등)이 필수적이다.

진화와 리피드

사바나 지역의 동물은 DHA 섭취와 농도가 부족함.
초식성 동물보다 육식성 동물이 DHA 섭취 확률이 높음

실제로 사자가 얼룩말이나 소보다 높은 DHA 함량을 보임.

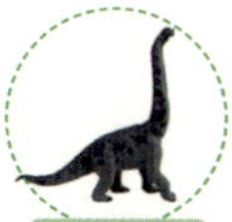

초식성 공룡

몸집보다 두뇌가 매우 작음. ⇒ 온순함

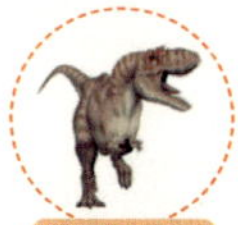

육식성 공룡

몸집에 비해 두뇌가 큼. ⇒ 공격적임.

- 잡식성인 사람은 초식성 침팬지보다 더 큰 두뇌를 가지게 되었음.
- 진화와 문명 발달의 시작
- 포유류 뇌에서 AA 와 DHA 의 비율 ⇒ 1:1
- 어류(광어)는 AA 와 DHA 의 비율 ⇒ 1:40 (DHA 가 풍부)
- 돌고래는 AA 와 DHA 의 비율은 ⇒ 1:1

두뇌 기능의 향상을 위해서는 뇌세포 간의 연결조직에 필수적인 지방산을 빨리 수송, 저장해야 한다. 이때 수많은 효소와 지단백질이 관여한다. 이러한 고도화된 리피드의 수송과 저장 방법은 영장류 중에서도 사람이 가장 발달되었다. 이것이 동물원 우리에 갇혀있는 고릴라와 동물원을 운영하는 사람의 지능, 문명의 차이이다. 위와 같은 리피드의 수송이 원활하지 않으면, 종종 정신질환으로 이어지는데, 우울증, 난독증, 언어장애, 정신 분열증이 발생할 수 있다. UN WHO의 통계에 따르면 세계 인구의 0.5~1.5%가 정신분열증 환자로 추정되는데, 다중 불포화지방산이 부족한 서구식 식사 때문인 것으로 학자들은 추측하고 있다. 좋은 식단이 정신세계에까지 영향을 미치는 것이다. 저자는 청소년의 학습능력 향상뿐만 아니라 일반인에게도 올바른 정신건강을 위해 오메가-3가 많은 다중 불포화지방산(EPA, DHA)을 섭취하라고 권한다. 이 연재의 후반부에 오메가-3가 가지는 질병치료의 기능에 대해서 자세히 설명하게 될 것이다.

두뇌가 발달하기 시작한 영장류는 5만 년~20만 년쯤 전에 출현한 것으로 추측되는데, 그 계기에 대한 설명이 재미있다. 이 분야의 태두인 Horobin 학설에 따르면, 우연한 계기로 어떤 영장류가 다중 불포화 지방산을 섭취

하게 되고, 주위의 고릴라, 침팬지들과 차별되는 두뇌 발달과 인지능력이 생겨, 어떤 유인원은 원숭이 무리에 동화되지 못하는 괴로움을 겪고, 일부는 정신적인 충격, 혼란, 이상을 경험하였다는 것이다. 특히 불을 사용하는 화식(火食)으로 단백질과 리피드의 섭취가 늘어나 두뇌 발달이 가속화 된 인류 조상들은, 생각 없는 짐승들과는 수준 차이를 느껴, 고립된 생활을 하게 되고, 사고와 철학이 시작되고, 창의적 지능 사용으로 문화 활동을 하여 문명을 만들게 되었을 것이라고 한다. 충분히 설득력이 있다. 채식주의자라도 필수지방산의 섭취를 늘리고 적정 콜레스테롤 농도를 높이는 방법을 강구하면 두뇌 발달에 도움이 될 것이다.

정신분열증이 인간을 만들다?

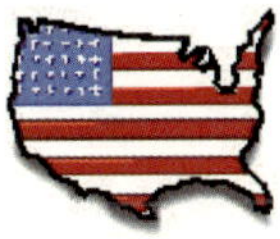

- 미국인구의 0.5~1.5%가 정신분열증 환자
- Western style diet (WD) 때문인 것으로 추측
  ⇒ 다중불포화지방산이 부족한 식사.
  ⇒ 좋은 식단이 정신세계까지 영향을 미침.

두뇌가 발달하기 시작한 영장류는 5만 년~20만 년 사이에 출현

다중 불포화지방산의 섭취로 고릴라, 침팬지들과 차별화된 인지능력으로 어떤 유인원은 괴로움, 무리에 동화되지 못하고 일부는 정신적 충격, 혼란, 이상을 겪으며 생각 없는 짐승들과 섞이지 못하는 어려움 때문에
고립적 행동->사고, 철학의 시작-> 문화적 상상력을 통해 문명을 만듦.

Dr. Horobin 정신분열증은 유인원으로부터 구별되는 사람의 특징

4.

리피드의 좋은 역할들 I

에너지로서의 리피드, 허파기능과 리피드, 적혈구와 리피드

리피드는 여러 가지 좋은 역할을 하지만 에너지원으로서의 기능이 가장 잘 알려져 있다. 리피드는 단위 무게당 에너지 생산량이 탄수화물의 두 배가 되는 고효율 연료이며, 1장에서 설명한 바와 같이 체중증가를 최소화하면서 지방세포(adipocyte)에 중성지방으로 장기간 저장 가능하다. 철새들은 아무것도 먹지 않고 장거리를 비행하는데, 주된 에너지원으로 중성지방을 사용한다. 좋은 예로 미국검은가슴물떼새(american golden plover)는 알라스카에서 남미대륙 남쪽 끝까지 3800km의 거리를 아무 것도 먹지 않고 날 수 있는데, 이는 에너지원으로서의 중성지방을 보여주는 좋은 예이다. 사람도 늘 체내 에너지의 60%를 지방산 연소를 통해 얻고, 일시적으로 탄수화물이 제한되면 지방을 더 많이 연소하는 반응을 시작하는 ketosis 상태에 들어가므로 지방연소가 필요한 비만 환자는 지속적이고 약한 ketosis를 유지하는 것이 좋다.

허파에는 약 3억 개의 허파꽈리(alveoli)와, 모세혈관이 거미줄처럼 얽힌 공기 통로로 가득 차 있다. 꽈리는 호흡하는 동안 산소를 받아 들일 때 크게 확장하고, 이산화탄소를 내뿜을 때 수축한다. 사람 허파의 내부 면적을

에너지로서 리피드

에너지원

가장 효율이 높은 에너지원
⇒ 단위 무게당 에너지 생산이 탄수화물의 두 배 체중증가를 최소화 하면서, adipocyte에 중성지방으로 장기간 저장 가능함.

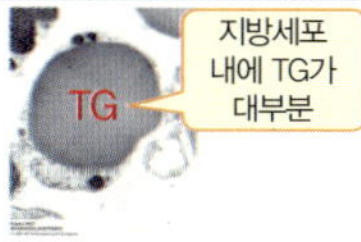

철새들은 아무것도 먹지 않고 장거리를 비행을 함.
⇒ 주된 에너지원 : 중성지방
예) American golden plover는 알라스카에서 남미 대륙 남쪽 끝까지 3800 km 를 아무것도 먹지 않고 날수 있음.
사람도 일시적으로 탄수화물이 제한되면 지방을 연소하는 반응(ketosis)을 시작함. **적절한 탄수화물의 부족이 지방의 연소를 촉진. 비만 탈출은 탄수화물 섭취를 줄여야 가능**

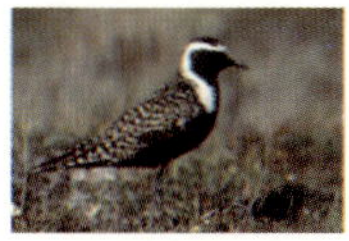

모두 합하면 배드민턴 코트(13.4 x 6.1m)만큼 넓다. 엄청난 면적의 허파 꽈리가 호흡을 전후하여 급격한 팽창과 수축이 일어나는 것이다. 평범한 숨쉬기 과정에도 엄청난 압력이 허파 꽈리에 가해지지만, 다행히 우리 꽈리 표면에는 계면활성제(Surfactant)가 있어서, 허파가 터지는 것을 막아준다. 사람의 생존전략이 얼마나 신기한가! 임산부는 특히 임신 전에 비해 호흡량이 30% 이상 증가 하므로 허파에서 리피드의 기능이 더욱 중요하다. 사람의 경우 인지질 90%와 단백질 10%가 허파 계면활성제를 구성하며,

허파와 리피드

허파의 기능

허파에는 3억 개의 허파 꽈리 (alveoli), 실핏줄이 거미줄처럼 얽혀있음.
호흡하는 동안 꽈리는 산소를 얻기 위해 확장하고, CO2를 내뿜으며, 크기도 줄어듦.
허파의 내부면적은 배드민턴 코트 (13.4x6.1 m) 만큼 넓음.
⇒ 따라서 호흡 전후에 꽈리의 급격한 팽창과 수축이 일어남.

이때 엄청난 압력이 가해짐.
⇒ surfactant가 없다면 압력에 의해 꽈리가 터질 수 있음.
사람의 경우 인지질 (90%) 과 surfactant 단백질 (10%)이 (계면 활성제)로 작용
⇒ pulmonary surfactants, surfactant의 도메인 조절에 콜레스테롤이 중요한 관여

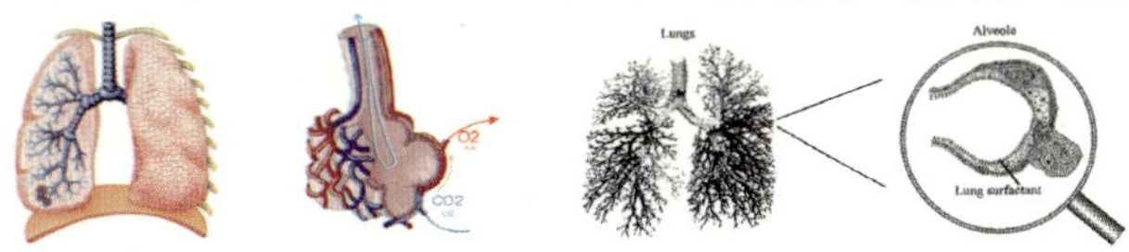

여기에 콜레스테롤도 중요한 역할을 하고 있다니 우리가 무심코 숨 쉴 때에도 리피드가 우리의 허파를 보호해 주고 있다는 것을 알 수 있다. 조산아들은 허파계면활성제가 부족하여 생존에 지장을 받으므로 양질의 계면활성제를 공급해 주어야 한다.

호흡 시, 적혈구는 혈액에서 산소 운반을 담당하는 매우 중요한 역할을 하는데, 이러한 적혈구의 건강한 형태 유지에도 리피드의 적정 조성과 함량이 필요하다. 건강한 적혈구는 아래 그림처럼 도우넛(발음 조심: 도나스 아님) 모양을 하고 있는데, 여러 가지의 원인에 의해 형태가 변화, 쇠퇴하며 수명이 다한 적혈구는 울퉁불퉁한 멍게 모양이 된다. 이러한 변화의 원인에는 혈액 내 삼투압의 변화, pH의 변화, 약물복용 등이 있으나 적혈구 세포막의 리피드 조성의 변화, 콜레스테롤 함량 변화 등도 있다. 적혈구의 수명은 길어야 3~4개월이므로, 헌혈 등을 통해 수명이 다한 적혈구는 내보내고, 새로운 적혈구가 형성되도록 도와주는 것이 좋다. 헌혈은 남에게도 좋은 일이지만, 자기에겐 더 좋은 일이다.

적혈구와 리피드막

적혈구의 건강한 형태 유지에 리피드의 적정 조성과 함량이 필요함.
건강한 적혈구 형태는 discocyte, biconcave 형태
⇒ **그러나 여러 가지의 원인에 의해 형태가 변화하여 쇠퇴함.**

혈액내의 삼투압의 변화
pH의 변화
콜레스테롤의 변화
약물의 복용

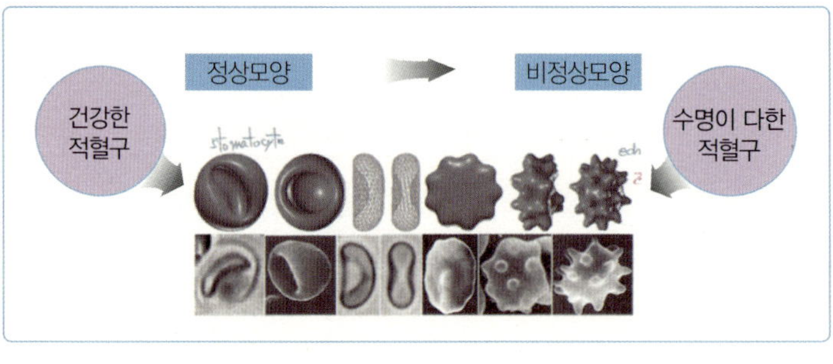

우리가 상처를 입으면 혈액이 응고되어 더 이상의 출혈을 막아 살 수 있는데, 여기에도 리피드로 지용성인 비타민K 가 작용한다. 비타민K의 K는 덴마크어로 '응고'를 의미하는 Koagulation에서 유래하였다. 비타민K는 복잡한 혈액응고 과정에서 중요한 신호전달과정에 관여하는데, 비타민K가 부족하면 지혈 작용에 장애가 생긴다. 하루에 필요한 비타민K의 양은 45~80mcg인데, 장 내 세균에 의해서도 필요량의 절반 이상은 합성되지만, 계란, 쇠고기, 딸기, 양배추, 브로콜리, 아스파라거스, 토마토 등에 많이 있어서, 이들의 섭취를 통해서도 얻을 수 있다.

5.
리피드의 좋은 역할들 II
지용성비타민 리피드

노화억제와 시력유지에 꼭 필요한 리피드로서 비타민A가 있다. 시력과 비타민A의 관계는 잘 알려져 있다. 이제는 화장품 광고 때문에 친숙한 레티놀은 비타민A를 총칭하는 단어이며, 이는 수천 개의 물질로 분해되는데 그 중에서도 중요한 것이 retinoic acid이다. 이 물질은 피부세포의 리간드로 작용하여, 피부세포가 더 잘 형성되도록 신호를 전달하여, 피부 재생을 촉진하지만 전달 효율이 낮아 개선이 요구되고 있다. 또한 기형아 유발 등 배아 발생에 영향을 줄 수 있으므로 임신 가능성이 있는 30, 40대의 여성들은 바르지 말고, 피하는 것이 좋다. 시신경세포의 작용에도 비타민A가 필수적이며, 시각세포의 막을 구성하는 지방산에는 DHA가 50% 이상 차지하고 있다.

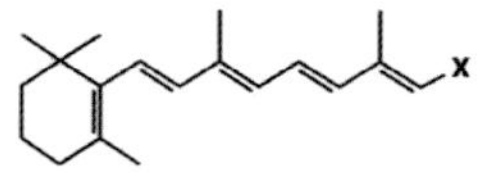

X=CH_2OH Retinol(vitamin A)
X=CHO Retinal

뼈의 형성에 좋은 역할을 하는 비타민D는 유제품들에 많고, 자외선에 의해 우리 몸에서도 형성되므로 햇빛을 쪼이는 것으로도 충분하다. 비타민D는 하루에 400IU(1microgram=40IU)가 필요하며, 부족할 경우 어린이들에게 성장장애와 뼈의 기형적 형성인 구루병(rickets)을 유발한다. 구루병은

1645년 처음 보고되었지만 20세기 들어와서야 그 원인과 예방방법(동물, 어류의 간 섭취 등)이 밝혀졌다. 성장기 어린이들은 230~313nm 정도의 UV를 쬐도 구루병이 예방된다. 그러나 과도한 비타민D의 섭취(1250 microgram/매일, 50000IU 이상)가 몇 달 이상 장기간 이어질 경우 비타민D 중독을 유발할 수 있으므로 주의해야 한다. 비타민D는 혈청 칼슘의 농도를 증가시키므로, 부드러운 조직들이 딱딱해지는 석회화(calcification)를 유발할 수 있는데, 신장 결석이 생기거나 혈관 내벽이 딱딱해져 동맥경화가 촉진되므로 조심해야 한다. 적도에서 가까운 나라의 사람들이 피부에 색소가 많은 것은 햇빛에 의한 과도한 비타민D 합성을 막기 위한 것이며 생존의 필요에 의해 진화된 것으로 설명하고 있다.

피부건강에 좋은 리피드로는 비타민E와 Tocotrienol, 유비퀴논(ubiquinone) 등이 있다. 가장 흔한 형태가 알파-토코페롤이며 이들은 대부분 세포막에 끼어 들어가, 항산화 작용을 하면서 세포의 건강을 유지한다.

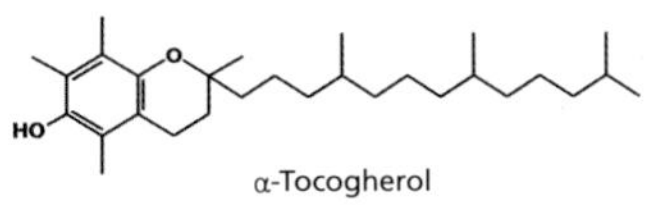

α-Tocogherol
(vitamin E)

비타민E의 부족은 쉽게 드러나지 않고, 아직 이유는 잘 모르지만 결국 어딘가에 비정상적인 손상을 가져오며, 종합적으로 노화를 불러온다고 알려져 있다. 이러한 이유로 다양한 비타민E를 보충하면 다양한 산화적 손상을 막아 세포노화를 억제할 수 있는 것으로 알려져 다양한 비타민E 보충제가 인기를 얻고 있다. 이들은 모두 항산화 능력이 뛰어 나며 몸에 해로운 산소 자유라디칼을 없애주는 능력이 있다. 비타민E는 자외선에 의해 손상된 피부의 회복 능력이 가장 뛰어나며, 생식과 임신기능의 향상에도 관여한다. Tocotrienol은 비타민E로부터 유도된 형태이지만 몇 배 더 강한 항산화 활성을 갖는다.

유비퀴논은 코엔자임 큐라고도 불리며 미토콘드리아의 전자전달에 관여하여 산화/환원을 반복하는 원래의 기능 이외에도 세포에서 광범위하게 존재하는 환원 물질이다. 우리가 늙어간다는 것은 다른 말로 점점 더 산화되어간다는 것이다. 산화란 무엇인가? 가장 좋은 예로 철이 녹스는 것을 들 수 있다. 철이 녹슬면 약해지듯이 사람도 산화되면 이곳저곳 아픈 곳이 생기고 약해진다. 유비퀴논 등은 이러한 산화를 막아주는 역할을 한다. n=10, 즉 탄소 10개인 유비퀴논이 많아 Coenzyme Q10이라고 부른다.

리피드와 피부건강: 항산화 리피드

Vit E: tocopherol

- 가장 많이 연구된 항산화 비타민 자외선에 손상된 피부의 회복에 항산화 작용으로 보호.
- 자유라디칼의 소거 기능

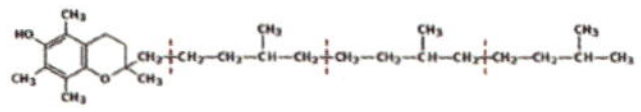

(a)
Vitamin E: an antioxidant

Tocotrienol

- vit E의 유도체 형태
- vit E 보다 몇 배 강한 항산화 활성 (동물실험 결과)

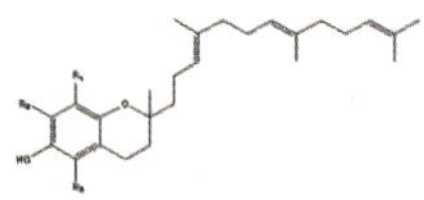

Ubiquinone

- 미토콘드리아 혹은 세포에서 광범위하게 존재하는 환원 물질

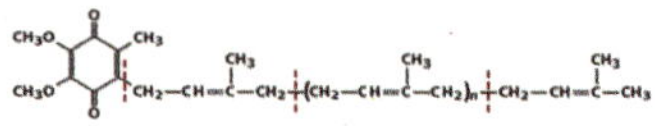

(d)
Ubiquinone: a mitochondrial

우리 몸은 살아있는 동안 끊임없이 산화 스트레스에 시달리고 있으며, 결국은 죽음에 이르게 되는데, 그 속도를 늦추고 건강을 유지하는 힘이 환원력이다. 따라서 환원력이 높은 음식을 섭취하는 것이 젊음의 비결이다.

산화와 환원 : 노화와 죽음의 비밀

산화 (ox)	분자가 산소를 얻거나 수소를 잃는 것
환원 (red)	분자가 산소를 잃거나 수소를 얻는 것

세포, 혈액 : 끈임 없이 산화 스트레스에 시달리고, 그래서 늙어가고 죽음.

산화의 원인

자외선, 활성 산소 (• O2–) , 자유 라디칼 등
이들은 반응성이 매우 강하여 단백질이나 DNA 를 파괴하고 돌연변이를 일으켜 각종 암, 혈관질환, 신경질환의 원인이 되기도 함.
⇒ 세포와 혈액 등 우리 몸은 계속 환원 되어야 젊음을 유지한다.

6.
염증과 리피드

염증은 생활의 불편과 고통을 수반하므로 많은 사람들에게 좋지 않은 것, 피하고 싶은 것으로 알려져 있다. 그러나 염증이 없다면 우리는 어떻게 될까? 이 세상을 무균상태로 만들어 살 수는 없고, 언제 어디서든 우리 몸은 새로운 감염원에 노출되어 있지만, 사람에게는 그것을 극복할 능력이 있는데, 그것이 바로 염증과 면역 반응이다.

염증은 우리의 몸이 외부침입자(바이러스, 세균 등)와 싸우는 자연스런 면역반응이다. 그 작용 중에 생기는 열과 붓기 때문에 고통을 느끼기도

염증

- 염증은 우리의 몸이 외부침입자와 (바이러스, 세균 등) 싸우는 자연스런 면역반응
- 프로스타글란딘, 류코트리엔 등의 많은 염증 유발 물질이 오메가-6계열인 아라키돈산으로부터 만들어짐
  - 오메가-6의 섭취가 많은 사람은 그만큼 과도한 염증이 일어날 확률이 있음.

과도한 염증을 피하려면 오메가 – 6를 자제하고 오메가 – 3를 늘리자

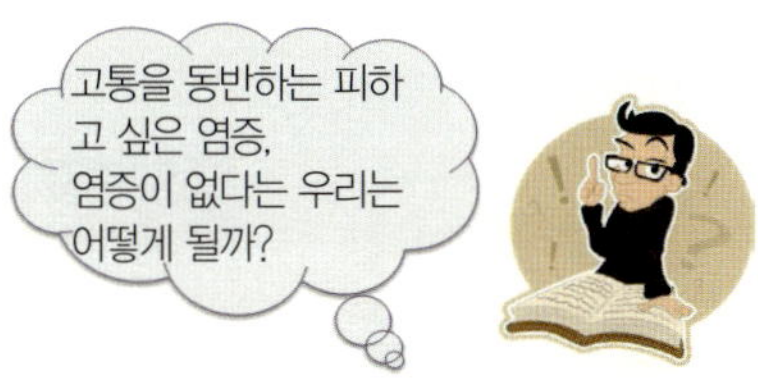
고통을 동반하는 피하
고 싶은 염증,
염증이 없다는 우리는
어떻게 될까?

하지만 전혀 염증을 두려워하거나 혐오할 필요 없다. 프로스타글란딘, 류코트리엔 등의 많은 염증 유발 물질 등이 오메가-6 계열인 아라키돈산으로부터 만들어진다. 따라서 오메가-6의 섭취가 많은 사람은 그만큼 과도한 염증이 일어날 확률이 있다.

과도한 염증으로 통증이 너무 심하여 생활에 지장이 있는 정도이면 진통제가 도움이 된다. 대표적인 진통제인 아스피린 등으로 염증을 완화시키는데, 아스피린은 아라키돈산을 염증 유발물질로 전환하는 효소인 cyclooxygenase를 저해한다. 아스피린은 해열 소염진통제로 인류에게 100년 이상 널리 사용되어 왔지만 장기간 복용 시 위장관 출혈을 야기하는 부작용이 있고, 혈소판 응집을 막기 때문에 급성 동맥경화의 완화에는 도움이 되지만 수술을 앞둔 환자는 피해야 한다.

이외의 비마약성 진통제로 해열작용을 하는 것에는 아세트아미노펜이 공통적으로 포함되어 있으며, 타이레놀, 게보린(카페인이 추가적으로 포함되어 개인별 민감도 다를 수 있음) 등이 있다. 그러나 아세트아미노펜은 간독성을 일으키므로 술과 함께 복용하지 않아야 하고, 이부브로펜은 고혈압환자에게 사용시 주의해야 한다. 소염작용을 하는 것에는 관절염에 주로 사용되는데, 케토프락, 나프록센 등이 있다. 해열진통제보다 효과가

비마약성 진통제의 종류

해열진통제

- 프로스타글란딘 차단.: 두통, 치통, 생리통, 근육통, 관절통, 요통 등
- 아세트아미노펜 공통적으로 포함.
- 타이레놀, 게보린 (카페인 추가 포함–>개인별 민감도 다름)
- 아세트아미노펜은 간독성을 일으킴, 술과 함께 복용하지 않음
  ⇒ 위장장애의 부작용이 있음.
- 이부프로펜은 고혈압 환자에게 주의

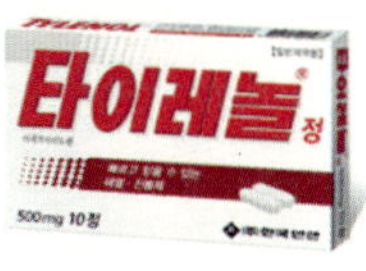

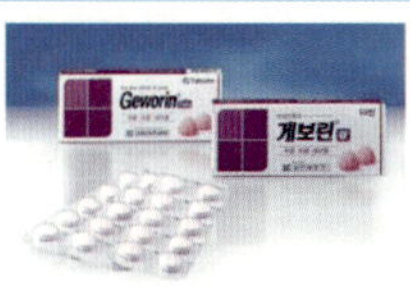

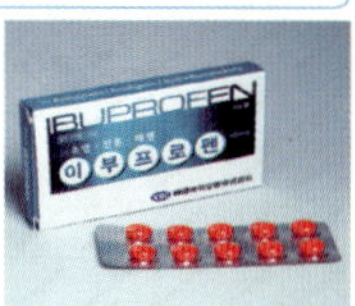

빠르지만 위 보호물질 생성을 차단하여 위염이나 위출혈등의 부작용이 있다. 파스로 붙이는 케토톱이나 트라스트 등은 일반 의약품이지만 먹는 소염진통제는 대부분 전문 의약품이다.

이상에서와 같이 에너지로서, 허파기능에서, 적혈구에서, 노화억제에서, 염증 조절에서 리피드는 중요한 역할을 하고 있다.

소염진통제

- 진통과 소염작용이 있어 관절염에 주로 사용 인도메타신, 케토프락, 나프록센 등
- 해열진통제보다 효과가 빠르지만, 위 보호 물질 생성을 차단함. ⇒ 위염, 위출혈 등의 부작용
- 붙이는 소염진통제(케토톱, 트라스트 등)는 **일반의약품**
- 먹는 소염진통제는 대부분 **전문의약품**

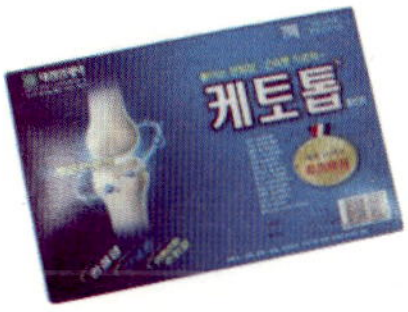

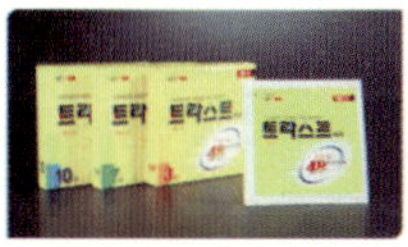

해열 · 소염진통제

- 아스피린
- 인류를 통증으로부터 해방시켜주었지만 장기간 복용 시 위장관 출혈
- 혈소판 응집을 막아 급성 동맥경화의 응급치료에 도움되지만 출혈, 수술을 앞둔 환자는 피해야 함
- 살리실산(아스피린), 메페나믹산(폰탈캅셀)

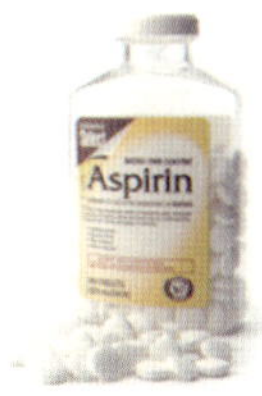

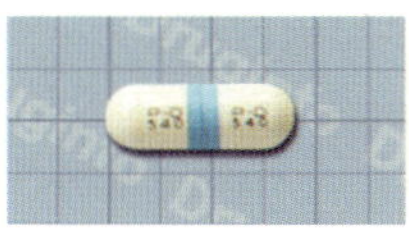

아스피린

해열 소염진통제로 인류에게 100년 이상 널리 사용되어 왔지만 장기간 복용시 위장관 출혈을 야기하는 부작용이 있고, 혈소판 응집을 막기 때문에 급성 동맥경화의 완화에는 도움이 되지만 수술을 앞둔 환자는 피해야 함

7.
리피돌로지 (Lipidology)

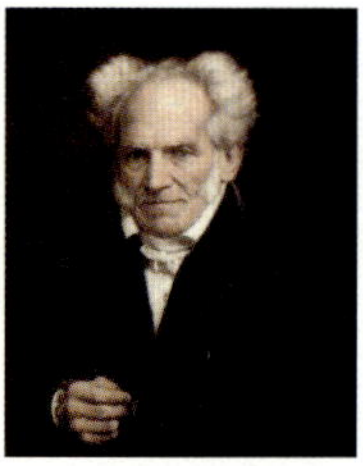

> 새로운 개념이 처음 주장되면, 대부분의 사람들은 받아들이지 않고, 조롱한다. 그러나 시간이 지나면 존중하며 받아들인다.

– Arthur Schopenhauer (1788~1860), 독일철학자 –

참 느리게 보이지만 학문도 빠르게 변하는 경향이 있는데 있던 학문이 없어지기도 하고, 새로운 학문이 생기기도 한다. 인류 문명 역사에서 줄곧 유지되었던 학문도 있겠지만 특히 과학 분야에는 계속 새로 생겨나는 학문이 많다. 그중에 Lipidology가 새로운 학문의 대표적인 예가 될 것이다.

Lipidology

리피드의 종류, 리피드의 분해 및 소화, 콜레스테롤의 합성 조절, 리피드의 과산화 반응 등을 연구하는 학문.
⇒ 기초과학에서 임상과학까지 다양한 분야를 다룸.

콜레스테롤의 위험인자	지단백질들의 대사
동맥경화의 발생 메카니즘	리피드의 흡수와 수송 저장 분해

Lipidology 의 주연배우

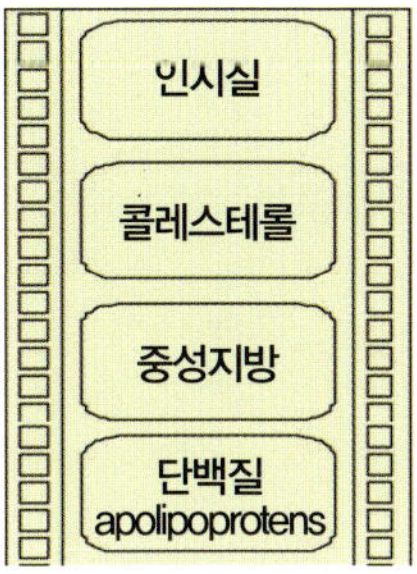

지단백질 (lipoprotein)

- 구형의 입자에 인지질막과 아포지단백질이 외부에 존재하고 중성지방과 콜레스테롤이 내부에 존재하는 공의 형태
- 콜레스테롤과 중성지방은 필수 영양분이나 물에 녹지 않으므로 이들은 인지질막의 형태로 혈액을 따라 배달됨

8.

Lipidology 기초. 지단백질은 무엇인가?

고밀도 지단백질이 높은 사람들. 혈액미녀는 티아라 효민

사람의 혈청은 노란색을 띠며, 많은 단백질이 존재하여 우리의 건강유지에 중요한 역할을 하는데, 그중에 지단백질(lipoprotein)이 있다. 사람의 몸은 콜레스테롤과 중성지방이라는 영양물질이 늘 필요하며, 이들은 피속에서 잘 녹지 않으므로 혈관을 통해 수송되기 위해서는 특별한 수송 장치가 필요하다. 이를 위해 지단백질이라는 특별한 구조물이 개발되었는데, 이들은 아래 그림과 같이 둥근 공의 형태이며, 바깥은 친수성 인지질과

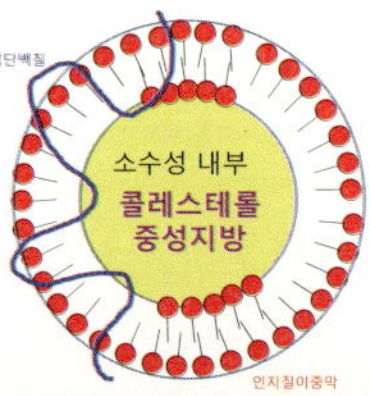

지단백질 구조모식도
인지질 이중막은 아포지단백질에 의해 튼튼하게 유지되며, 소수성 내부에는 리피드들이 들어가고, 외부는 친수성으로 물과 섞일 수 있으므로, 혈액에서 녹을 수 있다.

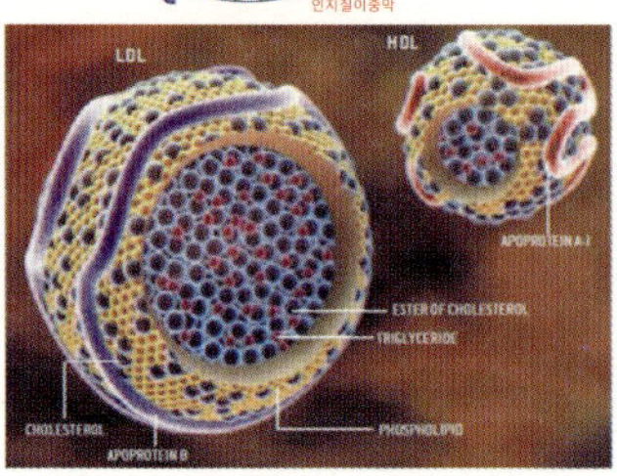

Scientific American 2002

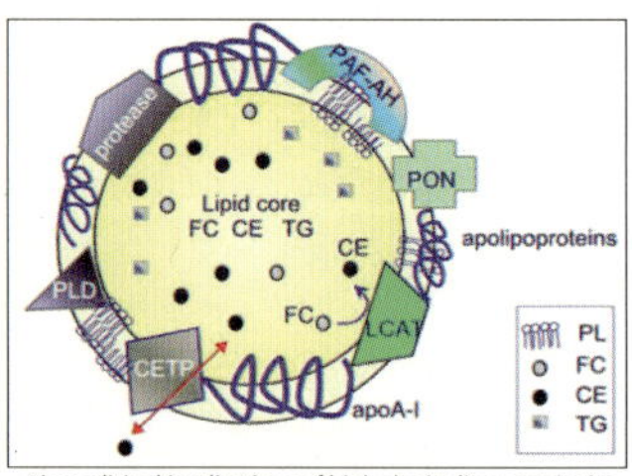

Biomedicinal implications of high-denity lipoprotein: its composition, structure, functions, and clinical applications Kyung-Hyun Cho, BMB reports. 2009:42:393-400

단백질(대부분 아포지단백질), 안쪽은 소수성 리피드로 가득 차있는 형태이고, 안쪽의 콜레스롤이 많을수록 입자 크기가 증가하게 된다.

혈청내의 지단백질은 밀도와 크기에 따라 크게 저밀도지단백질(low-density lipoprotein, LDL)과 고밀도지단백질(high-density lipoprotein, HDL)로 나뉜다. LDL의 주된 역할은 리피드들(주로 콜레스테롤)을 주변조직으로 공급하는 것이고, HDL의 주된 역할은 주변조직에서 쓰고 남은 콜레스테롤을 수거하여 간으로 수송하여 배설되게 하는 것이다. LDL이 가는 기차라면 HDL은 오는 기차이다. 그래서 기차의 플랫폼에서 상행과 하행 열차가 만나듯이 혈관 안에는 HDL과 LDL이 만나게 된다. HDL-C가 남자는 40mg/dL, 여자는 50mg/dL 이상이 되어야 정상이다. HDL-C가 높아야 하는 이유는 HDL이 매우 유익한 단백질로 항산화, 항염증, 항감염 활성 등과 같은 기능이 매우 많기 때문이다. 식사 직후를 제외한 대부분의 공복기간에, 혈액 내에서 약 75%의 콜레스테롤은 LDL에 의해 수송되는데, LDL은 영양이 필요한 주변세포로 이들을 수송해 주는 역할을 한다. 이 경로를 콜레스테롤 정수송 경로라고 한다. 따라서 LDL은 원래 나쁜 것이 아니다.

HDL은 주변세포에서 사용하고 남은 콜레스테롤을 수거하여 간세포로 되돌려 담즙산으로 분해하여 배설하는 역할을 한다. 이 경로를 콜레스테롤 역수송 경로라고 한다. 마치 기차역의 플랫폼에서 상행선과 하행선이 만나듯이, 혈관은 콜레스테롤을 싣고 가는 기차(LDL)와 오는 기차(HDL)가 늘 만나게 된다. 그래서 기차역 주변에는 늘 오는 사람 가는 사람으로 붐비게 되고, 사람이 많다 보면 사소한 다툼과 말썽이 끊이지 않듯이, 혈관은 늘 사소한 염증과 감염이 발생하며, 이를 막기 위한 안전장치로 우리의 혈액에는 HDL과 같은 여러 가지의 항산화 기능을 가지는 안전장치가 있다.

같은 콜레스테롤이라도 HDL 입자 내에 있으면 항산화 기능이 강해지고, 배설될 수 있기 때문에 더욱 좋은 것이고, LDL 내에 있으면 혈중에 오래 머무르다가 산화될 가능성이 많아 좋지 않은 것이다. LDL은 혈중에서

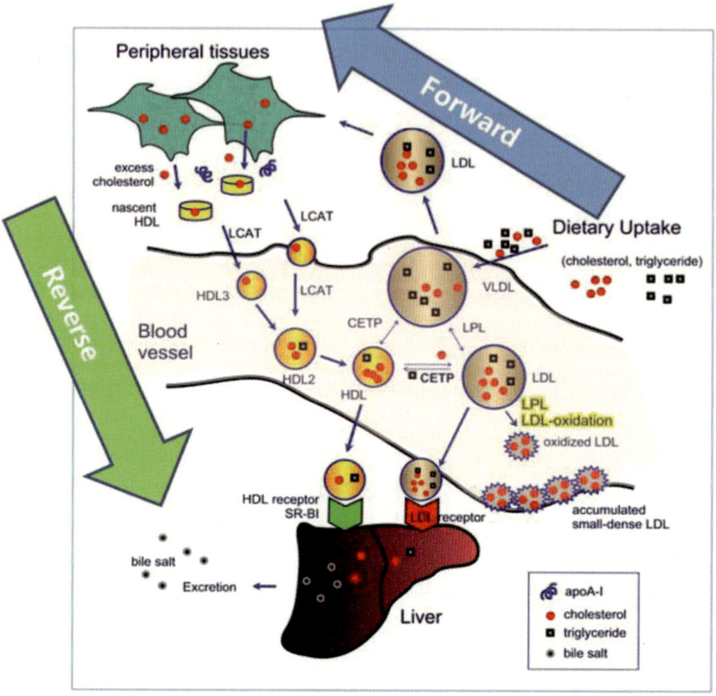

Cho KH, BMB reports 2009:42(7):393~400

산화에 더욱 민감하여 산화된 LDL(oxidized LDL, oxLDL)로 쉽게 변화 한다. oxLDL이 동맥경화/당뇨의 주범이며, 건강에 해로운 것은 잘 알려져 있다. 마치 같은 학교의 학생이라도 도서관에 자주 가는 학생은 좋은 학생이지만, 유흥업소에 자주 가는 학생은 별로 좋지 않은 것과 같다. oxLDL은 그 중에서도 일진 같은 폭력배로 작용하여 염증을 유발한다. 그런데 LDL의 산화를 HDL이 막아주고, 이미 형성된 동맥병변을 제거할 수 있다. 혈관 내에 HDL 이 많을수록 좋을 것은 분명하다.

혈청 내에서 HDL-C가 증가면, 총 콜레스테롤에서 차지하는 HDL-C의 비율이 늘어나게 되고, HDL의 입자 크기가 증가하게 된다. HDL의 입자 크기가 클수록 동맥경화의 위험도가 낮아지고 장수에 도움이 된다는 보고는 이미 잘 알려져 있다. 방송 프로그램(2011년 2월 2일, 아래 그림)에서 티아라의 효민이 HDL-C가 80mg/dL로 높아 혈액미녀로 선정된 것을 본 적이 있다. HDL의 중요성이 이제 전 국민적으로 인식되는 것 같다.

HDL의 중요성을 보여주는 또 다른 예로, 저자의 선행 연구 중에서 서양인 중에서 고도비만 환자(BMI=33.5)인데도 TC가 매우 낮고(83mg/dL), HDL-C가 높은(46mg/dL) 사람을 발견하여 이 사람을 대상으로 연구를 진행한 논문이 있다(Eur J Clin Invest 2007; 37: 249~256). 이 분은 당시 50세였고 체중 104kg, 신장 176cm의 고도비만이지만, HDL-C/TC가 53%에 달하고, 세 아이의 아빠로서 일생동안 크게 병원 신세 지지 않은 건강한 생활을 하고 있었다. 이 분의 HDL에는 apoA-I의 발현이 청년 대조군과 유사하게 많았고, 아래 그림처럼 HDL의 입자 수와 크기가 현저히 증가하였다. 따라서 뚱뚱하고 마른 체형이 중요한 것이 아니라 HDL의 농도와 성상이 중요함을 다시 한 번 느끼게 된다. 운동을 하면 HDL-콜레스테롤이 증가할 뿐만 아니라 HDL의 입자 크기도 더욱 커지고 입자의 수도 증가한다는 것이 밝혀졌는데 이에 대한 자세한 내용은 다음 장에서 언급하겠다.

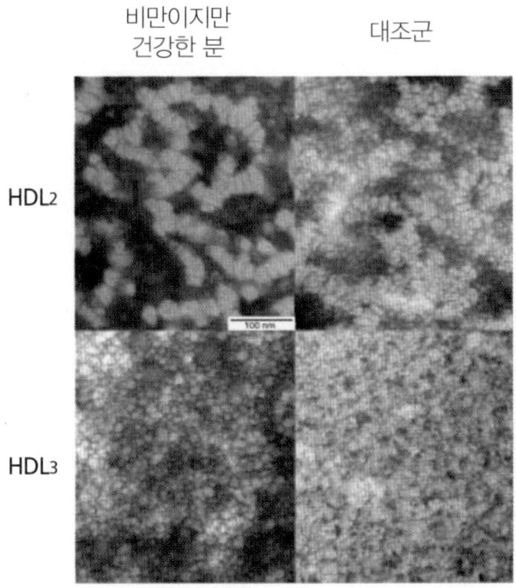

고밀도지단백질을 전자현미경으로 관찰

고도비만이지만 매우 건강한 분(BMI=33.5, 50세)과 젊은 대조군(BMI=21, 22세)의 비교.

고도비만이라도 고밀도지단백질의 크기가 증가하면 건강에 아무런 문제가 없음을 보여준다.

생쥐가 동맥경화에 매우 저항적인데 HDL-C/TC 비율이 70%에 육박한다. 사람의 혈청 콜레스테롤 분포가 생쥐처럼 변한다면, 동맥경화나 혈관노화는 걱정 없을 것이다. 티아라 효민도 HDL-C/TC가 최소 50% 이상은 되지 않을까 추측해본다. 언젠가 효민을 만나게 되면 꼭 그 비결을 묻고 싶고, 저자의 차기 연구에 임상지원자로 동의를 구하고 싶다. 그래서 만나고 싶다.

그런데 HDL은 하나의 종류만 있는 것이 아니라 다양한 크기와 모양의 여러 종류로 구성되어 있다. HDL은 아래 그림처럼 디스크형과 구형이 있는데, 초기에는 디스크형으로 만들어진 후 구형으로 성숙해간다. 구형으로 성숙한 뒤에도 크기와 밀도에 따라 구분할 수 있는데, HDL3에서 HDL2로 크기가 증가하여 계속 성장을 할 수 있다. HDL3는 다시 a, b, c로 구분되며 그중에서도 HDL3c가 가장 작다. HDL2도 크기에 따라 a, b로 구분되는데 HDL2b가 가장 크다. 그래서 종합적으로 HDL의 입자 크기가 작은 순으로 나열하면 HDL3c, HDL3b, HDL3a, HDL2a, HDL2b이다. 크기가 커질수록 밀도는 낮아진다. 크기가 증가한다는 것은 그만큼 내부에 리피드가 많아진다는 것이고, 리피드가 많아지는 만큼 밀도는 낮아지게 된다.

HDL 의 다양한 크기와 모양, 조성

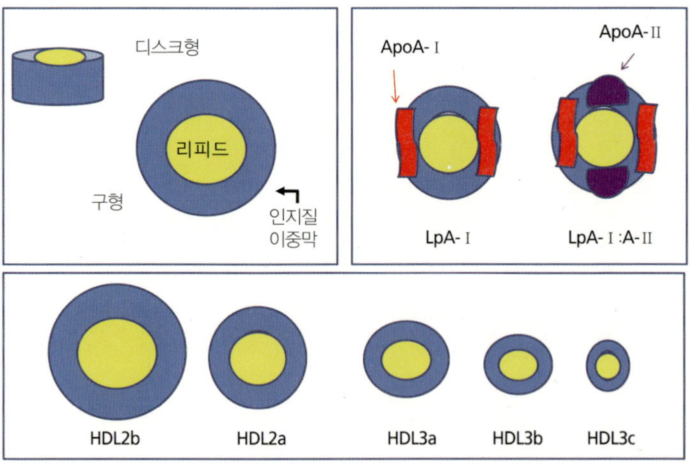

HDL은 단백질의 조성에 의해서도 구별되는데, apoA-I만으로 구성되면 LpA-I으로(Lp는 lipoprotein을 의미하고 A-I은 apoA-I을 줄인 말이다), apoA-II가 함께 존재하면 LpA-I:A-II로 명명한다. 점점 HDL의 분류방법이 늘어나서 어려움과 혼란을 느낄 수도 있는데, 그만큼 HDL은 다양한 크기와 조성으로 존재하는 것이다.

과거의 분류 방법이기는 하지만, 이외에도 이동성에 따라 알파(α) 이동성을 보이는 것과, 베타(β) 이동성을 보이는 것으로 구분할 수 있다.

물론 최근에는 HDL-C가 높은 것만으로는 동맥경화 억제 효과를 보증할 수 없고, HDL의 기능과 구조가 중요하다는 보고가 많아지고 있다. HDL의 품질을 좋게 유지하기 위한 노력들로, 운동, 금연, 오메가-3 섭취 등의 노력이 필요하다.

9.

고밀도 지단백질(HDL)의 변화 1 : 운동으로 좋아진다

운동, 노화, 질병 진단

운동선수의 HDL : 내게는 무슨 운동이 좋을까?

적당한 운동이 몸에 좋다는 것은 알고 있지만, 어떤 운동이 좋을지에 대해서는 고민하게 된다. 특히 자기의 신체적 상황과 목적에 맞는 운동을 해야 하기에 더욱 선택에 신중해야 한다. 운동의 목적이야 개인별로 다양하겠지만-몸짱을 위해, 고질병인 당뇨를 억제하기 위해, 관절염 때문에 등등-운동을 해야 하는 필요성과 절박함은 모두 같으리라고 본다.

운동과 HDL, 무슨 관계가 있을까?

몇 해 전 저자는 20대 초반의 올림픽 국가대표 운동선수들의 혈청 지단백질을 분석하여 같은 나이의 일반인과 비교한 연구 논문을 발표하였다(BMB reports 2009;42:605-610). 당시에 베이징 올림픽을 준비하며 훈련

Enhanced functional and structural properties of high-density lipoproteins from runners and wrestlers compared to throwers and lifters

Hwahyung Lee[1], Jeong-Euy Park[2], Inho Choi[1] & Kyung-Hyun Cho[1,]*
[1]School of Biotechnology, Yeungnam University, Gyeongsan 712-749, [2]Division of Cardiology, Samsung Medical Center, Sungkyunkwan University School of Medicine, Seoul 440-746, Korea

중이던 국가대표 남자 선수들을 종목별로(중거리유상, 레슬링, 투척, 역도) 선발하여 일반인들과 비교하였다.

먼저 이들의 혈청 리피드 프로필을 분석한 결과, 운동선수들이 같은 나이의 일반인 대조군보다 총 콜레스테롤(total cholesterol, TC)은 낮으면서, HDL-콜레스테롤(HDL-C)은 더 높았다. 운동하면 HDL-C가 증가한다는 것은 잘 알려져 있으므로 이 결과는 예상한 대로였다. 그런데 여기서 재미있는 것은 운동선수들의 HDL-C가 TC에서 차지하는 비율(% HDL-C/TC)이 증가한다는 것이다.

이제까지 의학계에서는 HDL-C의 절대량을 진단기준으로 삼아 남자 40mg/dL, 여자 50mg/dL 이상이면 정상 수치라고 판단해왔으나, 저자는 여기에 HDL-C가 TC에서 차지하는 비율도 중요하다고 제안한다. 즉 피 속에 존재하는 콜레스테롤 중에서 얼마나 많은 부분이 HDL에 있느냐 하는 것이다. 아래 표에서와 같이 같은 나이의 대조군들보다 운동선수들의 HDL-C도 높았지만 특히 HDL-C/TC의 비율은 대조군이 24%인데 비해 운동선수들은 31~38%의 비율을 보였다. 특히 중거리육상 선수(36%)와 레슬링 선수(38%)가 높은 비율을 보였다.

이제 자신의 건강 검진 결과서에 있는 HDL-C와 TC로 그 비율을 계산해 보자. 보통 사람은 혈중 콜레스테롤의 25%가 HDL에 있지만, 100세 장수인들은 32% 정도가 HDL에 존재한다는 보고가 있다. 7%만 증가해도 대단한 것이다. 운동을 하면 이 비율이 증가 한다. 최근의 많은 연구 보고들은 총 콜레스테롤의 절대적인 양보다 HDL-콜레스테롤의 비율이 더 중요하다는 사실을 뒷받침하고 있다.

Table 1. Serum parameters of athletes and references

	Age (yr)	BMI (kg/m^2)	TC (mg/dl)	HDL-C (mg/dl)	HDL-C/TC (%)	TG (mg/dl)	LDL-C (mg/dl)	GOT (U/L)	GPT (U/L)
Running[1] (n = 10)	24 ± 3.9	19.7 ± 1.2^{a,3}	149 ± 21^a	52 ± 5^a	36 ± 6^a	56 ± 17^a	88 ± 16^a	22 ± 4^{a,b}	13 ± 4^a
Throwing[2] (n = 10)	20 ± 0.0	27.6 ± 2.5^b	142 ± 18^a	44 ± 7^b	31 ± 6^b	79 ± 37^{a,b}	82 ± 17^a	25 ± 5^a	15 ± 5^a
Wrestling (n = 10)	20 ± 0.4	22.9 ± 1.8^a	155 ± 23^a	58 ± 6^a	38 ± 3^a	67 ± 18^a	84 ± 16^a	19 ± 3^b	9 ± 2^b
Lifting (n = 8)	21 ± 0.5	29.3 ± 3.8^b	141 ± 10^a	44 ± 13^b	31 ± 8^b	54 ± 19^a	79 ± 6^a	29 ± 10^a	19 ± 10^a
Reference (n = 14)	22 ± 3.5	21.5 ± 2.7^a	172 ± 22^b	42 ± 5^b	24 ± 2^c	84 ± 20^b	98 ± 22^b	26 ± 10^a	20 ± 8^a

C, cholesterol; GOT, glutamic oxaloacetic transaminase; GPT, gamma-glutamic pyruvic transaminase; HDL, high-density lipoprotein; LDL, low-density lipoprotein; TC, total cholesterol; TG, triglyceride. [1]Middle distance (1500 m), [2]Hammer-throwing, [3]Means that are not labeled by a common letter (superscript a, b, and c) are significantly different between the each group ($P < 0.05$).

더 놀라운 것은, 전자 현미경으로 HDL의 모습을 비교 관찰한 결과, 대조군들에 비해 운동선수들의 HDL이 훨씬 크고 더 많은 입자 수를 가지는 것으로 나타났다는 점이다(아래 그림). 이는 운동이 HDL-C 뿐만 아니라 HDL의 비율, 크기를 증가시키는 데 효과적이며, 특히 유산소 운동(중거리육상, 레슬링)이 조금 더 유리함을 보여준다. 이 결과는 같은 나이에서도 운동 효과에 따라 HDL의 크기와 입자수가 변화함을 보여 주므로 꾸준히 운동하면 HDL이 좋아진다는 사실을 보여준다. 특히 유산소 운동이 HDL-C를 더욱 증가시키는 데 효과 있다. 지금하고 있는 운동이 효과가 있는지를 알려면 HDL을 검사해 보자.

국가대표 선수들의 HDL 모습 : 운동에 의한 HDL 크기 증가

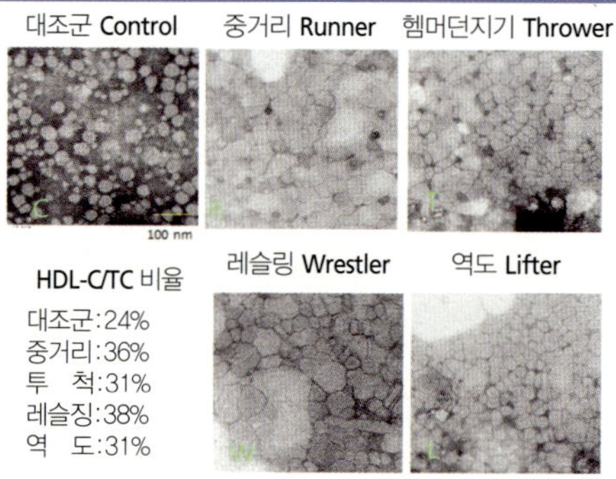

많은 사람들은 건강을 위한 노력으로 운동을 하지만, 무작정 헬스 코치가 시키는 대로 혹은 효과는 모른 채 반복적인 운동만 하다 보니, 오래하지 못하고 중도에 그만두거나 운동 종목을 자주 바꾸는 사례를 보게 된다. 이때 자신에게 맞는 운동으로 HDL-C도 올라가고, HDL의 성상이 향상되는 모습을 관찰하면, 운동에 재미를 느끼고, 규칙적으로 할 수 있을 것이다.

여기에 더 나아가, 상습적인 약물, 음주, 흡연 등에 의해 손상 받는 HDL의 모습을 발견한다면 약물 절제, 절주, 금연의 결심과 유지에도 큰 도움이 될 것이다.

HDL-C 가 높아야 하는 이유

운동을 하면 HDL-콜레스테롤 이 증가할 뿐만 아니라 HDL의 입자크기도 더욱 커지고 입자의 수도 증가한다는 것이 밝혀짐

- 생쥐가 동맥경화에 매우 저항적인데 HDL-C/TC 비율이 70%에 육박
- 우리의 혈청 콜레스테롤 분포가 생쥐처럼 변한다면, 동맥경화나 혈관노화는 걱정 없을 것이다
- 티아라 효민도 HDL-C가 높으므로 HDL-C/TC 비율이 최소 50% 이상으로 예상

10.
고밀도 지단백질 (HDL)의 변화 2

노인과 HDL: 노화진단마커로서 HDL

그렇다면 노화에 따라, 우리 피 속의 HDL은 어떻게 바뀌는 것일까? 참 궁금한 주제인데도 아무도 연구하여 논문으로 보고하지 않은 것이 오히려 신기했다.

이 질문에 답하기 위해, 저자의 연구실에서는 2008년부터 노화에 따라 변하는 HDL의 모습을 알아보기 위하여, 평균 71세 노인들의 혈청과 22세 청년의 혈청에서 HDL을 분리하여 비교하였다. 노인 그룹은 영남대학교 의료원 건강증진센터에 건강검진을 받으러 내원한 분들을 대상으로 선발하였고, 청년 그룹은 영남대 생명공학과 재학생을 대상으로 선발하였다. 두 그룹 모두에서 지병이 있거나, 과도한 음주, 약물복용 중인 사람은 제외하였다.

분석 결과, 노인들의 HDL이 항산화 능력이 현저히 감소되어 있고, 당화가 많이 진행되어 있고, 동맥경화의 세포 위험이 증가해있었다. 여기까지는 충분히 예상할 수 있는 결과였다. 50년의 세월동안 그 정도의 HDL 기능쇠퇴는 예상되었다. 그런데 놀랍게도, HDL의 모습을 전자현미경으로 자세히 관찰한 결과, 노인들의 HDL은 입자의 수가 현저히 감소해 있고, 크

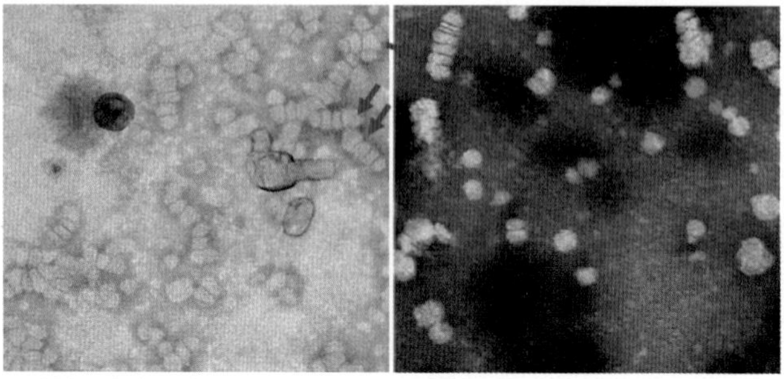

HDL입자 수가 많고, 밀도가 높으며, 모양과 윤곽이 분명하고 크기도 증가

HDL입자 수가 적고, 밀도가 낮으며, 모양과 윤곽이 모호하고 크기도 감소

기도 작고, 모양도 찌그러져 있음을 발견하였다. 또한 노인들에게서 HDL을 구성하는 아포지단백질들이 많이 부러져있고, HDL의 입자 수와 크기도 많이 감소했음을 알았다.

이 결과는 노화에 따라 HDL이 구조적으로 심각하게 훼손될 수 있음을 보여주고, 같은 나이라도 생활 습관에 따라 HDL의 모습이 젊어질 수도 늙어질 수도 있음을 보여준다. 따라서 적절한 식이와 운동으로 HDL이 향상되면 나이보다 젊게 살 수 있으며, 자신의 젊음 정도를 숫자적인 나이가 아니라 HDL의 크기와 농도로 확인할 수 있다.

누구나 자신의 건강 증진과 노화 억제를 위해 운동이나 영양 섭취, 건강 보조제(비타민, 오메가-3 등) 등 다양한 활동을 꾸준히 하는데, 그런 활동이 자신에게 적합한 방법인지 아닌지를 몰라서 답답할 때가 많고, 맹목적으로 반복하다가 금방 지쳐서 그만두는 사례를 종종 보게 된다. 이런 문제가 있을 때 3개월 혹은 6개월 간격으로 혈액의 HDL이 좋게 변하는 모습을 보면서 건강 증진 효과를 비교한다면 자신의 건강을 지키는데 큰 도움이 될 것이다. 이 연구 결과들은 미국노화학회지(J. Gerontol. A. Biol. Sci. Med. Sci. 2010;65:600-610)에 게재되었고, 한국연구재단에서 2010년 우수 연구사례로 소개되었다.

위의 연구에서는 HDL의 모습을 전자현미경으로 촬영하면, 정확하게 볼

한국연구재단 e-알리미

NRF메인 : NRF Webzine메인

논단 | 사업안내 | 연구자 광장 | 이달의 일정 | 포토뉴스 | 이사장 동정

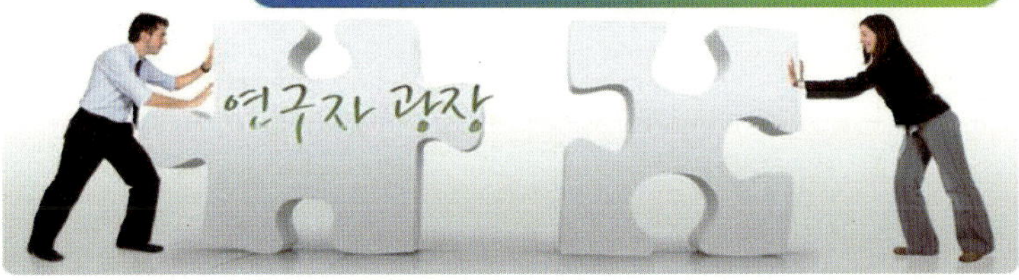

건양대병원 김준범 교수 | 광주과기원 정건영 교수팀 | 영남대 조경현 교수 연구팀 | 전남대 최흥식 교수팀 | 충북대 배석철 교수팀 | 고려대 홍석철 교수팀

영남대 연구팀, 혈액 추출 노화진단법 개발

SSCI급 미국 저널 '노화학회지' 게재

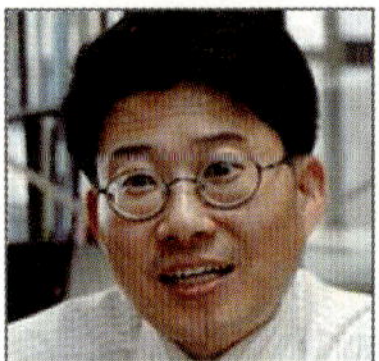

영남대 조경현 교수

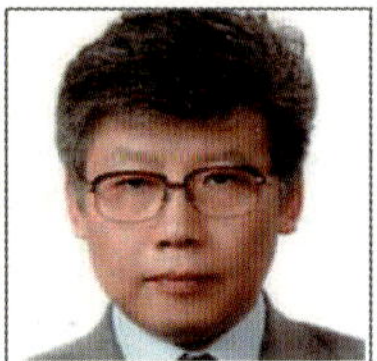

영남대 신동구 교수

영남대학교 기초과학연구센터(MRC)와 생명공학부, 병원이 공동으로 기초와 임상 융합연구로 혈액 추출 노화진단법을 세계 최초로 개발하는 쾌거를 이뤘다.

영남대학교는 생명공학부 조경현 교수와 의과대학 내과학교실 신동구 교수의 공동연구팀이 세계 최초로 혈액에서 노화의 주요 바이오마커를 찾아내고, 이를 활용해 보다 간편하게 노화의 진행정도를 진단할 수 있는 길을 열었다고 13일 밝혔다.

교육과학기술부와 한국연구재단 지원 기초의과학연구센터(MRC)인 '영남대 노인성질환연구센터'(센터장 김재룡 교수)에 소속된 연구팀은 지난 2년간 65세 이상 · 평균 71세의 노인들과 평균 22세의 청년들 60여 명으로부터 혈액을 추출해 비교 분석했다.

연구팀은 노화를 억제하는 항산화력과 이른바 '좋은 콜레스테롤'로 알려진 'HDL' (high density lipoprotein, 고밀도지단백질)이 상호 비례관계에 있음을 최초로 밝혀냈다. 노화가 진행될수록 혈액 내 지단백질(Lipoprotein)에서 항산화활성이 감소하며 HDL의 크기와 밀도도 감소한다는 사실을 실험을 통해 밝혀낸 것이다. 조직의 콜레스테롤을 간으로 운반해 체외로 배설하는 '혈관청소부' 역할을 하는 HDL의 혈중 수치가 높을수록 건강에 좋다는 사실은 이미 알려진 사실이나 HDL 단위입자의 크기와 혈중 밀도가 양보다 중요하다는 사실은 이번에 처음 밝혀진 것이다. 연구팀은 적절한 식사와 수영, 육상 등의 유산소운동이 HDL의 크기와 밀도를 증가시키는 데 매우 효과적임을 실험으로 밝혀냄으로써 구체적인 노화억제방법도 제시했다(자료 참조).

또한 연구팀은 노화가 진행됨에 따라 혈액 내 주요 단백질인 아포지단백질(apolipoprotein)이 부러지는 현상도 처음으로 발견해냈다.

수 있는 장점이 있으나 시간과 경비가 많이 소모되므로, 다음 연구에서는 노화 진단 측정을 좀 더 쉽게 하기 위하여 랩온어칩(lab-on-a-chip) 분석으로 비교하였다. 이 연구를 통해 노화에 따라 단백질의 쇠퇴가 일어나 부러짐 현상이 증가하고 전하량이 변화함을 알아냈고, 이러한 구조적·기능적 차이 때문에, '랩온어칩에서의 이동성이 노화 정도에 따라 다르게 검출된다는 것'을 입증하였다(Electrophoresis. 2011;32:3415-3423). 아래 기사의 그림과 같이, 청년 혈청의 단백질은 이동 밴드가 짧고 선명한데 반해, 노인 혈청의 단백질은 이동 밴드가 길고, 밴드 강도도 흐릿하다.

HDL의 변화로 노화 검출: 청년과 노인의 HDL

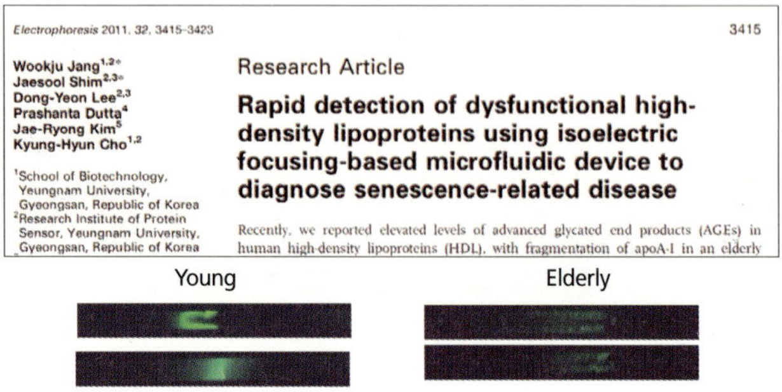
Electrophoresis 2011, 32, 3415–3423 3415

Wookju Jang[1,2]*
Jaesool Shim[2,3]*
Dong-Yeon Lee[2,3]
Prashanta Dutta[4]
Jae-Ryong Kim[5]
Kyung-Hyun Cho[1,2]

[1]School of Biotechnology, Yeungnam University, Gyeongsan, Republic of Korea
[2]Research Institute of Protein Sensor, Yeungnam University, Gyeongsan, Republic of Korea

Research Article

Rapid detection of dysfunctional high-density lipoproteins using isoelectric focusing-based microfluidic device to diagnose senescence-related disease

Recently, we reported elevated levels of advanced glycated end products (AGEs) in human high-density lipoproteins (HDL), with fragmentation of apoA-I in an elderly

위와 같이 HDL의 변화로 노화를 진단하는 기초 방법이 개발되었으며, 이를 응용하여 조만간 노화 정도뿐만 아니라 노화와 연관된 질병들(당뇨, 동맥경화, 치매 등)의 진행 정도까지 진단할 수 있을 것으로 기대한다.

위의 두 연구(운동선수의 HDL, 노인의 HDL)를 종합해보면, 노화에 따라 HDL은 쇠퇴하지만, 운동을 통해 HDL의 성상을 개선할 수 있고, HDL의 성상 개선으로 젊음을 유지할 수 있다.

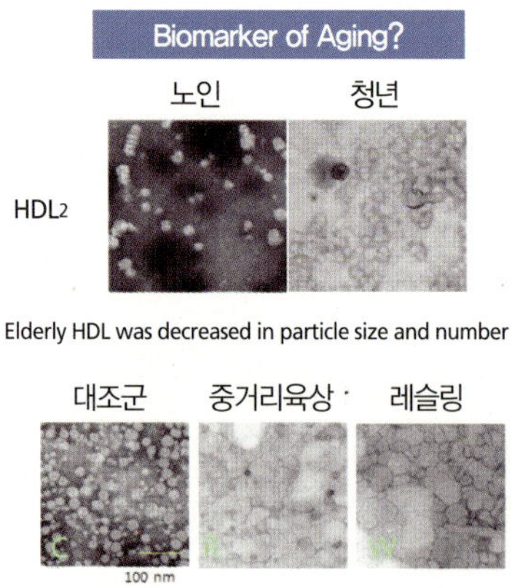

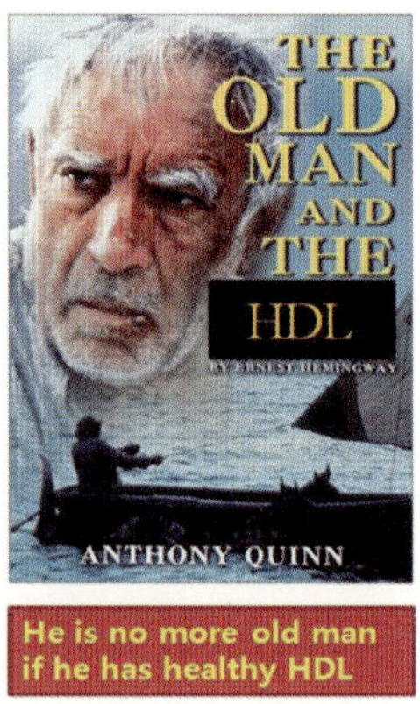

따라서 저자는 노인이냐 아니냐를 얼굴의 수염과 주름으로 판단하지 말고 HDL의 모습으로 판단하는 것이 더욱 타당하다고 본다. 아무리 나이

많은 사람이라도, 피 속의 HDL-C가 높고, HDL의 입자가 많고, 그 크기가 크다면 그는 아직 젊은 사람이다.

그러나 아직 20, 30대의 사람이라도 HDL-C가 낮고, HDL의 입자가 적고, 찌그러져 있다면 그는 이미 늙은 사람이다. 많은 이유들(당뇨, 약물 남용, 흡연, 등등)에 의해 젊은 사람인데도 불구하고 노화된 HDL을 가진 경우를 더러 발견 하게 된다.

헤밍웨이의 소설을 영화로 만든 앤소니 퀸이 주연한 "노인과 바다"에서 노인의 얼굴은 백발과 수염, 주름이 많았지만, 삶의 희망을 버리지 않았기에 정신은 여전히 청년이었던 것처럼, 이제 노인을 진단하는 기준은 얼굴 모습이 아니라 HDL의 모습이 되어야 한다고 본다. 그래서 "노인과 HDL"의 영화가 나오기를 기대해 본다.

젊게 사는 비결

모든 사람의 소망은 건강하고 오래 사는 것일 것이다. 유산소 운동을 매주 4~5회 정도 매 회마다 3~40분간 실시하여 HDL을 증가시키고, 오메가-3와 비타민C를 섭취하여 체내 항산화력을 증진시키고, 가끔 헌혈이나 정기검진을 통해 자신의 HDL을 확인하고 관리한다면, 노화를 늦추고, 젊은 활력을 유지할 수 있을 것으로 보인다.

11.
HDL의 변화 : 질병으로 HDL이 훼손된다

① 유행성 출혈열 환자

HDL은 건강 상태에 따라서도 그 모습이 변화되는데 급성 감염성질환에 의해서도 HDL-콜레스테롤이 감소하고, HDL의 크기도 감소한다. 저자는 가을철, 특히 휴전선 근처에서 자주 발생하는 질병인 신증후군출혈열(유행성 출혈열) 환자의 혈청을 분석하여 2008년에 논문을 발표한 적이 있다. 신증후군은 한탄바이러스의 감염으로 발생하며, 급성 염증이 증가하고, 신장기능이 마비되어 소변이 배출되지 않는 핍뇨기가 오게 되는데, 이 시기가 가장 위험하다. 이 때를 넘기지 못하면 사망에 이르게 된다. 저자가 핍뇨기(oliguric phase) 때의 혈청을 분석해 본 결과 총콜레스테롤과 HDL-

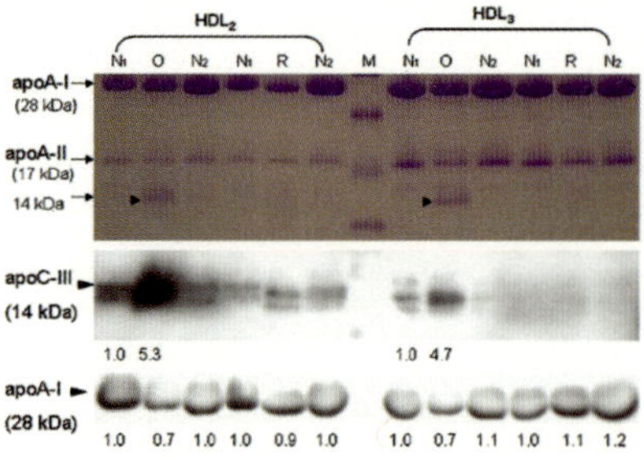

Fig.2. Change in the band intensity of apolipoprotein A- I and C III in HDL_2 and HDL_3.(Panel A) Electrophoretic patterns of apolipoproteins (6 μ g of total protein) visualized by Coomassie blue staining (15% sodium dodecyl sulfate-polyacrylamide gel electrophoresis). Lane N1, from reference N1; lane O, from oliguric phase; lane N2, from reference N2; lane R, from recovered phase. (Panel B) Protein sequencing and Western blot analysis with apoC-III antibody identified the 14-kDa band as apoC-III, which was significantly increased in the oliguric phase. In the recovery phase, the apoC-III band intensity was reduced to control levels. Lower numbers indicate the relative intensity of the detected band, as compared with N1. (Panel C) The serum apoA- I band intensity was markedly reduced in the ologuric phase in both HDL_2 and HDL_3. However, the apoA- I level increased to normal levels in the recovered state. Lower numbers indicate the relative intensity of the detected band, as compared with the reference sera.

K.-H. Cho et al. / Clinical B

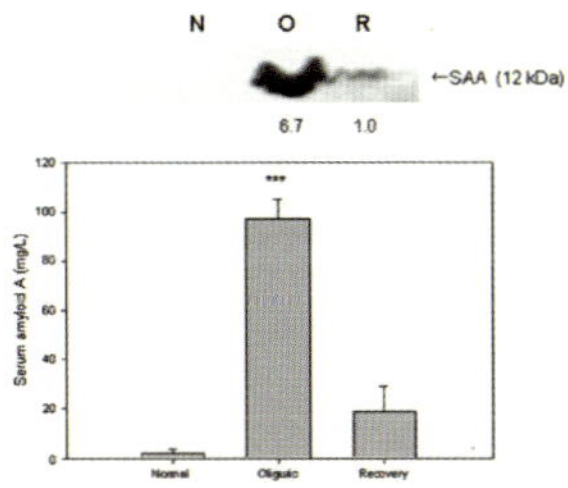

Fig.3. Quantification of serurm amyloid A from immunoassays. Fifty microliters of equally diluted individual serum (500-fold diluted) was reacted using an ELISA kit (Biosource, cat #KNA0012). The concentration was calculated from absorbance at 450nm, using 630 nm as a reference. $^{***}p < 0.001$ versus the recovery phase (paired t-test). The top photo shows immunodetected apoSAA bands from an equal amount of HDL_3 (5 μ g of protein/lane) in pooled sera.
Lower numbers indicate the relative intensity of the detected band, as compared with the samples from the recovery phase. The detected apoSAA band was increased by 6.7-fold in the oliguric phase (lane O) compared with that observed in the recovery phase (lane R); this band was not detected in control HDL_3 from normal sera (lane N).

콜레스테롤은 현저히 감소하고, 중성지방은 증가하는 현상을 발견하였다. 다행히 환자가 생사의 갈림길인 핍뇨기를 극복하고 회복기(Recovery, R)가 되면 콜레스테롤과 중성지방이 정상 수준으로 돌아왔다.

지단백질들을 분리하여 성분을 분석한 결과 핍뇨기 때 HDL-콜레스테롤이 감소하면서, apoA-I도 30% 감소하고 항산화 능력도 현저히 감소하였다. 핍뇨기는 HDL의 좋은 기능들이 훼손되었음을 의미하는데, 이때 중성지방이 증가하고, apoC-III와 serum amyloid A라는 단백질들이 증가한다. 둘 다 염증 유발과 관계있는 단백질들이다.

K.-H. Cho et al. / Clinical Biochemistry 41 (2008) 56~64

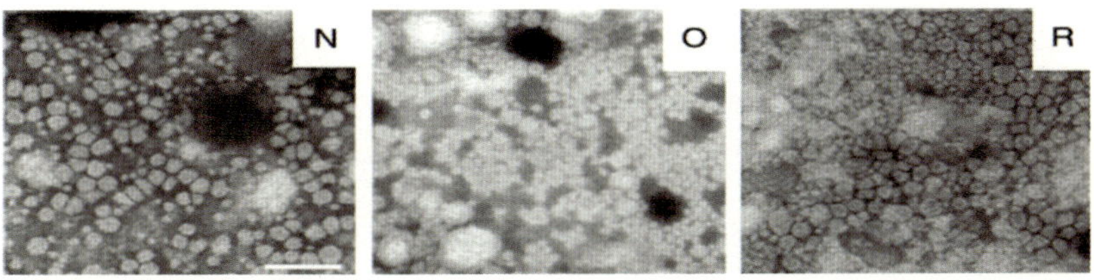

Fig.5. Representative picture of negatively stained HDL2 from the oliguric phase and recovery phase (electron microscopy). All micrographs are shown at a magnification of 40,000×. The scale bar corresponds to 100nm. HDL_2 from the oliguric phase revealed a greatly reduced particle size as compared to HDL_2 from the recovery phase. O, oliguric; R, recovery; N, normal.

② 대사증후군 환자

대사증후군은 고혈당과 고중성지방, 비만, 고혈압이 함께 있는 복합적인 질병으로 당뇨와 동맥경화, 비만의 위험이 높아 현대인에게 가장 무서운 질병이다. 40~50대의 대사증후군 환자들과 대조군의 지단백질들을 비교 분석하였다. 대사증후군 환자들은 허리둘레가 더 굵고, 혈압이 높으며, 콜레스테롤과 중성지방 농도가 높았다.

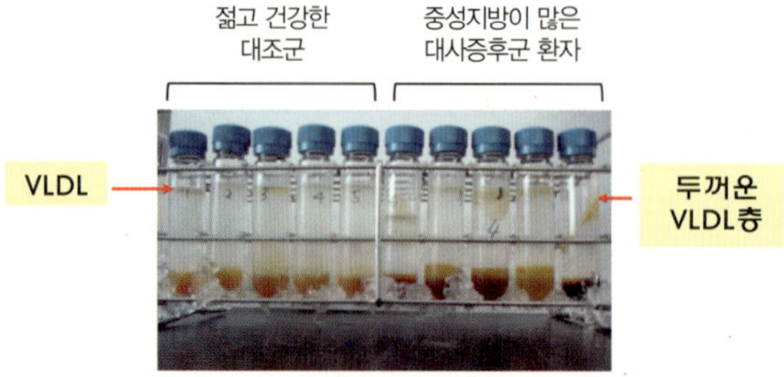

대사증후군 환자들은 특히 중성지방의 농도가 높은 경향이 있는데, 증가된 중성지방은 각 지단백질로 분산되어 지단백질에서 차지하는 중성지방의 함량이 증가하게 된다. 이는 HDL의 기능을 떨어뜨리고, 여러 가지 염증 유발을 촉진하는 데 기여하며, 특히 VLDL의 농도가 증가한다. 아래 그림처럼 일반인은 그 전날 저녁 식사 이후 아무 것도 먹지 않고 공복 상태에서 아침에 채혈하면 VLDL이 거의 보이지 않는다(그림 왼쪽). 그러나 대사증후군 환자는 혈청에서 중성지방이 현저히 증가하여 매우 두꺼운 VLDL층을 보인다.

위의 그림처럼 VLDL이 발달하면, HDL의 조성과 기능이 좋지 않은 쪽으로 변화하는 경향이 있다. 역시, 이들의 HDL-콜레스테롤은 대조군과 큰 차이를 보이지 않는 50±10mg 정도였는데, HDL-콜레스테롤의 총 콜레스테롤 비율(HDL-C/TC)은 14±4% 정도로 감소해 있었다. 그만큼 혈액에서 총 콜레스테롤에서 차지하는 비율이 적다는 뜻이다. 대사증후군 환자들의 항산화 활성은 감소하였고, apoC-III와 CETP 활성과 발현량은 현저히 증가하였다. CETP는 동맥경화 유발인자로 현재 그 저해제를 선진국 제약회사들이 앞 다투어 개발하고 있다. 대사증후군 환자와 신증후군 환자 간에는 염증의 증가와 유사한 HDL의 성상 변화가 수반된다는 점에서 공통점이 있었다. 물론 신증후군출혈열 환자가 급성 염증이라면, 대사증후군 환자는 만성 염증이라는 차이는 있다.

③ CETP 활성이 낮으면 노화 질병에 저항성을 가진다.

저자는 전국의 주요한 병원들과 공동 연구를 많이 해 왔고 그 중에 재미있는 현상을 보이는 환자들도 많이 있었다. 그 중에 특이한 리피드 프로필을 가진 분이 있어 소개하고자 한다. 64세의 여성으로 BMI가 26이었으니, 이 분은 노년기에 접어든 약간은 과체중인 분이다. 건강검진 결과 이 분은 고지혈증으로 진단되었는데, 총 콜레스테롤이 331mg/dL, 중성지방이 222mg/dL 이니 약물 처방이 필요할 만큼 높은 수치를 보였다. 그런데 재미있는 것은 검사 결과 이 분의 LDL-콜레스테롤이 97mg/dL로 매우 낮았다는 것이다. 이는 보통 사람은 총 콜레스테롤의 70% 정도가 LDL에 있는데 이 분은 약 30%가 LDL에 있다는 뜻이다. 그럼 나머지는 어디에 있고, 이런 차이를 보이는 이유는 무엇이었을까? 연세대 세브란스의료원 심혈관 내과의 이상학 선생님이 발견한 이 환자의 지단백질을 저자의 연구실에서 조사하였다. 우선 이 분은 혈청의 항산화력이 같은 나이의 대조군보다 훨씬 높았고, LDL이 산화에 강한 저항성을 보였다. LDL에 가야할 콜레스테롤이 VLDL과 HDL들에 고루 분산되어 있었고, CETP의 활성이 매우 낮았다. 또한 노년층의 특징인 apoA-I의 부러짐 현상이 이 분에게서 보이지 않았다. 결국 대조군보다 HDL이 온전하게 보존되어, 항산화 활성이 높았고, CETP의 활성이 낮아지고, LDL의 콜레스테롤이 분산될 수 있었다는 결론을 내릴 수 있었다. 노화 억제를 위해, 성인병 예방을 위해 HDL을 잘 보존하자.

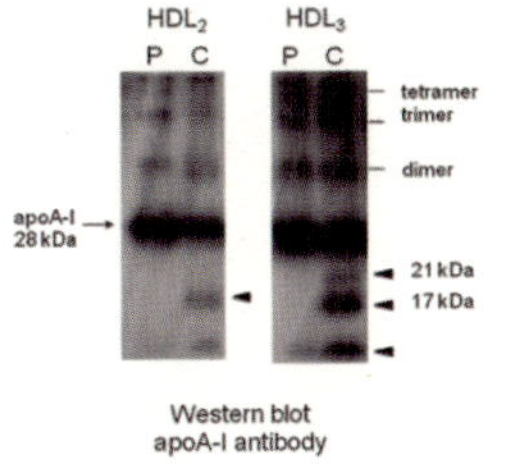

Fig.4. Western blot analysis of HDL2 and HDL3 using the apoA- I antibody. The same amount of protein (5 μ g/lang) was loaded on the gel (15% SDS-PAGE).

LDL에 가야할 콜레스테롤이 VLDL과 HDL들에 고루 분산되어 있었고, CETP의 활성이 매우 낮아 있었다. 또한 노년층의 특징인 apoA-I의 부러짐 현상이 이 분에게서는 보이지 않았다. 결국 대조군보다 HDL이 온전하게 보존되어 항산화 활성이 높았고, CETP의 활성이 낮아지고 LDL의 콜레스테롤이 분산될 수 있었구나라는 결론을 내릴 수 있었다.

12.
콜레스테롤과 심혈관질환 유발 논쟁

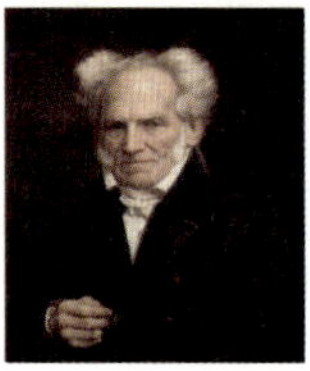

새로운 개념이 처음 주장되면, 대부분의 사람들은 받아들이지 않고, 조롱한다. 그러나 시간이 지나면 존중하며 받아들인다.

– Arthur Schopenhauer(1788~1860), 독일철학자 –

• 콜레스테롤이 심혈관질환과 연관이 있다는 주장은 1913년 처음 제기되었고, 당시에는 철저히 무시 당했지만, 지금은 정설이 되었다.

심장질환의 주범이 무엇이냐고 물어본다면 아마 대개의 사람들은 나이 증가에 따른 질병, 혹은 그에 따라 증가된 콜레스테롤이라고 할 것이고, 조금 더 전문 지식을 가진 사람들은 리피드와 염증이라고 할 것이다. 지금은 동맥경화가 콜레스테롤과 중성지방 등의 리피드와 연관된 질병인줄 잘 알지만 1900년대가 시작될 때까지만 해도 동맥경화는 노화와 함께 오는 피할 수 없는 질병으로 막연히 생각했었다. 지금은 상식이 된 고 콜레스테롤 식단과 심장질환의 위험도 관계를 미국 심장학회에서 1964년에 와서야 인정하고 경고했다니, 믿기 어려울 지경이다.

콜레스테롤과 동맥경화의 관계를 처음으로 제기한 A. Windaus는 1910년 환자의 동맥경화반에서 건강한 사람의 동맥에 비해 20배 이상 높은 콜레스테롤이 검출되었다고 주장하였다. 3년 뒤인 1913년, 콜레스테롤과 동맥경화의 직접적인 유발 관계를 증명하기 위해 처음으로 러시아의 과학자 아니쉬코프(N. Anitschkow)가 실험을 하였다. 그는 토끼에게 콜레스테롤이 섞인 해바라기유를 먹여 콜레스테롤이 섞이지 않은 해바라기유만 먹은 그룹과 비교하였다. 그 결과, 콜레스테롤이 섞인 해바라기유를 먹은 그룹에서 동맥경화와 동맥병변이 발생함을 발견하였고, 동맥병변과 거품세포의 병리학적 모양을 정확히 그림으로 그려 보고하였다. 그러나 그의 발견과 이론은 당시 학계에서 완전히 무시당했고, 후속 연구를 못할 정도로 비난받았다. 만약 그의 연구가 당대의 사람들에게서 인정받았다면 의학계는 30년 이상의 시간을 절약했을 것이고, 아마 그는 노벨상을 받았을 것이다.

이후 1940년대까지 콜레스테롤과 동맥경화에 대한 연구는 활발하지 않았고, 아니쉬코프의 실험을 재현하기 위해 여러 다른 그룹들이 반복 실험을 하였지만 동일한 결과를 얻는 데 실패하였다. 왜냐하면 그들은 토끼 대신에, 모델 동물로 쥐나 개를 사용하였기 때문이다. 그래서 그들은 아니쉬코프의 연구를 초식 동물인 토끼에게 콜레스테롤을 투여하여 과도하게 높아진 콜레스테롤 때문에 일어난 특별한 일로 간주하고 더 이상 관심을 두지 않았다. 특히 당시 사람들은 동맥경화를 노화에 따라 일어나는 피할 수 없는 만성적 질병쯤으로 생각하는 선입견과 편견이 가득하였기 때문에 어린 토끼에게 콜레스테롤을 투여한다는 발상을 받아들이지 않았다. 지금의 과학 지식으로 생각해보면 쥐나 개는 콜레스테롤을 담즙산으로 배설하는 능력이 토끼보다 훨씬 빠르고, 동맥경화 유발 단백질로 알려진 CETP(cholesteryl ester transfer protein)가 토끼에게는 있지만, 쥐나 개에게는 없으므로 당연히 쥐나 개를 대상으로 한 동맥경화 유발 실험은 실패할 수밖에 없다. 하지만 당시에는 그런 지식이 없었을 것이므로 안타까울 뿐이다.

아니쉬코프의 실험 이후 33년이 지나서야 Steiner와 Kendall에 의해 증명되었다. 갑상선 기능이 저해된 개에게 콜레스테롤을 제공하였더니 혈중 콜레스테롤 농도가 증가하고 동맥병변이 형성되었다. 그들은 1946년 콜레스테롤과 thiouracil(갑상선기능저해제)을 같이 먹여 실험에 성공하였다. 아! 느린 과학이여! 과학의 발전 속도와 가능성을 가로막는 견고한 장애물로 선입견이 얼마나 강하게 작용하는지를 보여주는 좋은 예이다.

그런데 무엇이 아니쉬코프의 실험 계기가 되었을까? 대부분의 과학의 발달을 만든 돌파구가 그랬던 것처럼 아니쉬코프의 발견도 상당 부분 우연에 기초하고 있다. 그는 몇 해 전인 1909년에 이그나토프스키의 논문에서 영감을 얻었는데, 토끼에게 고기와 달걀과 우유를 투여하였더니 동맥경화가 발생하였다는 내용이었다. 그의 논문은 당대의 미생물학자로 명성을 날리던 메치니코프(노벨상을 받을 정도로)가 세웠던 가설-과도한 단백질 섭취는 노화를 촉진하는 독성이 있다-을 증명하기 위한 것이었다. 그래서 이그나토프스키는 과도한 단백질을 공급하는 실험 중에 간 기능과 아드레날 기능 이상과 동맥병변의 축적을 발견하였다. 이 논문에서 힌트를 얻어 아니쉬코프는 콜레스테롤만을 투여하는 실험을 성공하게 되었다.

요구르트 제품 때문에 우리나라에도 잘 알려진 러시아의 미생물학자 메치니코프의 단백질 가설 (비록 오류임이 나중에 밝혀졌지만)이 동맥경화가 콜레스테롤에 의해서 일어날 수 있음을 최초로 증명한 논문의 기반이 되었다니 우연함에 놀라게 된다. 아니쉬코프는 당대의 대가였던 메치니코프의 가설을 깨 버렸지만, 새로운 소중한 이론인 "동맥경화와 리피드" 이론을 탄생시켰다.

13.
동맥경화와 콜레스테롤 논쟁

① 동맥경화는 유전 될 수 있다. 가족성 고콜레스테롤 혈증

1960년대에 들어와 많은 임상의들은 고지혈증이 심혈관 질환의 원인이고, 합당한 치료 타겟임을 경험적으로 알았지만, 그때까지도 당대의 대가들은 여전히 더 많은 증거를 요구하며, 콜레스테롤과 동맥경화의 직접적인 발병 원인 관계를 인정하는데 주저하고 있었다. 동맥경화를 노화에 의한 질병으로만 생각하는 사람들은 더 많은 임상적인 증거, 유전적인 증거를 요구하였고, 반대론자와 찬성론자들은 서로 다른 결과들을 제시하면서 대립하는 양상이었다. 이런 답보상태의 돌파구는 의외로 피부과 임상의에게서 발견되었는데 바로 관절 근처 부위, 아킬레스건 부위에 불룩불룩 솟아오르는 황색종(xanthoma), 혹은 눈꺼풀에 리피드가 침착하는 황색판종(xanthelasma) 등이 고 콜레스테롤 혈증과 연관 있음을 알았고, 환자의 가족 대부분이 고지혈증인 소위 가족성 고지혈증(Familial hypercholesterolemia, FH)임을 밝혔다.

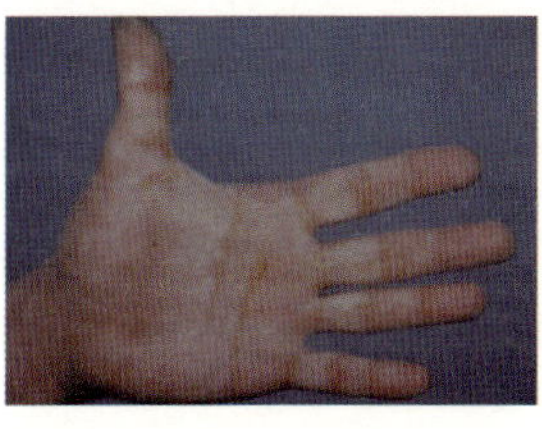

황색종
고지혈증 때문에 생기는 리피드 덩어리가 피부 밖으로 돌출되는 증상. 팔, 다리 관절, 손바닥 부위에 호발한다

이제 고지혈증이 유전될 수 있는 질병임을 알게 되었고 FH 가계의 이종접합자(heterozygote)들은 혈중 콜레스테롤 농도가 300~400mg/dL에 달할 정도로 높고, 동종접합자(homozygote)들은 1,000mg/dL를 넘었다. 이들 FH 가계의 가장 심각한 예로 들 수 있는 환자는 3세 때 황색종이 발견되었고, 11세에 심장마비로 돌연사 하였다고 한다. 이는 동맥경화의 발생은 노화나 나이와 무관하며, 혈중 콜레스테롤이 과도하게 높으면 일어날 수 있음을 보여준다. 그렇다면 이러한 환자들이 왜 이렇게 고지혈증에 시달리게 되었을까? 이 질문의 해답을 찾기 위해 미국 텍사스 의대 Brown 교수와 Goldstein 교수는 1970년 초부터 공동 연구하였고, 마침내 LDL 수용체 유전자에 이상이 생기면 FH로 발전함을 증명하였다. 우리 몸의 모든 세포는 콜레스테롤이 필수 영양분이므로 혈액의 LDL로부터 콜레스테롤을 공급받아야 하며 수용체가 필요하고, LDL-수용체는 거의 모든 세포에 존재한다. 이렇게 중요한 수용체 기능에 이상이 생기므로, 세포 내로 LDL이 들어가지 못하고, 혈액 속에 계속 LDL이 남게 되고, 음식 섭취를 통해 간에서 생합성을 하게 되어 콜레스테롤은 계속 늘어나, 혈중 콜레스테롤이 급증할 수밖에 없다. 고지혈증이 일어나는 원인 유전자를 밝히고 동맥경화의 원인이 됨을 밝힌 공로로 Brown 교수와 Goldstein 교수는 1985년 노벨생리의학상을 공동 수상하게 된다.

② 동맥경화는 환경에 의해 발병 증가할 수 있다.

1955년, Ancel Keys 연구팀은 7개국(미국, 이태리, 네덜란드, 그리스, 일본, 유고슬라비아, 핀란드)을 대상으로 나라별로 10년 간 인구 천 명당 심혈관 질환의 사망률과 혈청 콜레스테롤의 관계를 분석하여 발표하였는데, 국가별로 큰 차이를 보여 엄청난 반향을 불러일으켰다. 사망률이 제일 높은 나라는 핀란드(약 70명 사망)였고, 제일 낮은 나라는 일본(약 5명 사망)이었다. 평균적인 혈중 콜레스테롤 농도는 핀란드가 260mg/dL, 일본은

160mg/dL였다. 7개국을 종합해보면 혈청 콜레스테롤 농도가 증가할수록 사망률도 증가함을 알 수 있었다.

핀란드 내에서도 동부지방이 사망률이 서부지방보다 3배 정도 더 높았는데 재미있는 것은 혈청 콜레스테롤의 농도는 두 지방 모두 비슷하였다는 것이다. 콜레스테롤 이외의 인자가 심혈관질환 사망률에 관여하고 있음을 보여준다.

이 결과에서 두 가지의 재미있는 특징을 발견할 수 있는데, 첫째는 1955년 당시에는 미국 인구의 혈청 콜레스테롤 농도가 150mg/dL 근처로 낮았고, 심혈관 질환 사망자 수도 일본보다 적은 5명 미만이었다는 것이다.

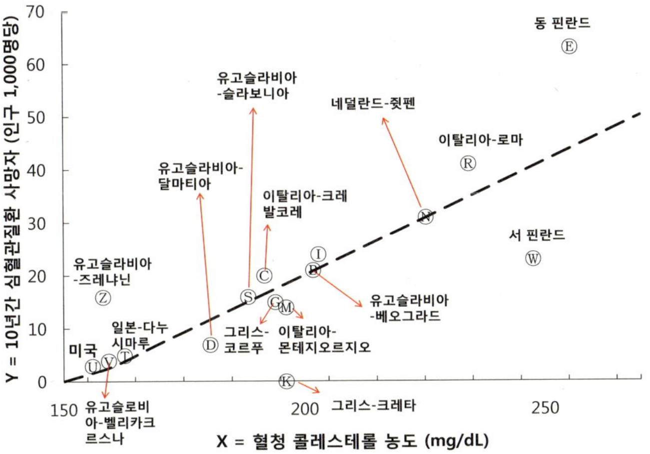

(출처논문: Nutution 1970 13:250–252)

놀랍지 않은가? 그랬던 미국이 지금은 왜 심혈관질환 사망률 1위의 나라가 되었을까? 2011년 발표된 미국심장학회 통계에 따르면, 2007년 현재, 인구 10만 명당 심혈관 질환 사망자수는 251명이었다. 더 놀라운 것은 백인남자는 294명, 백인 여자는 205명인데 비해, 흑인 남자는 406명, 흑인여자는 286명이었다는 점이다. 남자보다 여자가 더 사망률이 낮은 것은 에스트로겐 때문으로 해석되어 별로 놀랍지 않다. 그렇다면 왜 백인보다 흑인이 더 사망자가 많을까? 남녀 각 그룹에서 백인보다 흑인이 38~39% 더 많다. 심혈관 질환의 발병과 사망에는 생활환경, 빈곤과 교육 정도 등과 같은 경제적인· 사회적인 이유가 도사리고 있음을 강하게 암시하고 있다. 반드시 무슨 메시지가 있을 것이다.

더 나아가 Keys 연구팀은 포화지방산의 섭취 비율과 10년간 인구 만 명당 심혈관 질환의 사망률도 비교하였는데, 핀란드(동부)가 가장 높은 포화지방산 섭취 비율(20% 이상)을 보이며, 사망자 수도 600명 이상으로 가장 높았다. 그 뒤를 이어 미국이 두 번째로 높은 사망자 수(400명 이상)를 보였으며, 높은 포화지방산 섭취율을 보여주었다. 일본은 사망자 수도 가장 낮고 포화지방산 섭취율도 가장 낮았다.

이 결과들을 종합해보면 혈청 콜레스테롤이 높을수록, 포화지방산의 섭취율이 높을수록 심혈관 질환에 의한 사망자수는 증가함을 알 수 있다. 이는 동맥경화가 음식 문화, 기후 환경, 생활 습관 등의 후천적인 요인에 의해 발병 빈도가 달라질 수 있음을 의미한다. 유전적인 원인 외에 환경적인 원인이 추가되는 것이다.

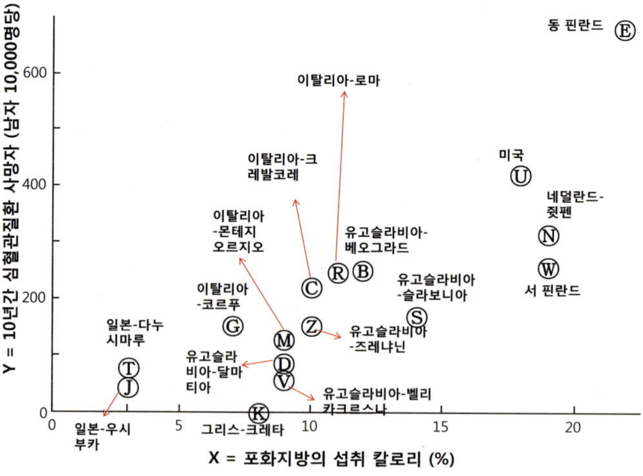

핀란드 동부와 서부는 어떤 차이가 있기에 같은 나라에서 사망자수가 이렇게 다를까? 우선 두 지역은 유전적인 차이가 크다. 바다에 접한 서부 지역은 해산물 소비량이 많은데 비해, 산악 지역인 동북부에서는 순록 등의 육류 섭취가 많다고 한다. 1960년대에 높은 심혈관 질환 사망률을 보였지만 70년대 들어서 사망률을 80%이상 감소시켰다. 국가적 사업으로 콜레스테롤과 혈압을 낮추고 금연을 권장한 결과 이루어낸 쾌거였다. 핀란드의 의료기술 수준이 높아 졌고, 대국민 건강교육 강화로 국민들이 건강하게 오래 살게 된 것이다.

우리나라에서도 심혈관 질환, 심근경색으로 인한 사망자 수가 급증하는 요즘에 HDL의 중요성을 알리는 대국민 사업이 필요하다. 일본은 가장 낮은 사망률을 보였는데, 이는 아마 육류에 비해 해산물의 섭취 비율이 많고, 불포화지방산의 섭취 비율이 높아 혈청 콜레스테롤이 낮기 때문일 것이다. 그렇다면 일본인이 미국으로 이민한 경우는 어떻게 될까? 하와이로 이민 간 일본인을 대상으로 혈청 콜레스테롤 농도를 조사하였더니 일본 본토의 사람들보다 훨씬 더 높은 콜레스테롤 수치와 심혈관 질환 사망률을 보였다. 일본인 이민자가 많은 샌프란시스코 지역의 연구에서도 같은 결과를 보였다.

왜 같은 일본인인데 거주 지역에 따라 사망률이 달라지는가? 아마도 미국으로 이민 간 일본인들이 달라진 식생활 패턴으로 포화지방산 섭취가 늘어난 것과 연관 있을 것이다.

③ 동맥경화를 치료하는 식이요법이 있다.

이렇게 포화지방산 섭취 증가 등 환경적 요인에 따라 혈중 콜레스테롤이 증가할 수 있다면, 역으로 건강한 식사를 통해 혈중 콜레스테롤을 감소시킬 수도 있을 것이다. 이렇게 먹는 것을 바꾸어 콜레스테롤의 농도를 낮추는 것을 식생활 개선 중재술(Dietary Intervention)이라고 한다.

이 연구의 힌트는 네덜란드 내과의였던 Langen 박사가 인도네시아 원주민을 대상으로 한 연구에서 먼저 시작되었다. 그의 보고에 의하면, 네덜란드 식민지 시절인 1916년, 인도네시아 사람들은 네덜란드인들보다 훨씬 더 낮은 혈중 콜레스테롤 농도를 보였다. 당연히 식사 패턴이 다르기 때문일 것으로 추측되었는데, 인도네시아인들에게 네덜란드 식사(버터, 계란, 육류가 풍부한)를 제공하였더니 석 달만에 혈중 콜레스테롤 수치가 27% 이상 증가 하였다. 인도네시아에서 암스테르담으로 이민 간 인도네시아인들도 유사한 콜레스테롤 증가를 보였다. 식생활의 변화가 혈중 콜레스테롤의 변화와 동맥경화의 발병 빈도에 변화를 주는 것을 잘 보여주는 결과이다. 그러나 그는 이 논문을 네덜란드어로 자국 내에서만 발행되는 저널에 게재하여 큰 주목을 끌지 못하였다. 아니쉬코프가 콜레스테롤을 급여하여 동맥경화를 일으킨 논문이 1913년에 발표 되었으나 무시당했던 것처럼, 또 하나의 중요한 연구 결과가 빛을 보지 못하고 30년이나 지나 증명되는 안타까운 일이었다. 아! 과학의 발달은 왜 이리 느리고 더딘 것일까?

다시 식생활로 돌아와서, 포화지방산의 섭취는 혈중콜레스테롤을 올리고, 불포화지방산의 섭취는 혈중 콜레스테롤을 내린다는 것을 잘 보여준 연구들은 1952년과 1954년에 미국의 서로 다른 연구 그룹에서 보고되었다. 이들은 식사에서 차지하는 지방 함량은 동일하게 하면서 포화지방산을 불포화지방산으로만 대체하여 병원 환자들에게 단체급식으로 제공하였다. 그 결과 불포화지방산(대두유, 홍화씨유)을 섭취한 그룹에서는 콜레스테롤이 감소하였지만, 포화지방산(코코넛유)을 섭취한 그룹에서는 감소하지 않았다.

1957년에 보고된 오슬로 연구에서는 고지혈증과 심근경색 환자 412명에게 매주 대두유를 1 pint(약 470mL)씩 5년 간 소비시켰다. 그 결과 총 콜레스테롤이 296mg/dL에서 232mg/dL로 감소하였고, 2차 심근경색 발생 빈도도 34명으로 감소하였다. 대조군에서는 2차 심근경색 발병이 54명이었다. 사실 당시로서는 대단한 연구 결과였지만, 지금의 기준으로 본다면 그리 좋은 개선은 아니다. 만약 대두유가 아니라 어유를 공급하였다면 더 좋은 결과를 얻을 수 있었을 것이기 때문이다.

1968년도에 보고된 핀란드 정신병원의 식생활 개선 연구에서는, 병동을 두 개로 나누어 N병동에서는 핀란드 스타일(당시에는 포화지방산이 매우 풍부하였다)의 보통식사를 제공하는 대조군으로, K병동에서는 다중불포화지방산이 풍부한 식사를 제공하는 실험군으로 정하여, 6년간 식사를 제공하였다. 두 그룹 모두에서 참가자들은 혈청 콜레스테롤을 270mg/dL로 조정 선발하여 실시하였다. 결과를 보니 K병동 참가자들의 총 콜레스테롤은 217mg/dL까지 감소한데 비해, N병동 참가자들의 총 콜레스테롤은 268mg/dL를 보였다. 역시 심혈관 질환에 의한 사망률도 K병동에서 크게 감소하였다.

심혈관 질환을 억제하는 역할을 하는 불포화 지방산의 중요성을 잘 보여주는 연구들이라고 하겠다.

1969년도에 보고된 미국 LA의 워즈워스 베테랑 병원에서 실시한 식단 개선 연구에서는 조금 더 향상된 결과를 보여주고 있다. 이들은 병원 내에 두 개의 식당을 운영하면서 A식당에는 보통의 식사를 제공하는 대조군으로, B식당에서는 다중불포화지방산이 많은 채소류를 제공하는 실험군으로 나누었다. 두 식당 모두 전체 식사 열량의 40%가 지방질이 되도록 일치시키고, 참가자 800여명(대부분 60, 70대)에게 하나의 식당만을 선택하도록 하고 8년 동안 제공하였다. 8년 후에 혈청 검사를 해보니, B식당 이용자들의 총 콜레스테롤이 A식당 이용자들에 비해 약 12% 감소하였고, 약 30mg/dL 낮은 수치를 보였다. 특히 심장 마비, 말초혈관 마비 등의 발생 비율이 31%나 감소하였고(48명 대 70명) 후유증도 현저히 감소하였다. 이러한 결과는 전체 열량의 40%가 리피드이므로 적은 섭취량이 아닌데도 어떤 리피드를 먹느냐가 중요함을 보여준다.

위에서 기술한 1952년부터 1969년까지의 연구들은 콜레스테롤의 상승 및 동맥경화를 유발하는 포화지방산 식사와, 동맥경화를 억제할 수 있는 불포화지방산의 섭취로 식생활 개선 중재가 필요함을 잘 보여주고 있다. 당시의 학문 수준으로서는 대단한 연구였지만, 오메가-3와 오메가-6 지방산을 구분하여 식생활 개선을 하였더라면 오메가-3에서 콜레스테롤 농도 감소와 심혈관질환 발병률을 낮추는 효과가 더욱 우수하였을 것이라는 아쉬움이 있다.

14.
심혈관질환의 예방과 치료 : 용어 이해

우리는 흔히 심장병으로 알고 있지만 성인의 심장질환은 대부분 관상동맥질환이고, 그 원인에는 동맥경화가 있다. 쉽게 말하면 동맥경화는 혈관의 딱딱해짐과 막힘, 아래와 같은 복잡한 원인과 증상이 있다. 거기에 연관된 단어가 많고, 의학용어인지라 일반인들에게는 매우 혼동스럽다. 그러나 동맥경화는 성인 돌연사의 원인이고, 신문·방송 등에도 자주 소개되는 국민적인 질병이므로 단어의 뜻을 잘 이해하는 것이 중요하다. 특히 단어 뜻이 유사하면서도 의미가 다른 것이 많으므로 그 차이점을 알아야 한다.

동맥경화에 대한 아래의 설명을 읽어보자

"동맥경화는 고혈압, 염증 증가, 고지혈증 등이 원인이 되어 죽상경화가 먼저 진행되고 동맥 내벽에 병변이 형성되고 성장하여, 혈관의 경화와 막힘이 심해져 협심증 등으로 이어지며, 병변이 파열되어 혈전형성으로 동맥 내강이 꽉 막히면 심근 경색으로 심장 근육이 죽고 이어서 심정지와 돌연사가 발생하게 된다".

단어가 쉽게 이해되는가? 아마 단어의 뜻이 생소할 것이다.

심혈관 질환에 연관된 용어 정의부터 제대로 알아야한다. 우리는 막연

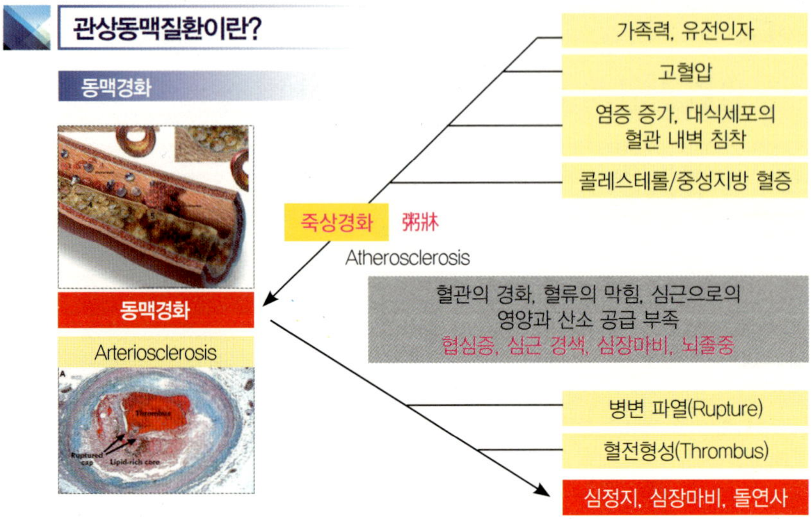

히 "동맥경화"라고 알고 있는 경우가 많은데, 돌연사에 이르는 병리적 현상에는 다음과 같은 용어들이 사용되고 있다.

▶ 심장마비(Cardiac arrest) : 흔히 심정지라고 부르며 심장의 펌프 기능이 갑자기 멈추는 것으로 여러 가지 원인으로 발생하며 즉시 사망할 수 있다.

▶ 심장발작(heart attack, heart failure): 심장의 동맥 혈관이 막혀서 심장 근육(심근)으로 산소와 영양분이 공급되지 못해, 심근이 죽는 현상이다.

▶ 심근경색(Myocardial infarction) : 심장발작과 같은 의미인데 의학적 표현으로 병원에서 주로 사용한다. 심근 빈혈이 지속되어 심근이 국소적으로 죽은 상태(괴사)이다. 아래 협심증보다 더욱 강한 통증이 수반되며 니트로글리세린을 긴급 투여해도 호전되지 않는다.

▶ 협심증(Angina pectoris) : 좁아진 관상동맥으로 인해 심근에 산소 공급이 원활하지 않아 심근이 국소적, 일시적인 허혈상태가 되어 (빈혈)통증을 느끼는 증상이다. 아직 심근이 죽지는 않았으므로, 심근경색증과는 달리 니트로글리세린 설하정을 혀 밑에 투여하면 통증이 호전된다.

▶ 관상동맥(Coronary artery) : 심장을 둘러싸고 있는 동맥으로 심근에 영양과 산소를 공급하는 역할을 한다. 관상동맥이 막히면 심장 발작이 일어난다.

▶ 동맥경화(arteriosclerosis) : 동맥혈관이 막히는 현상인데, 막히면 혈관이 탄력을 잃고 굳어진다는 뜻에서 경화(hardening, 경화)라고 부른다. 경화된 혈관은 쉽게 파열된다.

▶ 죽상경화(죽상, atherosclerosis) : 동맥경화의 근본적 원인으로 혈관 내부가 막히는 원인이다. 산화된 저밀도지단백질(LDL)과 죽은 혈관 대식세포 찌꺼기가 끈적끈적해져(athero, 죽과 같이 끈적함), 동맥내강의 상처부위에 달라붙게 되고, 점점 성장하면서 동맥병변이 형성되어 혈관이 막히기 시작한다.

▶ 동맥병변(atheroma) : 동맥내벽에 혹처럼 생기고 성장하여, 대식세포 찌꺼기 등이 달라붙어 점점 커지는데 간혹 파열(rupture)되어 혈전이 생기면 동맥내강을 막히게 한다. 주로 동맥 내부의 상처 부위에 대식세포가 응집되어 형성되는데, 이때 대식세포는 산화된 LDL을 탐식하여 죽은 거품세포가 되어 계속 쌓이면서 병변의 성장을 가속화한다.

사실 위의 용어들이 전문적이고, 언뜻 비슷해 보이는 것도 많아 혼용되거나 오용되는 경우도 많다. 대부분의 사람들은 심장 마비(Cardiac arrest)와 심장 발작(heart attack)을 혼동하고 있는 경우가 많은데, 누군가 갑자기 가슴을 쥐어뜯으며 바닥에 쓰러지는 것은 심장 마비(심정지)이다. 이때는 매우 위급한 상황이므로 즉시 응급조치, 심장 마사지 혹은 제세동기 등을 사용하여 죽은 심장 기능을 살려야 한다.

심장 발작은 심장 마비까지는 진행되지 않았지만 관상동맥혈관이 막혀 심근이 죽고 있으므로 곧 심장 마비로 이어질 가능성이 커 매우 주의해야 한다. 심장 발작은 경고 신호로 가슴통증(흉통) 혹은 심장 부분이 눌린 것 같은 호흡곤란, 식은 땀 등의 전조증상이 있을 수 있으므로, 심장 마비가 오기 전에 본인이나 주위에서 이를 빨리 알아차리고 응급조치해야 한다.

심장 마비는 대부분 갑자기 찾아오지만, 대부분 심장의 아랫부분, 심실이 갑자기 빨리 박동하는 것으로 시작하고(이를 전문용어로는 심실빈맥.Ventricular tachycardia; 심장이 너무 빨리 뛰는 현상이라고 한다), 박동리듬이 혼란에 빠지게 된다(이를 심실세동, Ventricular fibrillation이라고 한다). 이렇게 되면 심장에서는 정상적으로 피를 펌핑해 줄 수 없는 심각한 기능 상실이 발생한다. 혈액 공급이 5초만 정지되어도 환자는 기절하고, 다시 몇 초가 지나면 산소 부족으로 뇌의 신경세포가 죽기 시작하여, 신경세포의 손상으로 근육 경련이 일어나고, 안구가 뒤로 돌아가 동공이 풀리게 된다.

위와 같은 상황을 빨리 멈출수록 심장 마비에 의한 생존 확률도 증가하는데, 심실 세동이 1분씩 늘어날 때마다, 심장마비 생존 확률이 10%씩 감소한다고 한다. 심장 마비 2분 이내에 제세동기 등으로 충격을 주어서, 정상 리듬으로 되돌리면 환자의 생존율이 80%로 높아진다고 하니 정말 시간과의 싸움이다. 심장 마비 7분 이후에 제세동기를 사용하면 생존율이 30% 이하로 떨어진다고 하니, 우리 주변에 제세동기가 늘 비치되어 있고, 사용할 줄 알아야 하겠다. 왜냐하면 119 응급전화 후에 구급대가 도착하는데 7분 이상 걸리는 경우가 많기 때문이다. 따라서 주변에서 심장 마비를 일으킨 사람을 보면 119에 신고 후, 근처에서 제세동기를 찾고 만약 없다면 심장 마사지 등으로 즉시 심폐소생술(CPR, Cardiopulmonary Resuscitation)을 해야 한다. 그래야 구급대가 도착하는 동안 혈액이 두뇌와 다른 장기로 공급되도록 할 수 있다.

그러나 우리나라에서는 심장마비 응급 구조율이 매우 낮은데, 병원 도착 전 일반인의 심폐소생술 비율이 2%에 그치기 때문이라고 한다. 이는 미국, 일본의 1/10 이하이다. 2012년, 질병관리본부 발표에 의하면 병원 밖에서 갑자기 심장 활동이 멈추는 심정지(심장 마비; Cardiac arrest)를 겪어 응급실로 옮겨져도 100명 중 3명만 목숨을 건지고, 뇌기능까지 회복하는 것은 단 1명뿐인 것으로 조사됐다. 따라서 심폐소생술 교육 확대와 제세동기(심장충격기) 설치 · 활용이 시급하다.

15.

관상동맥 심장질환 증상과 응급조치 방법

우리가 흔히 심장병이라고 부르는 질병에는 매우 다양한 분류가 있지만, 방송이나 신문에 자주 언급되는 대부분의 심장 질환은 관상동맥 질환이다. 관상(冠狀)동맥은 머리에 모자를 쓰고 있는 형상을 의미한다. 대부분의 혈관은 근육 속에 숨어있는 것과 달리 심장 근육에 존재하는 혈관은 심장 근육을 감고 있는 형태라서 특별히 관상동맥이라고 부른다. 그런데 이 관상동맥은 심근에 산소와 영양을 공급하는 중차대한 의무를 담당하고 있어, 이 혈관이 막히면 심근의 괴사가 일어나 사망에 이르게 된다. 사람의

관상동맥의 구조

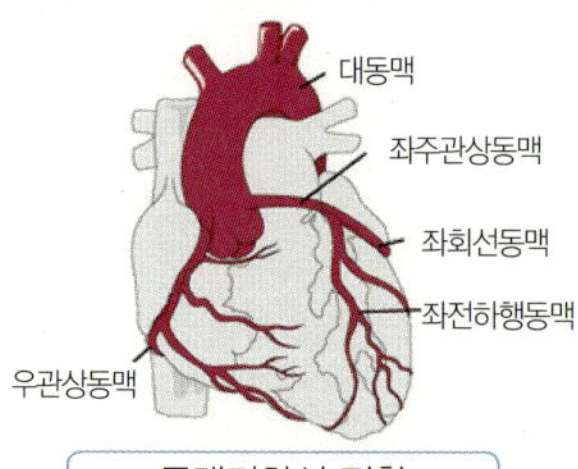

관 (冠) → Coronary artery disease (**CAD**)
Coronary heart disease (**CHD**)

심장의 기능은 멀쩡한데,
심장근육으로 가는 혈관이 막혀 **심근의 괴사** 등
치명적 결과 초래

동맥경화성 질환 허혈성 심장질환	=	관상동맥질환(심근경색, 협심증) 뇌혈관질환 (뇌졸중, 중풍)

자동차 엔진은 멀쩡해도 엔진으로 공급되는 연료관이 막히면 엔진은 정지한다!

혈관 중에 막히면 불편할 뿐, 당장 생명에 지장을 주는 혈관은 많지 않으나 관상동맥이 막히면 돌연사의 원인이 되므로 더욱 조심해야 한다. 마치 자동차의 엔진은 멀쩡해도 엔진으로 가는 연료관이 막혀 차가 정지하는 것과 같다.

그런데, 관상동맥은 75% 이상이 막힐 때까지는 자각 증상이 거의 없으므로, 정기적인 진단과 예방이 중요하다. 이렇게 혈관이 막히게 되는 원인에는 관상동맥의 내부에 콜레스테롤과 죽은 세포가 덩어리져서 혈관의 내강에 축적되어 소위 플라크(plaque)가 형성되면, 심근세포에 빈혈(ischemia)이 생기고, 빈혈이 심해져 심근세포가 죽게 되고(myocardial infarction), 심해지면 격렬한 흉통과 함께, 심장박동이 멈추게 된다(cardiac arrest).

전조증상으로는 가슴의 통증이나 불편함이 어깨, 팔, 윗등, 목, 턱까지 메아리처럼 전달되는 것 같고, 가슴 한가운데가 눌린 것 같이 답답하고, 꽉 차거나 쥐인 것처럼 불편하고 아픈 것이다. 호흡이 가빠지고, 식은땀이 나고, 구토와 현기증이 날 수도 있다. 혈관이 많이 막힐수록 위의 증상들이 짧은 간격으로 반복되어 밤잠을 설칠 수 있는데, 이런 증상들이 체한 것과 유사하여 위장 장애로 착각하여 치료시기를 놓치는 일이 많다고 하니 주의가 필요하다. 중년 남자가 가슴을 움켜쥐고 마룻바닥에 뒹구는 것은 영화에서나 볼 수 있는 것이고, 실제로는 훨씬 경미하여 놓칠 수 있다. 따라서 사소한 통증이나, 왔다가 사라지는 통증이라도 반복되면 무시하지 말고 반드시 검진을 받아야한다.

급성 심근경색 증상은 시간과의 싸움이므로 초기의 대처 방법이 매우 중요하다. 먼저 119에 전화해서 구급차를 이용해서 병원에 가야한다. 보통은 위의 증세가 경미하거나 심근경색인지 확신이 없다고 망설이다가 사망자 수가 늘어난다고 한다. 스스로 운전해서 병원에 가면 운전하는 동안, 주차 하는 동안의 시간 낭비와 스트레스로 심근경색을 악화시킬 수 있다.

관상동맥질환 증상

중년남자가 가슴을 움켜쥐고 마루바닥에 뒹구는 것은 영화에서나 보는 것이고,
실제로는 이보다 훨씬 경미하여 놓칠 수도 있다.

남자

1. 가슴의 통증, 불편함이 어깨, 팔, 윗 등, 견골, 목, 턱까지 메아리처럼 전달됨.
2. 가슴 한가운데가 눌리는 것 같고, 꽉 찬 것 같고, 꽉 쥐인 것 같이 불편하고 아픔.
3. 호흡이 가빠지고, 식은 땀나고, 구토, 현기증
4. 위의 것들이 짧은 간격으로 반복되어 밤잠을 설칠 수도 있음.

여자

1. 양팔, 어깨가 아픔.
2. 가슴이 답답하고, 가슴 사이가 멍멍해져 통증을 잘 느끼지 못함.
3. 호흡이 가빠지고, 소화불량 같이 느껴짐.
4. 하복부가 아픔.
5. 매우 피곤함. (사실 이것은 다른 질환때문에도 가능하고, 빈도가 낮음.)
6. 가슴 한가운데가 눌리는 것 같고, 꽉 찬 것 같고, 꽉 쥐인 것 같이 불편하고 아픔.
7. 호흡이 가빠지고, 식은 땀나고, 구토, 현기증
8. 위의 것들이 짧은 간격으로 반복되어 밤잠을 설칠 수도 있음.

사소한 통증, 왔다가 사라지는 통증이라도, 반복되면 무시하지 말고 검진 필요

통증이 오면 아스피린을 갈아서 혹은 씹어서 먹는 것이 응급처치에 도움이 된다. 아스피린은 혈소판의 응집을 저해하므로 피를 묽게 하여 혈관이 갑자기 막히는 것을 막을 수 있다. 일반적으로는 약을 씹어 먹으면 안 되지만 응급상황이므로, 정상적인 섭취보다 효과가 빨라야만 목숨을 구하는데 도움이 된다. 혈관이 막히고 심근 괴사가 오면 5분 이내에 근육 세포가 죽기 시작하고, 한번 죽은 근육은 되살릴 수 없다. 이 시간을 최대한 아껴야 한다.

급성 심근경색이 올 때의 대처방법

일단 증상이 시작되면 시간은 당신 편이 아닙니다. 쇼크 발작 후 10~20분이 생사의 갈림길이 될 수도~

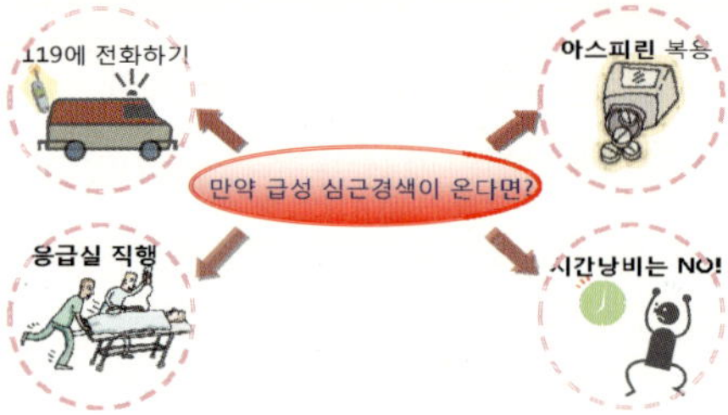

병원에 도착하면 내과로 가야하는지 외과로 가야하는지 고민하지 말고, 대기실에서 다른 일반 환자들과 줄 서있지 말고, 응급실로 직행하여 심장이 안 좋다고 의사에게 말해야 한다. 특히 혼자 가지 말아야 하고, 혼자 있지 않는 것이 좋다 특히(화장실 등에서). 일단 통증이 시작되면 시간은 환자의 편이 아니므로, 병원 치료가 시작될 때까지 가급적 시간 낭비를 줄이는 것이 좋다. 통증 발작 후 10분~20분이 생사의 갈림길이 될 수도 있기 때문이다.

관상동맥 질환의 위험인자에는 피할 수 있는 것과 피할 수 없는 것이 있다. 피할 수 없는 것에는 연령 증가와 성별, 가족력이 있다. 남자 45세, 여자 55세 이상부터 심장 질환의 발병 위험이 가속화 된다. 미국 65세 이상 노인 인구의 80%는 심장 질환으로 사망하며, 여자는 폐경 이후에 발병 위험이 남자와 같아진다. 특히 우리나라 여자들은 가슴이 아픈 것을 속병(가슴앓이)이라고 자가 진단하여 지나치다가 병을 키우므로, 특히 주의해야 한다. 가족력도 무시할 수 없는데, 부계, 모계에 심장 질환으로 고생한 가까운 친척이 있다면 주의하고 파악할 필요가 있다.

심장질환의 위험인자들

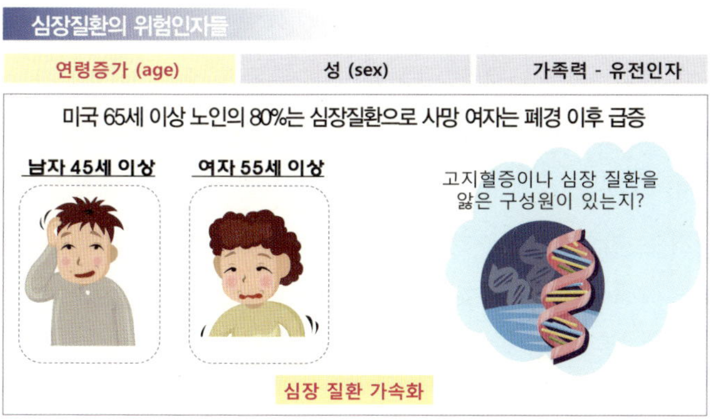

심장질환의 위험인자들
연령증가 (age)
성 (sex)
가족력 - 유전인자
미국 65세 이상 노인의 80%는 심장질환으로 사망 여자는 폐경 이후 급증
남자 45세 이상
여자 55세 이상
고지혈증이나 심장 질환을 앓은 구성원이 있는지?
심장 질환 가속화

피할 수 있는 위험인자에는 높은 혈중 콜레스테롤 농도 (240mg/dL 이상), 흡연, 고혈압, 당뇨, 운동 부족, 비만, 식습관, 성격, 스트레스 등이 있다. 이들은 우리가 조금만 노력하면 고칠 수 있는 것들인데도 사실 쉽지는 않다. 콜레스테롤이 너무 높으면 스타틴 등을 섭취하여 합성을 저해하거나 과도한 육류 섭취를 제한하면 된다. 그러나 흡연은 끊기 어려워 많은 사람들이 고통 받고 있다. 흡연은 심장 질환 위험도를 250% 증가시키고, 심장 질환 사망률의 20%를 차지한다. 심장 질환뿐만 아니라 전신의 면역력 약화와 염증 악화를 부르므로 만병의 근원이다. 고혈압은 미국에 5천만 명, 우리나라에 800만 명이 겪고 있을 만큼 국민 질병인데도 사람들은 대수롭지 않게 생각하는 경향이 있다. 그러나 고혈압은 대부분 심장 질환의 발병으로 이어진다. 수축기 혈압(높은 숫자)이 120mmHg 이하, 이완기 혈압이 80mmHg 이하 유지가 바람직하다. 150/90 이상은 고혈압으로 진단하고, 혈압이 1mmHg만 떨어져도 심장질환 위험도는 2~3% 감소한다. 당뇨병 역시 우리나라 환자 수만 200만 명인 정도로 국민 질병인데, 심장 질환자가 당뇨가 있으면 사망률이 2배 이상 증가한다. 공복 시 혈당이 140mg/dL 이상이면 치료가 필요하다. 운동 부족은 바쁜 현대인의 공통 문제인데, 나쁜 작업 환경, 공기 오염 등의 환경에서 오랫동안 앉아 일을 하는 직업군에서 특히 심징 질환의 발병 위험이 높다. 이들은 특히 HDL-콜레스테롤이 낮은 경향을 보이는데 유산소 운동을 통해 HDL-C를 올려야 한다. 이 부분은 조만간 다음 연재 '운동과 리피드'에서 자세히 설명될 것이다. 비만은 체적률로 계산하여 30 이상을 비만, 25~29를 과체중, 18.5~24를 정상이라고 정의한다. 따라서 자신을 비만이라고 착각하는 사람은 실제로 과체중이거나 정상 체중인 경우가 많다. 비만은 고혈압, 당뇨, 운동 부족과 밀접하다. 특히 복부 비만(사과형 몸매)은 하체비만(호리병형 몸매)보다 더 위험한데, 허리에 축적되는 지방이 엉덩이나 허벅지에 축적되는 것보다 더 위험하다.

심장질환의 위험인자들

피할 수 있는 위험인자들

1. 높은 혈중 콜레스테롤 : 240 mg/dl 이상
   ⇒ 그 중에서도 LDL-cholesterol이 특히 위험함.
2. 흡연 : 심장 질환 위험도를 250% 증가
   ⇒ 심장질환사망율의 20% 차지
   ⇒ 혈관 내 면역염증 악화
3. 고혈압 : 미국 내 5천 만명이 고혈압환자
   ⇒ 이들이 대부분 심장질환 발병
   ⇒ 수축기 혈압 (높은숫자) 120, 이완기 80 mmHg 이하 유지가 바람직함.
   ⇒ 140/90 이상은 고혈압으로 진단
   ⇒ 혈압이 1 mmHg만 떨어져도 위험도는 2~3 % 감소
   ⇒ 높은 것을 낮추는 것이 더 중요
4. 당뇨 : 심장질환환자가 당뇨가 있으면 사망률 2배 증가
   ⇒ 그 중에서도 LDL-cholesterol이 특히 위험함.
5. 운동부족: 정상인이 주로 앉아서 생활하는 습관
6. 비만: 체적율 (body mass index, BMI) $\frac{\text{체중 (kg)}}{\text{키 (m)} \times \text{키 (m)}}$
   ⇒ 30 이상 비만, 25~29는 과체중, 18.5~24 정상.
   ⇒ 복부 비만(사과형, 남자형)이 하체비만(호리병 형, 여자형)보다 더 위험함.
   ⇒ 허리에 축적되는 지방이 엉덩이나 허벅지에 축적되는 것보다 더 위험함.
   ⇒ 고혈압, 당뇨, 운동부족, 고지혈증과 밀접 연관
7. 식사 섭취: 해로운 지방들은 심장질환을 악화시킴.
   ⇒ 포화지방산, trans-지방산 (마아가린, 버터 등), 고탄수화물, 콜레스테롤 등
8. 성격: 급하고, 버럭 소리지르는 성격은 2.5배 이상의 위험도
   ⇒ 우울증 환자는 심장 질환 사망률이 정상인에 비해 2.3배 이상 높음.
9. 스트레스

심장 질환을 부르는 식습관은 포화지방산, 트랜스지방산, 고탄수화물 등을 과도하게 섭취하는 것이다. 성격이 급하고, 버럭 소리 잘 지르는 사람은 2.5배 이상의 위험도를 가지고 있고, 우울증 환자는 심장 질환 사망률이 정상인에 비해 2.3배 이상 높다는 통계가 있다. 스트레스를 받지 않는 것도 중요한데, 심리적 요인에 대해서는 다음 장에서 더 자세히 알아보자.

질병관리본부 분석. 심장마비 12월 · 일요일 · 오전에 많이 발생

◇심정지 절반은 운동·근무 아닌 일상생활 중 발생 = 21일 질병관리본

부가 공개한 '병원 외 심정지 의무기록 조사 결과' 보고서에 따르면 2006~2010년 병원 밖 심정지 사례 9만7천291건을 분석한 결과 인구 10만 명당 심정지 발생률은 ▲2006년 39.3명 ▲2007년 39.7명 ▲2008년 41.4명 ▲2009년 44.4명 ▲2010년 44.8명으로 해마다 늘어나는 추세였다.

질병관리본부의 이 연구는 심정지 환자에 대한 소방방재청(119구급대)의 구급일지와 이송된 병원 의무기록을 바탕으로 이뤄졌다.

5년 평균 남성 환자의 비율(64.9%)이 여성(35.1%)을 웃돌았고, 65세 이상 노인이 절반(50.3%)을 차지했다. 전체의 47.3%는 16~64세, 2.3%는 15세 이하 연령층에서 나타났다. 월별로는 12월(9.5%)에 가장 많은 반면 6월(7.6%) 발생률이 가장 낮았다. 겨울과 봄에 상대적으로 심정지가 늘고, 여름과 가을에 줄어드는 경향을 보였다. 구급차 호출 시각을 기준으로 발생 시간대를 살펴보면 오전 6시~낮 12시 사이 심정지 사례의 34.5%가 몰려있었다.

요일별 발생률은 일(15.0%), 월(14.9%), 토(14.6%), 금(14.0%), 화·수·목(각 13.8%) 순이었다. 또 일반적 통념과 달리 심정지는 신체 움직임이 활발한 운동·레져(2.7%)나 스트레스와 관계있는 근무(5.1%) 상황보다 일상생활(47.8%) 중 갑자기 찾아오는 경우가 훨씬 더 많은 것으로 나타났다.

◇병원 밖 일반인 심폐소생술률 2.1%, 생존퇴원율 3%, 뇌기능회복률 0.9% = 심정지 발생 당시 주위 사람들이 이를 목격한 사례는 전체의 38.2% 정도였다. 그러나 목격한 경우라도 일반인이 응급조치로서 심폐소생술을 시행한 비율은 5년 평균 2.1%에 불과했다.

연도별 심폐소생술률이 ▲2006년 1.0% ▲2007년 1.7% ▲2008년 1.8% ▲2009년 2.6% ▲2010년 3.1% 등으로 계속 높아지고는 있지만 미국(33.3%), 일본(34.8%)와 비교하면 2010년 기준으로도 여전히 10분의 1이하 수준이라고 질병관리본부는 지적했다.

병원을 찾은 심정지 환자의 심전도 결과, 대다수인 77.9%가 제세동(심장박동을 정상으로 돌리는 조치)이 불가능한 상태였고 심실세동 등 소생 가능한 리듬이 확인된 경우는 3%뿐이었다. 심정지 환자가 병원에 도착했을 때 심실세동(소생 가능 리듬)을 보이는 비율은 북미·유럽·일본이 20~25%, 대만이 6~11%로 우리나라보다 훨씬 높은데, 이 같은 차이 역시 병원 밖 심폐소생술이 거의 이뤄지지 않는 탓이라는 분석이다.

결과적으로 심정지 환자의 병원 도착 시점 생존율은 9.4%, 살아서 퇴원한 경우는 3.0%에 불과했다. 목숨을 구했더라도 뇌기능까지 회복된 경우는 0.9%밖에 없었다. 이는 미국(11.4%), 스웨덴(14.0%), 노르웨이(13.0%) 등 해외 심정지 환자의 생존 퇴원율과 비교해 턱없이 낮은 수준이다. 심정지의 74.3%가 심장 이상 때문이었고, 나머지는 외상·질식·익사·화상·전기감전 등 비(非)심인성 심정지였다.

구급대가 신고를 받은 뒤 4분 안에 반응하는 비율은 2006년 12.3%에서 2010년 8.9%로 오히려 떨어졌고, 병원까지 이송시간 역시 8분 내에 도착하는 경우가 2006년 1.3%에서 2010년 0.7%로 줄었다. 이는 교통 체증이나 고층 건물 증가 등 사회적 요인과 관계가 있는 것으로 추정됐다.

질병관리본부 질병예방센터에서 "일반인이 심정지를 목격하고 심폐소생술을 시행하는 비율이 5년 평균 2% 뿐"이라는 통계가 있으므로 심폐소생술 교육을 전 국민으로 확대하는 것이 필요하다.

16.
심혈관질환의 예방과 치료 : 심장에는 우울한 마음이 있다.
동맥경화 억제자 HDL

심리적 요인과 심장질환의 발생은 매우 밀접한 관계를 가지는데, 특히 남자는 성냄, 여자는 우울증을 조심해야 한다. 화를 잘 내는 사람이 심장 발작을 일으킬 확률이 3배 높다는 보고가 있고, 심장 질환 사망률 1위인 미국에서 심장 발작이 가장 흔할 때가, 월요일 오전 등 업무 스트레스가 가장 심할 때와 흐린 날 공휴일(혼자 있다는 외로움에 의한 우울이 가장 심할 때)이라는 통계가 있다. 심장 질환에 가장 해로운 감정은 화냄, 적개심, 절망, 좌절, 우울 등이다. 따라서 자신의 성격을 파악하고 대처하는 것이 중요하다.

특히 스트레스는 심장질환 및 중풍의 강한 위험인자이다. 1994년 1월 캘리포니아 지진 때, 지진 발생 당일에 심장 질환 사망자가 24명으로 급증하였는데, 지진 이전에는 하루 평균 5명이었고, 지진이 끝난 후에는 2.7 명이었다고 한다. 지진 후 평균 사망자 수가 감소한 것은 평소 심혈관질환 위험이 있던 환자들이 지진 첫날 대부분 사망하였기 때문으로 해석된다. 놀라거나 화나는 스트레스에 의해 아드레날린, 코티솔 등이 증가하여 혈압과 혈류량이 갑자기 상승하여 약해진 혈관이 견디지 못하고, 환자의 동맥병변이 불안정해져 화산이 폭발하듯이 병변이 터지면, 병변이 파열(rupture) 된다고 하는데, 혈액이 응고되듯이 소위 피떡이 생겨 혈관이 꽉 막히게 되는 것이다.

심리적요인과 심장질환

나의 심장성격은?

화, 성냄 진단

(전혀 아님= 1점, 가끔=2점, 자주=3점, 거의 항상=4점)

- 나는 성미가 급하다. ☐
- 나는 성격이 불 같다. ☐
- 나는 쉽게 열을 받는다. ☐
- 다른 사람의 실수 등으로 내가 방해 받거나 느려질 때 못 참고 화낸다. ☐
- 내가 한 일이 다른 사람에게 인정 못 받을 때 신경질 난다. ☐
- 평상시에도 격노할 때가 있다. ☐
- 성나면 막말해 버린다. ☐
- 다른 사람 앞에서 비난 받을 때 분노한다. ☐
- 좌절할 때 남을 때리고 싶다. ☐
- 난 잘했는데 평가가 만족스럽지 않으면 화가 난다. ☐

총 점 : ( )

진단 : 22-40=성잘냄, 15-21=조금, 평균, 10-14=온순

나의 심장성격은?

우울증 진단

☐ 1. 지금 슬프거나 신경과민이다.
☐ 2. 예전에 좋아했던 활동이 지금은 흥미 없다.
☐ 3. 예전보다 더 많이 먹어서 체중이 늘었거나, 더 적게 먹어 체중이 줄었다.
☐ 4. 예전보다 잠을 더 자거나, 덜 잔다.
☐ 5. 거의 늘 힘이 없고 매우 피곤하다.
☐ 6. 불안해서 앉아 있을 수 가 없다.
☐ 7. 내가 죄책감이 들고, 쓸모 없는 존재 같다.
☐ 8. 집중하기 힘들고 무슨 결정 내리기 힘들다.
☐ 9. 죽음,자살에 관한 생각이 맴돌고, 자살계획이 있거나 실행에 옮긴 적 있다.
☐ 10. 최근에 아무 희망이 없다.
☐ 11. (기혼자인데도) 성생활에 관심을 잃었다.
☐ 12. 두통이 자주 있고, 소화 잘 안되고, 약한 통증 등으로 몸 전체가 안 편하다.

진단 : 1, 2 중의 하나를 포함하여 5개 이상 체크되면 우울증 심각,
그 이하는 약한 우울증 증세

대표적 음식의 콜레스테롤 함량			
종류		콜레스테롤(mg)	지방 (fat) (g)
치즈 (체다)		30	9
계란		220	5
더블버그		150	35
치킨		93	16
닭의 간		631	15
대합조개		29	0.7
대게		35	0.5
왕새우		130	0.6
육류 부위	뇌	2000~2500	10~16
	심장	193	5.6
	콩팥	387	3.4
	간	389	4.9
	위	95	4

콜레스테롤과 중성지방이 동시에 많은 음식을 특히 조심.

심장 질환에 제일 나쁜 상황은 스트레스 많이 받거나 화를 많이 낸 날, 저녁에 기름지게 실컷 먹는 것이다. 심장병으로 직결된다. 심장에도 자기의 마음이 있다.

스트레스 받은 날 기름진 음식을 폭식하는 것은 최악의 상황으로 갈 수 있는데, 콜레스테롤과 중성지방이 동시에 많은 음식은 흡수율이 높기 때문에 피해야 한다. 대부분의 인스턴트식품들은 콜레스테롤, 중성지방, 탄수화물이 모두 높아 특히 위험하다. 표에서 보는 바와 같이 육류의 머리, 내장은 특히 콜레스테롤과 중성지방이 동시에 높은데, 우리나라 음식 중에 소머리국밥, 돼지국밥 등이 해당하므로 환자들은 피하는 것이 좋다.

콜레스테롤의 두 얼굴

산화의 원인

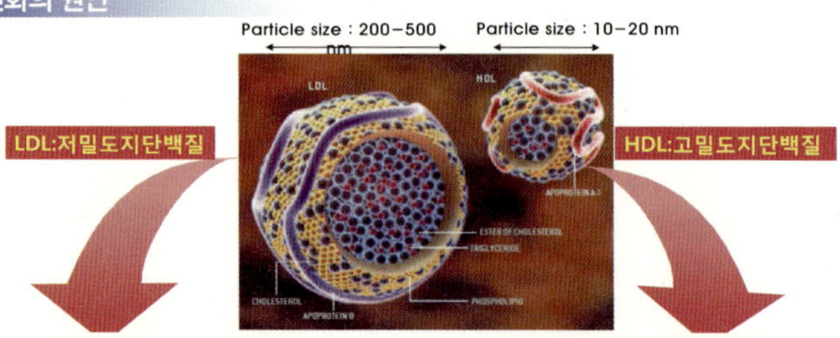

- 피속의 콜레스테롤 중 60~70%를 수송
- 주변 조직으로 수송
- 동맥경화의 주범
- 너무 많아지면 콜레스테롤을 동맥벽에 축적시켜 혈관이 막히게 함.
- 나쁜 콜레스테롤 운반체.
- 입자가 큼.

- LDL과 반대 작용
- 피 속의 나쁜 콜레스테롤을 제거
- 동맥경화의 위험을 낮춤.
- 좋은 콜레스테롤 운반체
- 입자가 작음.

심장질환의 발병 빈도에 중요한 영향을 주는 원인으로, 혈액 속에는 동맥경화 억제자인 HDL을 들 수 있다. HDL-콜레스테롤 수치는 동맥경화 발생 빈도에 반비례하고, 피 속에서 LDL의 산화를 막고 염증을 억제한다. 그런데 바이러스, 세균감염이나, 흡연, 당뇨/당화 등에 의한 염증에 의해 HDL의 좋은 기능이 훼손 되면 심장 발작이 빨라진다. 따라서 적절한 운동과 항산화제 불포화지방산(오메가-3)의 섭취를 통해 HDL의 기능을 개선하여야 한다.

17.
관상동맥 질환 치료제로 사용되는 약물과 치료 방법들

사실 관상동맥 질환의 치료에는 건강한 식단과 적절한 운동, 적절한 약물 처방이 가장 우선적인 치료이다. 협심증을 감소시키고, 협심증 진행 시 나타나는 극심한 흉통을 감소시키는 약물들은 혈압을 낮추거나, 혈전의 형성을 막는 작용을 한다. 종류별로 살펴보면 다음과 같다.

1. 베타-차단제(Beta-blocker)

고혈압을 조절하고 혈류 조절에 도움을 주는 약물이며, 운동 시 나타나는 흉통의 조절에 도움이 된다. 여러 종류가 시판되고 있지만 대부분 아드레날린을 억제하는 작용을 한다. 아드레날린은 심장박동을 빠르게 증가시키므로 관상동맥 질환자에게 위험할 수 있다. 그러나 천식, 당뇨, 심부전이 있는 환자는 베타차단제의 복용을 조심해야한다. 부작용으로 위의 동반질환을 악화시킬 수 있기 때문이다.

2. 니트로글리세린 (Nitroglycerin)

니트로글리세린과 같은 Nitrate 화합물들은 혈관 근육의 이완을 도와 혈관 벽을 느슨하게 하여, 심장혈관의 빈혈을 막아준다. 관상동맥 질환은 혈관이 경직되고, 혈관 벽이 딱딱해지고, 내강이 좁아져서 혈류가 막히는 빈혈 때문에 심근세포가 죽게 되는 응급상황을 만든다. 이때 니트로글리세린을 복용하면 혈관 확장이 일어나 당장의 긴급한 순간을 모면할 수 있다. 그러나 이 효과는 오래 지속되지 않으므로, 위기를 넘겼다고 안도하지 말고 즉시 병원에 가야한다. 니트로글리세린 제형은, 알약, 스프레이, 피부 패취, 연고 등 여러 가지로 판매된다.

3. 안지오텐신 전환효소 저해제(Angiotensin converting enzyme inhibitors)

이름이 길어서 ACE 저해제라고 흔히 부르는데, 이 약물들은 혈압을 낮추기 위해 혈관을 확장시키는 작용을 한다. 심부전 환자에게 사용되기 시작하였다가 단기적인 효과가 우수하여 지금은 관상동맥 질환의 응급조치에도 사용되고 있다.

4. 칼슘채널 차단제

칼슘채널을 차단하면 혈압조절과 혈관 확장에 도움이 된다. 이는 베타-차단제와 유사한 작용기작이다. 차이점은 심장 발작이 진행 중인 관상동맥 질환 환자에게는 효과가 없다는 것이다. 그러나 베타-차단제나 니트로글리세린으로 효과를 보지 못하는 환자, 특히 관상동맥내강의 기능적 협착이 생긴 관상동맥연축(coronary spasm) 환자에게 사용할 수 있다.

5. 아스피린(Aspirin)

백 년이 넘게 사용되어 온 친근하고 흔한 약인 아스피린이 심근경색 환자의 목숨을 살리는데 기여한다는 것이 알려진 것은 불과 20년 이내이다. 아스피린은 혈소판의 작용을 방해하여 혈액응고를 막는다. 심혈관 질환 사망자의 대부분이 혈류 내에서 동맥병변이 터지게 되면 그것에 대한 방어를 위해 혈액응고가 빨리 진행되는데, 그때 형성되는 피딱지 때문에 혈관이 완전히 막혀 죽게 된다. 원래 혈액응고란 사람이 상처를 입으면 출혈과다를 막기 위해 일어나는 자연스런 방어 작용이고, 혈액응고가 제때 되지 않으면 혈우병이 된다. 그런데 피부 밖의 외상에 의한 혈액 응고는 필요하지만, 혈관 안에서 일어나는 혈액응고는 오히려 관상동맥질환을 악화시킨다. 이럴 때, 아스피린을 먹으면 효과를 볼 수 있다.

그렇다고 아스피린을 과신하여 남용, 과용하는 것은 금물이다. 아스피린을 상시 복용한 중풍 환자들에게서 뇌출혈이 발생하였고, 일반인이 몇 년간 장기간 복용하였을 때 위장, 소장에서 출혈이 발생하였다는 많은 보고가 있었다. 장기적이고 상시적인 위장관 출혈은 심심치 않게 위암, 대장암 등으로 발전하니 각별히 조심해야 한다.

그렇다면 예방 차원에서 어떤 정도의 심혈관 질환 위험이 있는 사람이 아스피린을 복용해야 하는 것인가? 미국질병관리본부에서 연구하여 발표한 바에 다르면 '6% 규칙'을 따르는 것이 좋다. 6%란 앞으로 십년간 관상동맥 질환 발생 위험도가 6%가 넘는 사람만이 아스피린을 처방받는 것이 좋다는 것을 의미한다. 아스피린은 절대로 영양제가 아니다.

6. Plavix(clofidogrel)

Plavix는 최근에 허가된 약물로 혈소판의 응집을 저해하며, 아스피린과 유사한 작용기작이다. 이미 관상동맥 질환이 상당히 진행된 사람에게 효과를 볼 수 있는 장점이 있는 반면, 출혈이 너무 과다하다는 부작용도 있다. 특히 뇌출혈이 과도해 심장 질환자가 중풍까지 얻게 되는 경우가 있다. 가끔, 피부반점이나 설사가 동반되기도 한다. 아스피린과 비교하여, 위장관 출혈은 일으키지 않으므로 아스피린보다 좋다는 보고가 있지만, 가격이 비싸므로 아직 널리 사용되지 못하는 단점이 있다.

7. 호르몬 대체치료

여성들은 폐경 이전에는 심혈관질환 위험이 남성보다 낮지만, 폐경 이후에는 위험도가 급증하여 남성과 동등해진다. 따라서 최근까지도 호르몬 대체 치료는 폐경기 이후의 여성들에게 폐경 이후의 증상 완화와 심혈관 질환 발병 위험을 낮추기 위해 에스트로겐을 투여하는 것으로 이루어져 왔다. 그러나 최근의 여러 연구들은 호르몬 대체 치료가 심혈관 질환의 위험을 전혀 낮추지 못할 뿐더러 다른 부작용(유방암 증가 등)만 일으키는 것으로 보고되고 있다. 따라서 미국 심장학회에서는 폐경후유증을 완화하는 목적이 아니라, 고지혈증 치료 혹은 심혈관 질환의 위험을 낮추기 위한 목적이면, 호르몬 대체 요법을 권장하지 않고 있다. 특히 심장 발작이 주로 일어나는 60, 70대의 여성들은 폐경이 된 지 수년 이상의 시간이 경과된 경우가 많은데, 이때의 호르몬 치료는 아무런 효과가 없다.

8. 선택적 에스트로겐 수용체 조절제

비교적 최근에 개발된 약물로 '디자이너 에스트로겐' 이라고 불리는 이것은 에스트로겐과 유사한 작용을 하며, 혈청 리피드에도 영향을 주는데, 유방암의 발병 위험 증가는 없는 것으로 알려져 있다.

9. 콜레스테롤 농도 저하제

관상동맥 질환의 위험을 낮추기 위해서는 과도한 총 콜레스테롤의 농도와 LDL-콜레스테롤을 낮추고, HDL-콜레스테롤을 올려야 한다. 또 혈청중성지방의 농도도 낮추어야 한다. 지난 수십 년간 고지혈증 치료제는 총 콜레스테롤과 LDL-콜레스테롤을 낮추는 약물 개발에 집중해 왔으나, 한계를 깨닫고 21세기 이후에는, HDL-콜레스테롤을 증가시키는 약물 개발에 박차를 가하고 있다. 현재 사용되고 있는 고지혈증 치료제들을 종류별로 크게 나누면 아래 표와 같다.

관상동맥 질환의 예방과 치료-고지혈증 치료제

Category	compound (상표명)	작용기작	부작용
Resin 류	• Cholestyramine (cholybar) • Colespitol (colestid)	• 腸에서 담즙산과 결합하여 배설 촉진	• 복부팽창 불쾌감, • 담석형성 촉진, • 장내축적 우려
스타틴류 HMG-CoA reductase inhibitors	• Atorvastatin (Lipitor) • Lovastatin (Mevacor) • Pravastatin (Pravachol) • Simvastatin (Zocor)	• 콜레스테롤 생합성 차단 (LDL- cholesterol 감소, HDL- cholesterol 증가)	• 소화불량, 간효소의 혈중농도 증가, 피부 과민증, • 근육통, 근육질환, • 수면시간 단축
Fibric acid 및 유도체 류	• Gemfibrozil (Lobid) • Clofibrate (Atromid-S)	• lipoprotein lipase의 분비촉진, • VLDL 분해증가	• 복부불쾌감, 구토, 설사, • 인대 근육통 • 담석 형성, 저칼륨혈증
기타	• Nicotinic acid (Niacin)	• VLDL분비, • LDL 생성촉진	• 안면홍조, 피부질환, • 이뇨증 • 간, 췌장, 신장 기능 장애
	• Probucol (Lorelco)	• LDL산화 억제	

9-1. Resin 류

가장 먼저 사용되기 시작한 치료제였으며 작용기작은 담즙산과 결합시켜 배설하고자 하는 것으로 간단한 원리이다. 그러나 효과보다 부작용이 더 심하여 그다지 권장되지 않고 있다.

9-2. 스타틴 류

관상동맥 질환 치료제로, 가장 많이 사용되는 것은 스타틴들이다. 콜레스테롤의 생합성을 초기에 차단하는 작용으로 간에서 생산을 막아, 효과적으로 혈중 콜레스테롤을 낮출 수 있다. 심장 질환 사망률을 20~40% 감소하여 현재 전 세계에서 팔리는 모든 약품군 중에 매출 1위를 기록하고 있으며, 이는 휴대폰, 스마트폰 시장 매출보다 크다고 한다. 리피토르, 크레스터, 조코아, 프라바톨의 상표로 다양한 스타틴들이 팔리고 있다. 그러나 부작용으로 근육 분해에 의한 심각한 근육통 (Rhapdomyolysis)이 생길 수 있고, 간 기능, 신장 기능의 저하와, 졸림, 구토, 어지러움 등이 생길 수 있다고 보고되고 있다. 특히 기형아 유발 우려가 있으므로 가임 여성은 복용

금지되어 있다 (사실, 폐경이전의 젊은 여성은 심혈관질환 위험이 낮아 이 약을 처방 받을 가능성은 희박하지만).

1987년에 처음 출시되었기 때문에, 아직 30년 이상의 장기 복용에 대한 안전성 연구 결과는 없으므로 조기 복용, 장기 복용에 대해서는 신중해야 한다. 또한 모든 스타틴이 모든 사람에게 똑같이 적용되는 것은 아니므로 자기에게 맞는 스타틴을 찾아야 한다. 좋은 의사를 만나야 하는 이유가 여기에 있다.

9-3. 피브레이트(fibrate) 류

Fibrate 류는 콜레스테롤 수송단백질의 합성을 저해하고, 특히 중성지방이 높은 환자에게 효과가 크다(20~50% 감소). 그러나 LDL-콜레스테롤의 농도 감소에는 효과가 적고, HDL의 증가 효과는 있다. 로피드(gemfibrozil), 트리코아(fenofibrate) 등이 시판되고 있다. 부작용이 크지는 않은데 포만감, 속쓰림, 담낭염, 근육통 등을 유발할 수 있다.

9-4. 니아신(Niacin)

니아신(Niacin)은 비타민B의 일종인 nicotinic acid로 총 콜레스테롤의 25%를 감소시키고, 중성지방을 효과적으로 감소시키는 효과가 있어 1950년대부터 사용되었다. 그런데 피부의 반점, 얼굴 홍조, 화끈거림, 따끔거림을 유발하고, 당뇨, 간 기능 장애와 같은 부작용이 발생하면 사용을 금지해야 한다. 최근에는 홍조 부작용를 최소화하는 약물이 개발되었다고 보고되었지만, 사회생활이 곤란할 만큼 얼굴이 붉게 변하는 부작용 때문에 처방에 문제가 있어 왔다.

9-5. 에제티미베 (Ezetimibe)

Ezetimibe는 장에서 콜레스테롤이 흡수되는 것을 저해하므로, 총 콜레스테롤과 LDL-콜레스테롤을 감소시킬 수 있다. 스타틴으로 효과를 보지 못하는 환자에게 사용하지만 효율이 낮은 것이 문제이다. 콜레스테롤의 섭취가 많지 않은 환자에게는 별로 소용이 없기 때문이다.

9-6. 재조합 고밀도 지단백질. V156K-apoA-I, R173C-apoA-I

현재 선진국 제약회사에서 개발 중인 관상동맥 질환 치료제 중에 재조합 고밀도 지단백질(HDL)이 있다. HDL이 피 속의 동맥경화 억제자로서 좋은 역할을 한다는 것이 수많은 논문을 통해 밝혀졌다. 이미 형성된 동맥병변을 제거하는 약물은 아직 개발되지 않았고, 스타틴도 할 수 없는 치료

관상동맥 질환의 예방과 치료

새로운 치료제: HDL 신약

재조합 고밀도지단백질

- HDL은 피속의 동맥경화 억제자로서 좋은 역할
- 이미 형성된 동맥병변을 재조합 HDL은 제거 효과를 가지는 유일한 단백질 신약
- 2003년 임상2상에서 증명
- 전세계적으로 재조합고밀도지단백질을 만들기위해 개발중인 단백질
  - 미국 화이자사: R173C-apoA-I
  - 영남대 단백질센서연구소장 조경현 교수 : V156K-apoA-I
- 아포지단백질 A-I(apoA-I)의 아미노산 한 개가 치환된 돌연변이 단백질로 기능이 개선

- 최근 인슐린 분비를 촉진하고, 당뇨성 족부궤양을 치료할 수 있는 것으로 연구논문에서 증명
- 이렇게 개발한 고밀도지단백질은 2010년 미국 기업에 기술이전 되었고, 이제 몇 년 후면 미국 시장에 상용화 될 것으로 예상

동맥병변을 제거해 혈관 청소기로서 역할을 하여 수 많은 목숨을 살릴것으로 기대

환자의 HDL은 변형되어 질병 악화되므로
새로운 건강한 HDL을 투여하여 질병치료, 동맥병변 제거

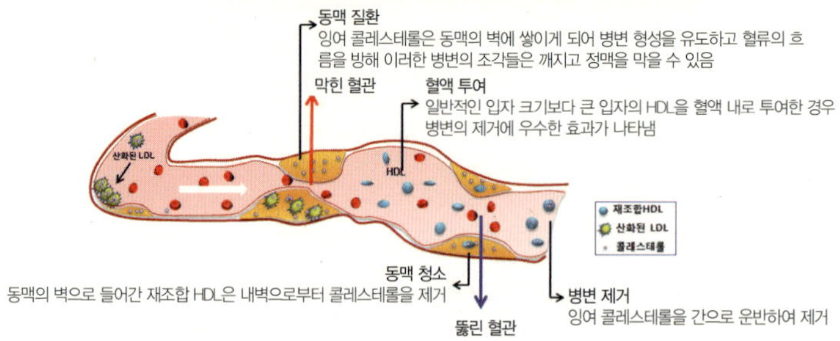

인데, 재조합 HDL은 동맥병변 제거 효과를 가지는 유일한 단백질 신약으로 2003년 임상2상에서 증명되었다. 전 세계적으로 재조합 고밀도 지단백질을 만들기 위해 개발 중인 단백질은 미국 화이자사가 개발한 R173C-apoA-I과 저자가 개발한 V156K-apoA-I이 있다. 이들은 아포지단백질 A-I(apoA-I)의 아미노산 한 개가 치환된 돌연변이 단백질로 기능이 개선되었다.

환자 피 속에 있는 HDL은 변형되어 대부분 동맥경화를 악화시키므로, 건강하고 기능이 강화된 HDL을 투여하여 동맥병변을 제거해야 한다. 최근에는 재조합 고밀도 지단백질이 인슐린 분비를 촉진하고, 당뇨성 족부궤양을 치료할 수 있는 것으로 저자의 연구논문에서 증명되었다. 저자가 개발한 고밀도 지단백질 변이체(V156K-rHDL)는 2010년 미국 기업에 기술 이전되었고, 이제 몇 년 후면 미국 시장에서 상용화 될 것으로 예상된다. 동맥병변을 제거해 혈관 청소기로서 역할을 하여 수많은 목숨을 살릴 것으로 기대한다. 우리나라의 제약회사도 한국 시장을 위해 재조합 고밀도 지단백질을 개발해주기를 기대한다.

□ 당뇨/당뇨합병증 치료제로서 고밀도지단백질 개발

저자가 연구 책임자로 진행한 연구에서, 당뇨 및 당뇨 합병증을 억제하기 위하여 새로운 고밀도 지단백질(high-density lipoproteins, HDL)을 치

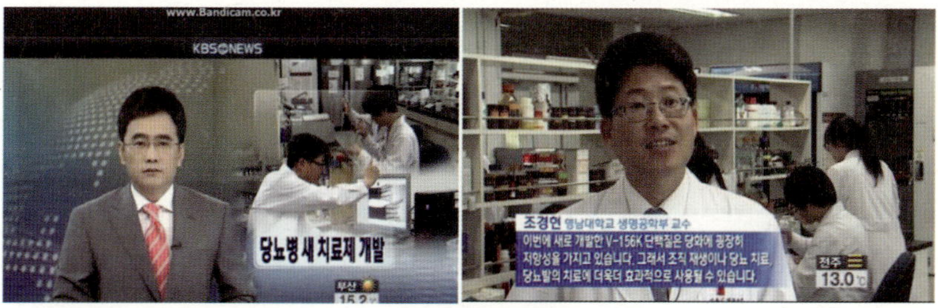
www.Bandicam.co.kr
KBS NEWS
당뇨병 새 치료제 개발
조경현 영남대학교 생명공학부 교수
이번에 새로 개발한 V-156K 단백질은 당화에 굉장히
저항성을 가지고 있습니다. 그래서 조직 재생이나 당뇨 치료,
당뇨발의 치료에 더욱더 효과적으로 사용될 수 있습니다.
진주
13.0℃

2012년 5월: 당뇨 및 당뇨합병증 손상된 조직의 재생에 관한 논문 발표:
새로운 당뇨병 치료제 개발 – KBS 뉴스12, KBS 뉴스광장 – 2012-05-18

료제로 개발하였다. 고밀도 지단백질을 구성하는 주된 단백질인 아포지단백질 A-I(apoA-I)의 156번 위치 아미노산이 치환된 아포지단백질 변이체 V156K를 포함하는 고밀도 지단백질은 당뇨 합병증의 주범인 최종당화산물(Advanced Glycation End-products, AGE)의 형성 억제, 인슐린 분비 촉진, 항산화력 증가, 염증 억제 능력 우수할 뿐만 아니라, 특히 조직의 보호 또는 재생력이 우수하여 당뇨병, 당뇨 합병증, 노화 관련 질환의 예방 또는 치료에 효과적이다. 이 HDL 신약은 약품, 건강식품, 화장품 조성물 등으로 활용 가능하다.

우리나라에서도 심각하지만 미국, 유럽 등의 선진국에서도 당뇨와 그 합병증은 심각하고, 사회 경제적 비용이 막대하다. 벌써 몇 해 전의 통계이기는 하지만 당뇨는 미국에서 6번째의 사망 원인이며, 매년 20만 명 이상이 당뇨 합병증에 의해 사망한다. 미국 인구 중에 2천 5백만 명 이상이 당뇨 환자이며, 그 중에 약 7백만 명은 자기가 당뇨 환자인 줄도 모른다고 한다. 그래서 당뇨 합병증은 더 소리 없이 진행되고 늦게 발견되어 치료 시기를 놓칠 때가 많다. 그중에서도 당뇨발은 당뇨성 망막변성증과 함께, 가장 흔하고 무서운 합병증인데, 이로 인한 사회적 부담이 얼마나 큰지 알 수 있다. 저자가 미국 캘리포니아주립대샌디에고(UCSD)에서 방문 교수로 연구할 당시에, 샌디에고 시내버스에 있던 당뇨발 환자를 모집한다는 내용의 광고를 보았다. 의사로부터 무료 진찰과 치료를 받을 수 있고 임상 참여 기간 동안 시간과 이동 비용에 대한 보상도 해준다는 내용의 광고였다. 새로 개발된 당뇨 치료 신제품에 대한 치료 효과를 연구하기 위해 환자를 모집한다는 광고를 아직 우리나라에서는 보지 못한 것 같은데, 우리나라도 곧 그렇게 될 가능성도 크다고 하겠다.

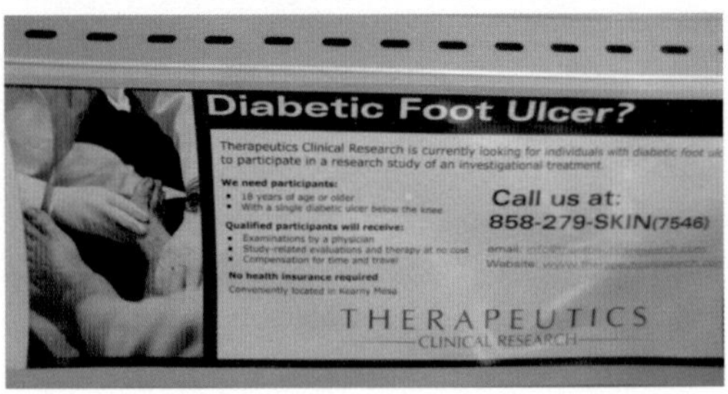

● HDL 을 이용한 당뇨치료

새로운 단백질을 이용해 현대인의 만성질환인 당뇨병과 당뇨 합병증을 효과적으로 억제하는 치료제가 저자의 연구에 의해 개발되어 보도된 적이 있다. 아래는 당시의 보도자료 내용이다.

○ 영남대 조경현 교수(44세)가 주도한 이번 연구는 교육과학기술부(장관 이주호)와 한국연구재단(이사장 이승종)이 추진하는 중견연구자지원사업(핵심연구)과 일반연구자지원사업의 지원으로 수행되었고, 노화억제 및 조직재생 분야의 권위 있는 학술지인 'Rejuvenation Research'지 4월 24일자 온라인으로 게재되었다. (논문명 : A Point Mutant of Apolipoprotein A-I(V156K) Showed Enhancement of Cellular Insulin Secretion and Potent Activity of Facultative Regeneration in Zebrafish)

□ 우리나라 성인의 주요 만성질환이면서 노화와 밀접한 당뇨병은 당뇨 그 자체보다도 합병증이 더욱 위험하다. 따라서 당뇨병 치료에 가장 큰 목표는 당뇨성 합병증의 유발이나 진행을 억제하는데 있다.

○ 당뇨성 합병증은 당뇨병이 오래 지속되어 나타나는 현상으로, 보통 몇 년이 지나면 체내 거의 모든 기관이 손상되어 각종 감염에 매우 민감해지며 △당뇨성 창상 △당뇨성 신증 △당뇨성 백내장 △당뇨성 신경병증 등이 나타난다. 결과적으로 당뇨성 합병증은 몸 전체의 노화를 촉진하여 심각한 삶의 질 저하를 야기해 죽음에 이르게 하는 무서운 질환이다.

○ 구체적으로 살펴보면, 만성 당뇨성 신증은 말기 신부전의 가장 중요한 원인이고, 당뇨성 백내장은 실명을 초래하며, '당뇨발'로도 불리는 당뇨성 족부궤양은 하지절단의 원인이 되어 전 세계에서 지금도 30초에 1명은 하지절단 수술을 받는 등 당뇨합병증의 폐해는 무섭고 심각하다.

□ 조경현 교수 연구팀은 새로운 고밀도지단백질(V156K-HDL*)을 재조합하여 당뇨병과 당뇨합병증을 효과적으로 억제하는 치료제 개발에 성공하였다.

※ HDL(High-Density Lipoprotein) : 혈액에 존재하는 우리 건강에 매우 유익한 단백질로, 세포조직에 있는 잉여 콜레스테롤을 간으로 운반하고, 동맥벽의 노폐물을 체외로 배설하는 '혈관청소기'역할을 하면서, 강력한 항산화, 항염증 활성으로 만성질환과 노화를 억제함

○ 조 교수팀은 혈액 속의 주요 단백질(아포지단백질)의 변이체*를 포함한 새로운 HDL을 재조합하여 당뇨합병증의 주범인 △최종당화산물(AGE)**의 형성 억제 △췌장세포의 인슐린 분비 촉진 △항산화력 증가로 인한 저밀도지단백질(LDL) 산화 억제 △염증 억제 등 효능이 탁월할 뿐만 아니라 손상된 조직의 보호와 재생력도 우수하여 당뇨병과 당뇨합병증뿐만 아니라 노화와 관련된 질환의 예방과 치료에 효과적임을 동물(제브라피쉬)실험으로 검증하였다.

※ 아포지단백질 변이체(V156K-apoA-I) : 아포지단백질의 156번째 위치한 아미노산인 발린(valine)이 라이신(Lysine)으로 치환된 아포지단백질 A-I
※ AGE(Advanced Glycation End-products) : 체내에서 탄수화물 등이 처리되는 과정에서 생성되는 부산물로, 활성산소와 유사하게 피부의 노화도 촉진함

○ 당뇨합병증 중에서도 당뇨발을 치료하기 위해서는 손상된 조직 재생 촉진이 필수적인데, 연구팀은 척추동물인 제브라피쉬의 꼬리지느러미 일부를 잘라낸 후 다양한 HDL을 투여한 결과, 기존(WT-HDL)에 비해 5배 이상 재생효과가 뛰어남을 확인하였다.

○ 특히 당화(糖化)된 WT-HDL는 꼬리지느러미의 재생을 촉진하기보다 오히려 더 심각한 손상을 일으켰지만, 연구팀이 재조합한 단백질(V156K-HDL)은 당화에 매우 저항적이며, 당화된 후에도 조직재생의 효과가 나타났다.

○ 당뇨환자에게 WT-HDL이 투여되면 환자들의 높은 혈당 때문에 투여된 치료 단백질의 당화가 혈액 내에서 일어나 치료효과를 거두기 어렵지만, V156K-HDL은 당화에 저항하여 치료효과를 극대화할 수 있어 인슐린 분비와 손상된 조직의 재생을 촉진하여, 궁극적으로 당뇨와 당뇨합병증을 효과적으로 치료할 수 있다.

□ 조경현 교수는 "이번 연구성과는 우리나라 2대 질병인 당뇨병 및 당뇨합병증뿐만 아니라 노화와 관련된 질병을 괴사 등의 부작용 없이 효과적으로 억제하는 치료제를 개발한 것으로, 의약품뿐만 아니라 건강식품과

피부 노화 방지 화장품 조성물 등 실생활에 다양하게 활용될 수 있을 것으로 기대된다"고 연구의의를 밝혔다.

용 어 설 명

1. 지단백질

○ 혈청에는 많은 단백질이 존재하여 우리의 건강유지에 중요한 역할을 하는데, 그 중에 지단백질(lipoprotein)이 있다. 지단백질은 다시 밀도와 크기에 따라 크게 저밀도 지단백질(low-density lipoprotein, LDL)과 고밀도 지단백질(high-density lipoprotein, HDL)로 나뉜다.

1-1. HDL(high-density lipoprotein)

○ 정상적인 HDL은 매우 유익한 단백질로 항산화, 항염증, 항감염 활성 등의 좋은 기능이 많다. HDL은 주변세포에서 사용하고 남은 콜레스테롤을 수거하여 간세포로 되돌려 담즙산으로 분해하여 배설하는 역할과 혈관벽에 쌓인 동맥병변 노폐물을 제거하는 "혈관 청소기" 역할을 한다. 최근에는 재조합된 HDL을 동맥병변 제거 및 동맥경화 치료제로 개발하려는 연구 결과가 선진국 제약회사를 중심으로 활발히 발표되고 있다.

1-2. LDL(Low-density lipoprotein)

○ 혈액 내에서 약 75%의 콜레스테롤은 LDL에 의해 수송되는데, LDL은 영양이 필요한 주변세포로 이들을 수송해 주는 역할을 한다. 따라서 LDL은 원래 나쁜 것이 아니다. 그러나 LDL은 혈중에서 산화에 더욱 민감하여 산화된 LDL(oxidized LDL, oxLDL)로 쉽게 변화한다. oxLDL이 동맥경화/당뇨의 주범이며, 건강에 해로운 것은 잘 알려져 있다. HDL은 LDL의 산화를 억제한다.

사 진 설 명

정상식이 + STZ(당뇨유발약물) + HDL투여

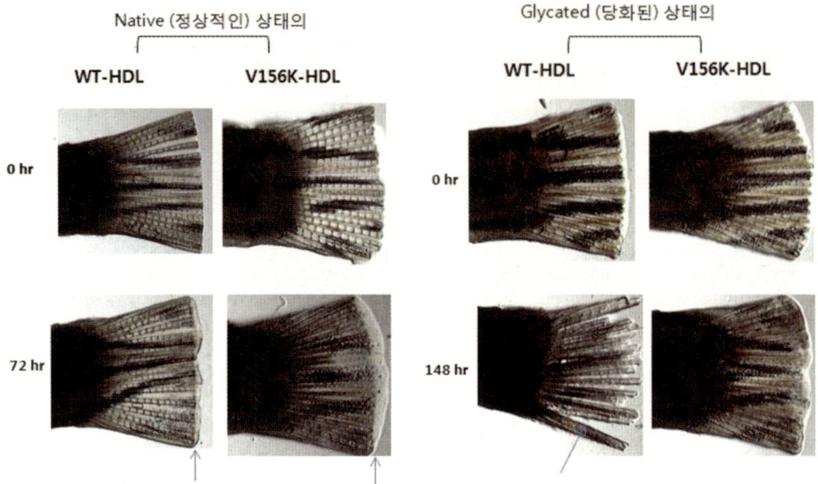

정상적인 HDL을 투여하면 조직재생 정상, V156K-HDL이 5배 이상 빠른 재생속도

당화된 WT-HDL을 투여하면 오히려 조직손상 유발, 갈라짐 현상

V156K-HDL은 당화되어도 조직손상 유발하지 않음

고지혈증 유발 식이 + STZ(당뇨유발약물) + HDL투여

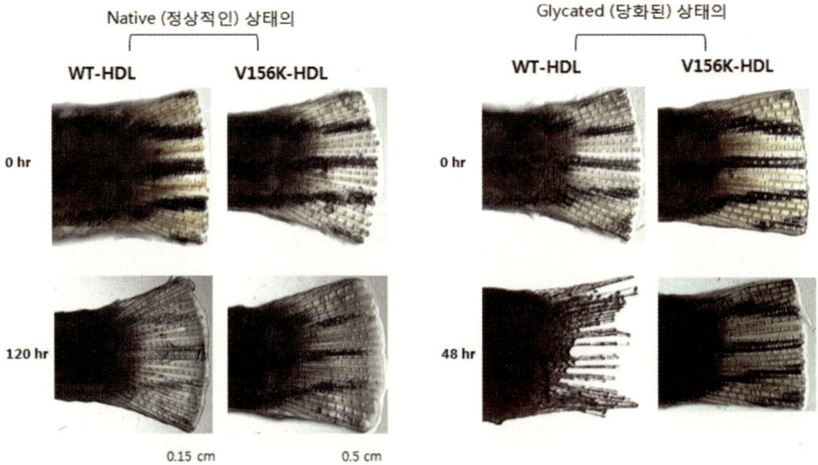

V156K-HDL이 세배 이상 빠른 재생속도

당화된 WT-HDL을 투여하면 오히려 조직손상이 더욱 악화, 조직 괴사

V156K-HDL은 당화되어도 조직손상 유발하지 않음

NRF 한국연구재단 National Research Foundation of Korea *e-알리미*

NRF메인 : NRF Webzine메인

논단 | 사업안내 | 연구자 광장 | 이달의 일정 | 포토뉴스 | 내 인생의 책과 영화

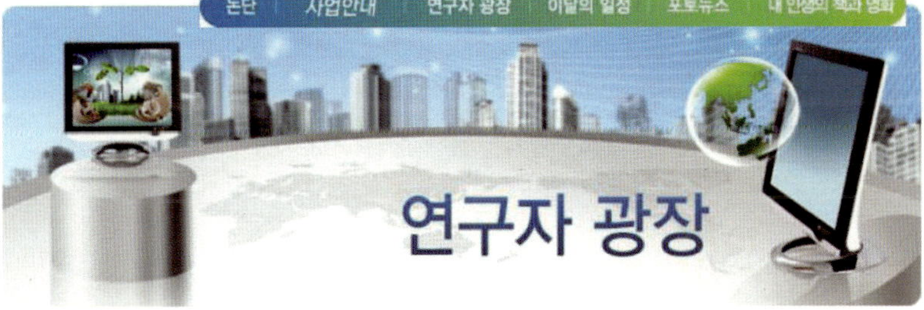

서울대학교 김수봉 교수팀	영남대학교 조경현 교수팀	서강대학교 강태욱 교수팀	한국과학기술원 김봉수 교수팀	포항공과대학교 차형준 교수팀	서울대학교 김진수 교수팀

> 신(新)단백질을 이용해 당뇨병과 당뇨합병증을 치료하다

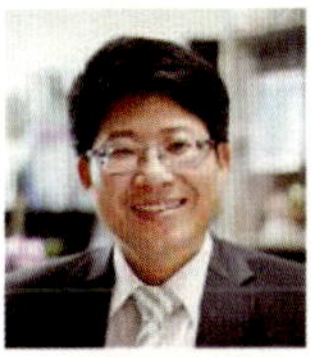

영남대학교 **조경현** 교수

새로운 단백질을 이용해 현대인의 만성질환인 당뇨병과 당뇨합병증을 효과적으로 억제하는 치료제가 국내 연구진에 의해 개발되었다. 영남대 조경현 교수가 주도한 이번 연구는 한국연구재단(이사장 이승종)과 교육과학기술부(장관 이주호)가 추진하는 중견연구자지원사업(핵심연구)과 일반연구자지원사업의 지원으로 수행되었고, 노화억제 및 조직재생 분야의 권위 있는 학술지인 'Rejuvenation Research'지 4월 24일자 온라인으로 게재되었다.

우리나라 성인의 주요 만성질환이면서 노화와 밀접한 당뇨병은 당뇨 그 자체보다도 합병증이 더욱 위험하다. 따라서 당뇨병 치료에 가장 큰 목표는 당뇨성 합병증의 유발이나 진행을 억제하는데 있다. 당뇨성 합병증은 당뇨병이 오래 지속되어 나타나는 현상으로, 보통 몇 년이 지나면 체내 거의 모든 기관이 손상되어 각종 감염에 매우 민감해지며 △당뇨성 창상 △당뇨성 신증 △당뇨성 백내장 △당뇨성 신경병증 등이 나타난다. 결과적으로 당뇨성 합병증은 몸 전체의 노화를 촉진하여 심각한 삶의 질 저하를 야기해 죽음에 이르게 하는 무서운 질환이다. 구체적

18.
두뇌 중독과 리피드 : 약물 중독, 알코올 중독, 니코틴 중독

두뇌 중독과 리피드는 매우 밀접한 관계를 가지는데, 앞서 본 바와 같이 우리 두뇌는 60%가 리피드로 이루어져 있기 때문이다. 리피드가 타겟이 되는 약물들은 마약류, 알코올, 니코틴 등이 있으며 특히 알코올이나 마취제는 신경세포막에 작용하여 효과를 나타낸다. 진통제, 마취제의 효과를 높이기 위해 세포막에 대한 친화도를 높이고자 하는 이유도 여기에 있다. 사람이나 동물이나 본능적으로 약물과 알코올에 중독될 수 있는데, 생쥐에게 술과 물을 동시에 주면 물을 먹지 않고 술만 찾는다는 보고가 있을 정도이다. 약물의 종류에는 마취와 안정을 위한 의료용도 있지만, 중독성이 있는 마약류도 있다. 마약류에는 중추신경 흥분제(카페인, 니코틴, 코카인, 암페타민 등)와 중추신경 억제제(아편계열, 몰핀, 헤로인, 진정제, 수면제, 술 등)가 있다. 흥분제는 중추신경계에 작용해서 활력을 과도하게 유발하는데 이 약물을 사용하면 수다스러워지고, 불면증에 걸리기 쉽다. 억제제는 호흡, 혈압, 심장박동과 같은 활동을 억제하여 흥분 작용을 일으킨다. 특히 식욕 억제나 다이어트에 효과가 있다는 제품들 중에 암페타민이 들어 있는 것들이 많은데 이것으로 인해 식욕은 줄지만 심각한 부작용 사례가 많으므로 조심해야 한다. 사람에게 식욕은 자연스러운 것인데, 술이나 약물로 흥분된 사람은 그것이 줄어든다. 그래서 알코올 중독자나 마약 중독자는 마른 사람이 많다. 결코 좋은 것이 아니다. 식욕과 체중 감소는 질병의 발생과 연관이 크다.

알코올과 마취제의 사용은 우리가 흔히 접하는 일이지만, 신기하게도 우리는 아직 술 취하는 원리, 마약과 마취제가 작용하여 중추신경계가 마비되는 원리에 대해 잘 모르며, 많이 연구되어 있지도 않다. 전신 마취제는 보통 올리브유에 잘 녹고 술은 물에 잘 녹는다. 같은 몸무게라면 여자가 남자보다 알코올 분해 능력이 약한데, 이유는 바로 남자가 체중에서 물의 함량이 평균 13% 정도 많기 때문이며, 알코올은 물에 녹으므로 물의 함량이 높아야 분해가 빠르기 때문이다. 재미있는 것은, 동일 체중의 남자와 여자 중에 누가 더 술을 잘 분해할까를 묻는 시험 문제를 틀리는 학생이 꽤 많다는 것이다. 분명히 저자는 위와 같은 이유로 남자가 술이 더 세다고 수업시간에 가르쳤건만, 막상 틀린 학생들의 변명은 자기 주변에는 술이 센 여학생이 많아 그런 답을 택했다고 하여 웃은 적이 있다. 책보다 현실인가 보다.

또한 콜레스테롤이 알코올을 세포막으로부터 제거하는 능력이 있어서 콜레스테롤이 많으면 술에 취하는 속도가 느려진다는 보고가 있다. 생쥐에게 장기간 알코올을 공급하면 알코올에 대한 내성이 생기고 뇌 신경조직에 콜레스테롤의 농도가 증가한다. 알코올은 막의 이온채널에서 음이온의 세포 내 통과를 촉진하여 신경 전달의 흥분을 일으키는데 만성적인 알코올의 존재는 빠른 흥분을 일으키지 않는다. 알코올 중독자가 술에 늦게 취하고 술을 많이 마셔야 하는 이유이다. 특히 알코올 중독자들은 공복에 음주하는 경향이 있는데, 공복의 음주가 더 해로운 이유는 식사 후의 음주보다 혈중 알코올이 3배 이상 급상승하여 과도한 흥분과 마비를 일으키기 때문이다. 보통 음주 후 2시간 째 혈중 알코올 농도는 최대가 되므로, 술 마시고 술을 깨기 위해서 라며 2~3시간 후에 운전하는 것은 최대치의 음주

측정 결과가 나오므로 주의해야한다. 보통은 혈중 알코올의 분해에 6시간 이상 걸린다. 따라서 새벽 2시까지 술마시고, 잠든 후 아침 6시에 깨서 운전하면, 음주단속측정에 단속될 수 있다.

흡연은 두뇌 중독으로서 니코틴에 반응하는 특정 수용체가 막에 존재하는 것으로 흡연이 오래 진행될수록 수용체 수가 늘어난다. 그래서 금연을 하다가도 담배 연기를 맡으면 강한 흡연 욕구를 일으키게 되어 금연에 실패하게 되는 것이다. 따라서 금연을 결심하고 진행 중인 사람은, 담배 연기가 있는 자리를 멀리해야 하고, 과거의 담배 친구들을 멀리해야 한다. 특히 술자리에서 이성적인 판단이 흐릿해질 때, 옆 사람의 담배 연기를 맡으면 자기도 모르게 잊었던 흡연 욕구가 생기는데, 바로 담배 연기에 의해 수용체가 활성화되기 때문이다. 그래서 금연은 정신 무장으로만 되는 일이 아니고, 과학적으로 이겨내야 한다.

특히 여성들의 경우 살을 빼기 위해 흡연하는 경우가 많다고 하는데, 흡연으로 인해 음식 섭취 욕구가 조금 줄어드는 것 이외에는 아무런 체중감량의 이유가 없다. 오히려 엄청나게 많은 체내 대사 불이익이 있다. 만성적인 흡연은 지방세포에서 중성지방 대사를 방해하며, 낮은 HDL-C 농도를 보이고, LDL의 산화를 촉진한다. 산화된 LDL은 동맥경화나 암 등의 근원으로 면역 염증을 증가시키고 산화 노화 스트레스를 유발한다. 또한 동

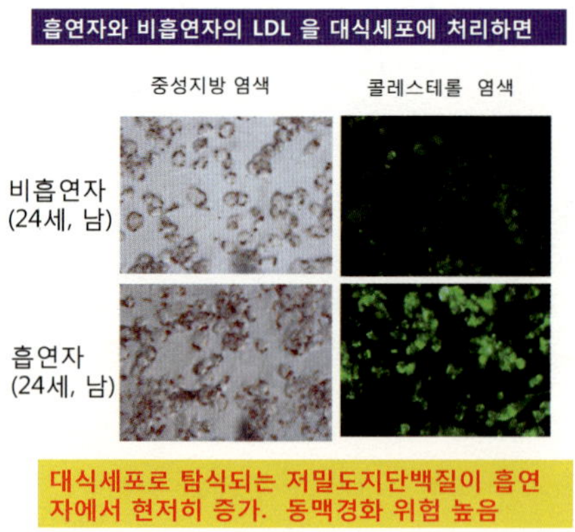

맥경화 억제자인 HDL의 기능도 급격히 쇠퇴하여 항산화 효소의 기능이 감소한다.

저자는 최근의 연구를 통해 24세의 젊은 흡연 학생들(하루 10개피, 3년 흡연)을 대상으로 지단백질 분획을 비교해본 결과, 같은 나이의 비흡연자에 비해 모든 지단백질에서 현저하게 산화와 당화가 많이 일어나 있고, HDL-콜레스테롤이 크게 감소하며, apoA-I 동맥경화 유발 위험이 높음을 알 수 있었다. 특히 아래 그림과 같이 대식세포로 탐식되는 저밀도 지단백질이 흡연자에게서 훨씬 더 증가 하였다. 이는 동맥경화와 같은 혈관 대사 질환의 위험이 증가함을 의미한다.

니코틴의 배설 경로는 아래와 같이 대사적 변화를 거쳐 Cotinine 등의 형태로 소변으로 배설되는 것으로 밝혀지고 있으나, 아직 17%의 니코틴이 어떤 경로에 의해서 배설되는지에 대해서는 모르고 있다.

니코틴의 분해와 배출

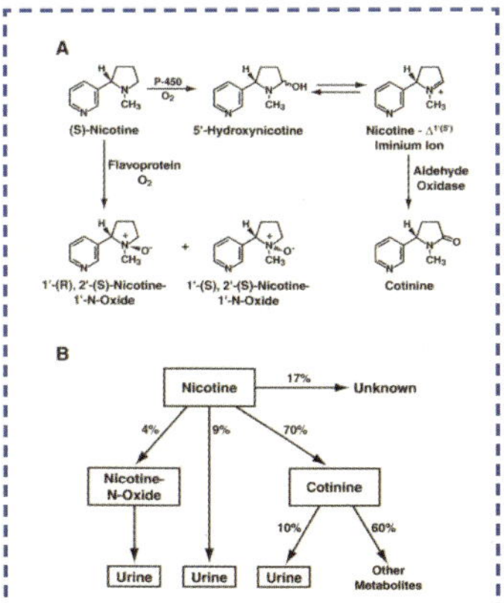

- 니코틴은 cytochrome P-450에 의해 Cotinine으로 분해,
- Flavoprotein에 의해 Nicotine-N-oxide 로 분해

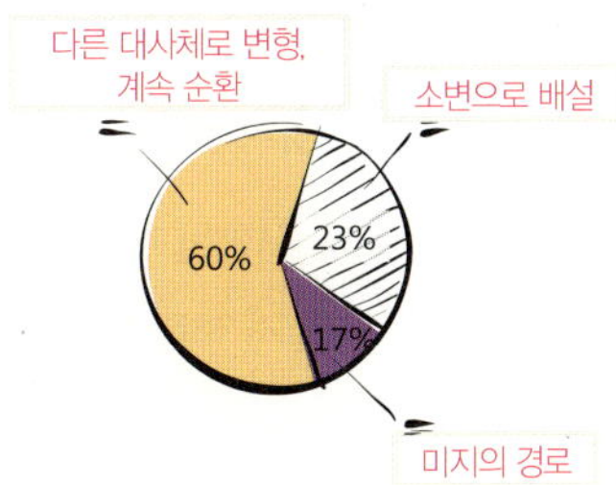

19.
비만과 리피드

비만의 정의부터 제대로 알자

사람들은 막연히 뚱뚱하면 비만하다고 생각한다. 그러나 뚱뚱하다는 것의 기준에 대해서는 상당히 주관적이어서, 정상 체중인데도 뚱뚱하다고 착각하거나, 체지방 특히 내장 지방이 증가했는데도 심각함을 깨닫지 못하는 경우도 상당히 있다.

비만이란 "체내에 저장되는 지방의 양이 증가한 상태" 이다. 우리 몸은 남는 에너지를 다양한 형태로 저장할 수 있는데, 1장에서 본 바와 같이 중성지방으로 저장하는 것이 체중 증가하는 면에서 가장 유리하다. 대부분의 저장 지방은 지방세포(adipocyte)에 중성지방의 형태로 저장된다. 비만을 다시 정의하면 지방 저장량이 분해량보다 많아 지방세포의 수가 증가한 열량 불균형 상태이다. 정상인은 지방세포에 10~15kg의 지방을 저장하는데, 이는 이론적으로 한 달 동안 굶어도 견딜 수 있는 양이다.

비만의 가장 큰 원인은 에너지 균형의 깨짐인데, 소비량보다 섭취량이 많아 일어난다. 즉 과식과 운동 부족 때문인데, 하루 식사량의 80%만 섭취하고, 간식, 야식, 과식을 금지해야한다. 하루에 남자는 2500~3000kcal, 여자는 2200~2500kcal 정도면 충분하다. 비만은 유전적 원인도 중요한데, 비만 아동의 60~80%가 한쪽 혹은 양쪽 부모가 비만하다는 보고가 있다. 중추 신경계에서 공복감과 포만감을 느끼는 호르몬의 조절도 비만의 발생과 치료에 매우 중요하다. 비만은 심리적/사회적 원인인 스트레스 해소를 위한 과식, 편식, 폭식 때문에 발생하기도 한다. 특히 청소년기에 감정의 미숙, 열등의식, 과잉보호, 학업성적에 대한 고민 등을 해소하기 위해 음식에 집착하는 경우가 많다.

비만의 진행은 다양한 인자에 의해 결정되는데, 다섯 가지의 주된 인자는 다음과 같다.

주된 인자	보조인자
1. 고에너지의 맛있는 음식 2. 앉아서 근무 3. 수면부족 4. 스트레스 과다 5. 정신질환증가	1. 후생학직 변이 2. 체내성분 변화 3. 생활습관 4. 환경공해 축적

2012년도 보고에 의하면, 미국 인구의 1/3이 비만 환자이며, 전 세계 인구에서 4억 명이 비만하다고 하는데, 재미있는 것은 2015년에는 비만 환자가 두 배로 증가할 것이라는 점이다. 아이러니하게도 비만 억제와 치료에 관한 연구에 관한 투자는 크게 늘어나고 있지만, 오히려 비만환자의 수는 더 크게 늘고 있다는 것이다.

자신의 비만정도를 파악하기 위해 비만도를 정확히 측정하는 것이 중요한데, 가장 일반적인 것이 체적율(BMI, body mass index)이다. 계산 공식은 BMI=체중(kg)/키(cm) x 키(cm)이다. BMI가 30 이상일 때만 비만으로 정의한다는 것을 잊지 말자. 25에서 29 정도는 과체중일 뿐이다. 18.5에서 24 사이가 정상이며, 18 이하에서는 사망률이 오히려 증가하고 평균 수명이 짧아진다. 두 번째 방법으로는 WHR(waist-hip circumference ratio)가 있다. 서양인들에게 남자는 1.0, 여자는 0.85가 경계치이다.

비만의 분류에도 여러 가지가 있지만, 부위에 따라 복부형과 주변형으

비만의 분류

원인에 따라

단순성 비만: 음식물의 섭취와 소비의 불균형으로 생기는데 조절성 비만이며 99%이상의 비만이 해당
증후성 비만 : 영양 분해 및 소비 경로의 장애로 인해 체지방이 축적되어 생기며, 대사성, 내분비성 비만으로 전체의 1% 에 해당

지방세포의 유형에 따라

선천성 비만: 세포 증식형으로 지방세포의 크기는 정상이나 지방세포의 수가 증가하여 비만이 된 경우이며 대부분 소아비만이 해당
후천성 비만: 세포 비대형으로 지방세포의 수는 정상이나 지방세포의 크기가 증가하여 비만이 된 경우이며, 성인비만이 여기에 해당

로 나누어진다. 복부형은 중앙형, 내장형, 사과형이라고도 불리며, 심장질환, 당뇨, 중풍의 위험이 높다. 주변형은 하체형, 둔부형이라고도 불리며 정맥류, 척추 질환의 위험이 높다.

비만 원인에 따라 분류하면 단순성 비만과 증후성 비만이 있다. 단순성 비만은 음식물의 섭취와 소비의 불균형으로 생기는데 조절성 비만이며 99%이상이 여기에 해당한다. 증후성 비만은 영양 분해 및 소비 경로의 장애로 인해 체지방이 축적되어 생기며, 대사성, 내분비성 비만으로 전체의 1%에 해당한다. 지방세포의 유형에 따라 분류하면 선천성 비만과 후천성 비만으로 나눌 수 있는데, 선천성 비만은 세포 증식형으로 지방세포의 크기는 정상이나 지방세포의 수가 증가하여 비만이 된 경우이며 대부분 소아비만이 해당한다. 후천성 비만은 세포 비대형으로 지방세포의 수는 정상이나 지방세포의 크기가 증가하여 비만이 된 경우이며, 성인비만이 여기에 해당한다.

흥미로운 점은, 비만 연구의 역사를 알기 위해 문헌을 조사해보면, 19세기 이전에는 비만에 관한 자료가 거의 발견되지 않는다. 19세기 이전 사람들은 비만에 관심이 없었음을 말해주는 것이고, 비만은 현대인의 질병임을 시사하는 것이다.

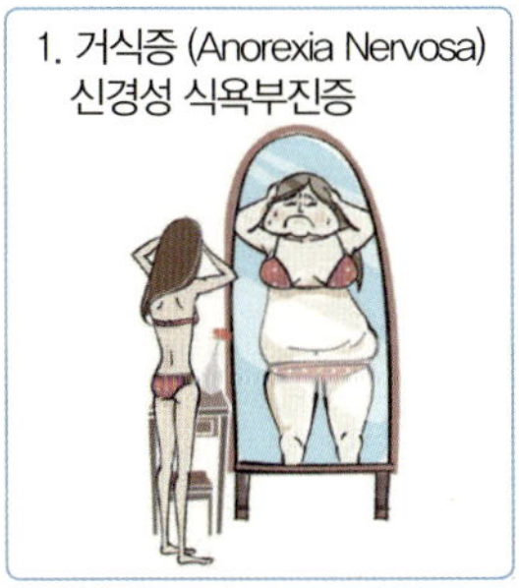

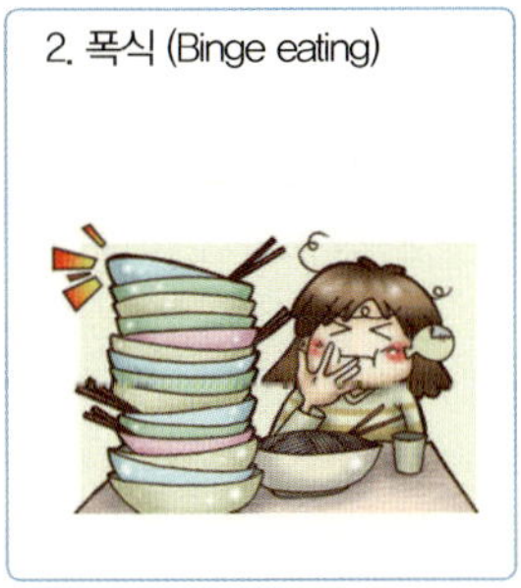

비만은 자체로도 생활에 불편을 주지만, 고혈압, 심혈관질환, 당뇨, 지방간, 관절염, 통풍, 코골이, 대장암, 유방암, 성기능 장애 등과도 연관되어 있다. BMI의 증가와 심장 위험도는 정비례 관계에 있다. 특히 복부비만이 하체비만보다 더 위험한데 허리에 축적되는 지방이 엉덩이나 허벅지에 축적되는 것보다 더 위험함을 의미한다.

비만은 정신건강과도 연관 있는데 섭식장애가 대표적이며 여기에는 거식증과 폭식증이 있다. 거식증은 신경성 식욕부진증이라고도 하며, 체중증가에 대한 두려움으로 음식 섭취를 과도하게 자제하는 것이다. 연령과 키에 비해 기대되는 체중보다 15%이상의 체중감소가 지속될 때 진단하는데, 특히 내성적, 모범적, 완벽주의적인 청소년과 여성에게 많다. 폭식은 비만과 함께 가장 흔하고 심각한 문제인데, 무엇을 얼마나 먹는지 모른 채 단기간 엄청난 양의 음식을 먹어치우는 이상 행동이다. 폭식은 주로 밤에, 혼자 있을 때, 집에 있을 때, 우울하거나 스트레스를 받을 때 자주 나타난다. 초반에는 이를 비밀로 하기 때문에 가족들도 모르고 지내는 경우가 많다. 체중감량 치료를 받는 환자의 1/3이 폭식을 경험하여 치료에 매우 어려움이 있다. 폭식을 하고나면 체중 증가에 대한 두려움으로 심한 자책을 하게 되며 스스로 구토를 하거나 이뇨제, 설사제 등의 약물을 사용하는 부적절한 보상행동을 하기도 한다. 이는 폭식 후에 체중이 증가되었을 것이란 불안감과 구토 등의 배출 행동으로 체중이 늘지 않았을 것이라고 안도하는 등의 심리적 기복이 심해지기 때문이다. 폭식은 먹고 토하기를 반복하는 유형과 폭식만 하는 유형으로 구분되는데 거식증과 다른 것은 정상 체중을 유지한다는 것이다. 그러나 자아강도가 약하고, 초자아가 느슨하여 충동 조절에 어려움을 나타내는 경우가 많아서, 자기 파괴적인 성관계나 약물남용을 보이는 경우가 많다. 거식증은 대인관계에서 위축되는 경향이 있으나, 폭식증은 타인으로부터 손상/처벌을 유발하는 경향을 보인다. 정신/심리학자들의 해석에 다르면 거식증은 먹기를 거부함으로써 사람에 대한 공격적인 감정을 통제하려는 의도인데, 폭식증은 폭식을 통해 사람들을 상징적으로 파괴하고 자기 속에 통합시키려고 한다는 것이다.

비만 빈도와 반비례하는 것이 있다. 바로 사회·경제적 지위인데 교육 정도와 소득이 높을수록 정상 체중이고, 교육수준이 낮고, 가난한 인구에서 비만하다는 것은 잘 알려져 있다. 가난이 비만을 악화시키는 대표적인 경우는 다음과 같은 미국 시나리오이다.

가난한 싱글맘은 영양에 대한 지식이 부족하고, 신선한 과일과 채소를 살 수 있는 돈이 부족하므로, 식구들의 저녁거리를 위해 저렴하고 고에너지 이면서 정제된 가공 식품을 사게 된다. 미국의 경우 가난한 지역에서는 집주변이 범죄로부터 안전하지 않거나, 경제적 여유가 없으므로 운동량이 크게 감소하는 경향이 있다. 운동하는 대신에 집안에서 TV 시청 등으로 시간을 보낸다. 자연히 쇼파에서 스낵을 즐기게 된다. 고 에너지 식품이 그대로 체내 지방으로 저장될 가능성이 매우 높다. 혹은 혼자 사는 사람들은 경제적인 이유 이외에도 귀찮다는 이유로 편의점 등에서 간단하게 살 수 있는 인스턴트식품들로 한 끼를 때우게 된다. 모두 비만을 부르는 생활 패턴인데, 인스턴트식품은 정제된 탄수화물과 시럽이 풍부하여 고에너지이며, 트랜스지방이 풍부하여 배출이 느리고, 조미료의 화학성분들은 정상적인 신경전달과 인지기능을 방해한다.

트랜스지방을 프랑켄슈타인지방이라고 부르는데 그만큼 강력하고 해롭기 때문일 것이다. 우리가 즐겨먹는 과자칩에 있는 지방 중 47%가 트랜스지방이고, 감자 튀김, 도넛 등에 많다. 트랜스지방이 집중력의 상실과 학습능력의 상실 행도장애, 10대 우울증과 무관심, 자살 등과 관련 있음이 속속 밝혀지고 있는데 특히, 주의력 결핍 및 과잉행동장애(ADHD) 발병과도 밀접하다. 비만은 단순히 먹는 것으로 일어나는 문제가 아니라 경제적, 사회적인 원인, 심리적인 원인이 모두 작용하는 복합적인 문제이다.

20.
비만과 출산

비만은 여성의 출산 과정, 태아 혹은 신생아의 건강에도 영향을 주는 것으로 조사되었다. 비만 여성의 유산 확률, 비만 여성에게서 태어난 신생아가 출생 후 1년 내에 사망할 확률이 두 배 가까이 높다는 보고가 4만 명 이상의 임산부를 대상으로 한 연구에서 보고되었다. 임신 중에 유산율이 높아지는 것은 비만한 산모들이 임신 중독에 걸릴 확률과 연관이 큰데 고혈압과 당뇨가 동반 상승하기 때문이다. 따라서 임신 중에는 정기적으로 혈압을 재고, 소변에서 단백질이 검출되는지를 알아보는 단백뇨 검사를 해야 한다. 비만 이외에도 산모의 나이, 흡연 여부, 경제·사회적 환경, 출산 시 신생아 체중, 임신 기간 등이 다양하게 고려되어야 한다. 출생 후 1년 이내에 영아사망율도 BMI가 30 이상인 비만 산모는 1.6%였는데, 정상체중(BMI 18.5~24.5) 산모는 0.9%였다.

임신을 잘 유지하면서 40주 동안 뱃속에 태아를 가지고 있는 것이 산모의 건강이나 태아의 발달에 모두 중요한데, 과체중 혹은 비만 여성이 임신하면 조산의 위험이 높아지고, 임신 32, 33주에 조기 출산할 가능성이 높다. 특히 임신 37주 이전에 출산할 확률이 정상체중인 산모보다 30% 더 높다고 한다. 당연히 조산은 저체중아 출산과 연결되는데, 조산, 저체중 출산은 또 영유아의 건강에 좋지 않아 가끔 심각한 영향을 미치기도 한다.

뚱뚱한 엄마는 저체중아를 출산할 확률이 높고, 신생아는 출생 후에도 천식 혹은 아토피에 시달릴 가능성이 크다고 한다. 이유는 아직 정확히 모르지만, 학자들은 제왕절개 수술과 연관 있는 것으로 추측하고 있다. 임신 기간 동안 태아는 엄마의 자궁 속에서 무균상태로 지내다가, 자연 분만 시 산도를 통해 자궁 밖을 나오는 과정 동안 많은 세균에 노출되어 자연스럽게 면역력이 형성된다. 그러나 비만한 산모는 대개 제왕절개술로 태아를 바로 꺼내기 때문에 면역 형성 능력이 떨어진다는 것이다. 따라서 폐기능이 떨어지고 천식이나 알레르기 질환에 시달리게 된다. 비슷한 예로 농촌 지역에서 자란 아이와 도시에서 자란 아이들의 알레르기 질환 유병률을 조사해보면, 농촌에서 다양한 미생물에 노출되며 자란 아이들의 유병률이 낮다는 보고를 들 수 있겠다. 적절히 세균에 노출되면서 면역력을 키우는 기회를 갖는 것이 중요함을 보여준다.

비만과 출산

- 뚱뚱한 엄마는 저체중아를 출산할 확률이 높고, 신생아는 출생 후에도 천식 혹은 아토피에 시달릴 가능성이 큼.
- 이유는 아직 정확히 모르지만, 학자들은 제왕절개 수술과 연관 있는 것으로 추측.

임신 기간 동안 태아는 엄마의 자궁 속에서 무균상태로 지내다가, 진통을 통한 자연 분만시에 산도를 통해 자궁 밖을 나오는 과정 동안 많은 세균에 노출되면서 자연스럽게 면역력이 형성. 그러나 비만한 산모는 대개 제왕절개술로 태아를 바로 꺼내기 때문에 면역 형성 능력이 떨어짐. 따라서 폐기능이 떨어지고 천식이나 앨러지 질환에 시달리게 됨.
농촌에서 다양한 미생물에 노출되며 자란아이들의 유병율이 낮음->적절히 세균에 노출되면서 면역력을 키움.

따라서 임신을 계획하고 있다면, 자연 분만을 목표로 정하고, 적정 체중을 유지한 후에 임신하는 것이 산모와 태아의 건강을 위해 바람직하다. 그러나 임신 중에 다이어트 등으로 식사량을 줄이는 것은 매우 위험한 일이므로 금지해야한다. 건강한 식단을 유지하는 것이 임신 중의 과도한 체중 증가를 막는 가장 안전하고 효과적인 방법으로 알려져 있다. 그런데 재미있는 것은 임신 중에 운동을 하거나 운동과 다이어트를 병행하는 것이 체중 증가를 막는데 그다지 효과적이지 않다는 것이다. 따라서 임신 중에는 체중조절을 위해 운동할 필요가 없다. 바람직하게 임신 중에 BMI 23 정도를 유지하는 것이 산모와 태아에게 모두 좋다고 한다. 임신하면 당연히 체중이 증가하지만 그 체중 증가량이 대조군보다 4kg 미만으로 감소한 건강한 식단 그룹에서는 임신 중독의 위험이 1/3로 감소하였다는 보고가 있다. 임신성 당뇨가 61% 감소하였고, 고혈압이 70% 감소하였고, 조산의 위험이 1/3로 감소하였다.

임신 중 건강한 식단은 무엇인가? 바로 단백질과 다중 불포화지방산 등의 리피드가 풍부한 음식들이다. 이외에도 비타민B, C, E와 무기질을 충분히 섭취하여 부족해지지 않도록 보충해준다. 임신 중에는 충분히 영양을 섭취해야 하지만 그렇다고 2인분을 먹을 필요는 전혀 없다. 임신 중의 식단 조절과 분만 시의 신생아의 체중과는 상관관계가 없었음이 7000명 이상의 산모를 대상으로 한 연구에서 보고되었다. 따라서 산모가 많이 혹은 적게 먹는다고 태아의 체중이 늘거나 줄지 않는다. 산모의 체중에만 영향을 줄뿐이다. 산모의 체중이 과도하게 증가하면 산모와 태아에게 모두 좋지 않은 영향을 미치므로 주의해야 한다. 따라서 임신 중에도 과도한 체중 증가를 막는 식단 관리요령이 필요하며 단당류의 탄수화물을 피하고, 도정되지 않은 탄수화물과, 단백질과 리피드가 조화된 음식, 특히 생선과 과일과 채소, 콩 등이 포함된 양질의 식사를 해야 한다.

우리나라에서 생산되지는 않지만 몸에 좋은 특이한 과일들을 소개한다. 그러나 이들 외에도 우리가 늘 접하는 사과나 바나나와 같은 과일도 몸에 매우 좋다는 것을 잊지 말자.

알아두면 몸에 좋은 외국산 과일들

이름	원산지	사진	효과
바오밥열매 (Baobab)	아프리카	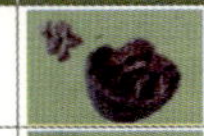	비타민 C 와 오메가-3가 동시에 풍부하다. 두뇌와 눈의 건강에 좋다.
골든베리	남아프리카공화국	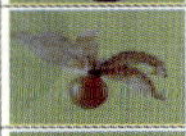	1열매당 2 g의 단백질을 섭취할수 있다.
몽크열매 (Monk)	중국	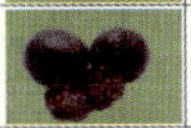	설탕대체품으로 저 열량 과일이다.
링온베리 (Lingon)	스칸디나비아	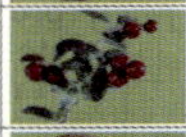	안토시아닌이나 아르부틴 등의 항산화물질이 많고, 요도-방광 감염 치료에 좋다
GAC 열매	동남아시아	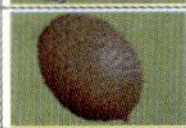	라이코펜 함량이 토마토보다 70배 높다. 심장질환에 좋다.
망고스틴 (Mangosteen)	인도네시아	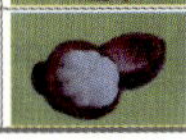	비타민 A 와 C 가 풍부하다. 뼈와 혈관의 발달에 좋다.

그렇다면 임신 중에는 어느 정도의 체중증가가 적정한가? 아직 우리나라에는 적정한 기준이 없지만, 미국기준을 보면 산모의 체중에 따라 적정 체중 증가량이 다르게 제시된다. 기준에 의하면 BMI가 18~25에 있는 정상 체중의 산모는 11~16kg 정도의 증가, BMI가 25~30이 있는 과체중의 산모는 7~12kg 정도의 증가, BMI가 30 이상인 비만 산모는 5~9 kg의 체중 증가가 바람직하다.

아직 우리나라에서는 비만 산모 문제가 심각하지 않지만, 선진국에서는 가임 연령의 절반 이상이 비만이라는 통계가 있고, 미국과 유럽에서는 40% 이상의 산모가 임신 중 적정 체중 증가량보다 더 많은 체중 증가를 보인다는 조사가 있다. 곧 우리나라도 비슷한 상황으로 발전할 가능성이 크다. 따라서 과체중인 상태에서 임신이 시작된 여성에게 임신기간 동안의 건강한 식습관에 대해 교육하고 정보를 제공하여 안전한 출산으로 만드는 노력이 매우 필요하다. 그래야 많은 사람들이 임신을 두려워하지 않게 되고, 건강한 출산이 많을수록 나라가 부강해진다. 저자는 자식을 많이 낳은 (특히 세 명 이상) 가정은 애국자의 가정이라고 본다.

21.
비만과 연관된 질병들

비만은 그 자체로도 몸의 움직임이 둔해져서 불편한 질병이지만, 연관된 질병이 2차, 3차 피해를 불러온다. 그 중에 담석이 가장 흔한 합병증인데, 비만인은 정상인보다 담석이 생길 확률이 50% 이상 높다. 가장 큰 이유는 과체중으로 혹사당하는 간이 밀도가 높은 담즙산(더 끈적하여)을 생산하여 고체(돌)로 변할 가능성이 크기 때문이다. 원래 담즙은 콜레스테롤로부터 합성되며, 담낭 속에 저장되어 있다가, 음식 섭취와 소화 시에 리피드의 흡수를 도와주는 역할을 하는데, 밀도가 높아지면 끈적해지고 담석

비만과 질병

고혈압	퇴행성 관절염, 통풍(요산이 관절에 축적)
혈당의 상승	월경 불순, 불임, 성기능 장애
심장 질환	코골이, 수면 무호흡 증후군
지방간, 담석증, 동맥경화	암의 발생(장암, 유방암)

- 복부 비만(사과형, 남자형)이 하체비만(호리병형, 여자형)보다 더 위험
- 허리에 축적되는 지방이 엉덩이나 허벅지에 축적되는 것보다 더 위험
- 고혈압, 당뇨, 운동부족, 고지혈증과 밀접 연관

이 될 수 있다. 담석의 4대 위험인자는 4F인데, Female(여자), fertile(다산), fat(지방), forty (40대)이다. 출산 경험이 많은 40대의 고지혈증 여자는 담석을 조심해야할 듯하다.

우리나라 사람들은 비만 극복을 위해 고기나 기름기를 먹지 않으려고 한다. 물론 틀린 것은 아니지만 기름기에 대해서는 엄하면서, 탄수화물에 대해서는 너무나 관대한 것이 문제이다. 비만 극복을 위해서는 탄수화물의 섭취량을 50% 이내로 줄이는 것이 바람직하다. 특히 도정된 쌀과 같은 단순 당질은 총열량의 10% 이내로 줄이고 호밀, 보리, 현미 등의 복합당질의 섭취를 늘려야 한다. 선진국 대비 우리나라에 당뇨 환자가 많은 이유 중의 큰 것이 흰쌀 혹은 밀가루 음식을 주식으로 하고 짜고 맵게 먹는 음식문화와 밀접한 관계가 있다. 염분 섭취도 1일 5g 이내로 줄여야 하는데, 이를 위해서는 한끼당 소금 1g 이내로 섭취를 줄여야 한다.

식이요법과 운동은 가장 근본적인 비만치료 방법인데, 에너지 유입과 소비를 장기적이고 지속적으로 마이너스화 하여 저장된 중성지방이 에너지원으로 바뀌도록 하는 것이다. 지방 1g의 열량은 약 9kcal이고, 지방 조직 내에 순수 지방은 80%이다. 체지방 1kg을 연소시키기 위해서는 9x1000x0.8=7200kcal의 에너지 부족 상태를 만들어야 한다. 산술적으로 하루에 1000kcal의 에너지 부족상태를 만들면 1주에 1kg 감량 가능하고, 4주에 4kg 감량 가능하다는 계산이 되지만, 하루 에너지 필요량이 평균 성인당 2500kcal인데, 여기서 약 40%의 섭취를 줄인다는 것은 쉬운 일이 아니다. 특히 비만환자에게 매끼 식사량에서 60%만 먹게 한다는 것은 어려운 일이다. 식사량과 열량 조절은 정확하지도 않고 고통스러우므로, 비만 치료를 위해 다양한 약물요법과 수술방법이 개발되어 있다. 약물요법에는 위장관에 대한 작용 억제제(제니칼), 식욕 억제제(리덕틸) 등이 있다. 제니칼은 위장의 지방 분해 효소 활성을 억제하여 섭취한 중성지방의 분해를 억제하여 배설을 촉진한다. 최대 약 10%의 감량효과가 기대되나 부작용으로 설사, 지변을 일으켜 학교나 직장에서의 일상생활이 어려워지고, 지용성 비타민이 부족해질 수 있다. 리덕틸은 두뇌에서 신경 전달 물질인 세로토닌의 재흡수를 억제하여 행복감을 느끼고 식욕을 억제하는 작용을 하는데, 최대 7%의 감량효과를 보였다. 그러나 구강 건조, 두통, 불면 등의 부작용이 보고되고 있다. 두 제품 모두 식약청의 허가를 받아 판매되었지만, 현재는 리덕틸이 시장에서 퇴출되었다.

외과적 수술방법으로는 소장우회술(영양소의 흡수를 차단하여 배설을 촉진)과 위 축소술(위의 용적을 50mL 내외로 축소하여 포만감을 빨리 느끼게 함) 등이 있다. 우리가 식욕을 느끼는 것은 호르몬에 의한 조절 때문인데 렙틴과 그렐린이 서로 조절하고 있다. 렙틴은 포만감 호르몬으로 배고픔 신호를 차단하고 식욕을 억제한다. 그런데 술을 마시면 렙틴의 분비가 억제되어 더 많이 먹게 된다. 그렐린은 배고픔 호르몬으로 성장 호르몬의 분비를 촉진하고 식욕을 자극한다. 위는 30분마다 그렐린을 분비하며 끊임없이 뇌에 배고픔 신호를 보낸다. 그렐린은 우연히 발견되었는데 위 절제술 수술 받은 환자가 식욕이 감소하는 경우 그렐린의 분비 부분이 같이 절단되었음을 알게 되었다. 렙틴은 1994년 처음 발견된 호르몬으로 지방세포에서 합성되고 분비되는데, 처음에는 식욕을 조절하여 비만을 예방하는 호르몬으로 알려졌지만 최근에는 심혈관 질환, 당뇨의 발병 원인 중 하나로 주목을 받고 있다. 특히 렙틴과 HDL-콜레스테롤은 반비례 관계에 있고, 염증인자를 촉진시키고 활성산소를 형성·촉진하는 것으로 알려져 있다. 아직도 우리가 모르는 식욕 조절과 대사 질병의 메커니즘이 많지만, 그중에서도 식욕과 연관된 질병이 당뇨일 것이다.

비만 극복을 위한 건강한 식생활의 이해

섭취 지방 종류 조절

포화지방산

육류 기름
코코넛유, 팜유
유제품 및 가공품 등

트랜스지방산

수소화된 기름으로 만든 가공품
쿠키, 크래커, 감자튀김 등
일부 마가린 등

변화 →

다가불포화지방산

식물성 기름
→ 옥수수유, 해바라기씨유, 면실유, 참기름 등
생선기름
⇒ 고등어, 꽁치, 연어 등

단일불포화지방산

올리브유, 카놀라유 등

- **비만 극복을 위한 약물 요법**
  위장관에대한 작용억제제 (제니칼), 식욕억제제 (리덕틸) 등이 있음.

- **제니칼** : 위장의 지방분해 효소 활성을 억제하여 섭취한 중성지방의 분해를 억제하여 배설을 촉진.최대 약 10%의 감량효과가 기대되나 부작용으로 설사, 지변으로 심해 일상생활이 어려우며, 지용성 비타민이 부족할수 있음.
- **리덕틸** : 두뇌에서 신경전달물질인 세로토닌의 재흡수를 억제하여 행복감을 느끼고 식욕을 억제하는 작용을 하는데, 최대 7%의 감량효과를 보임. 그러나 구강건조, 두통, 불면 등의 부작용이 보고되고 있음.

→ 현재 전문의약품으로 식약청의 허가를 받은 것은 제나칼과 리덕틸뿐임.

22.
당뇨의 원인과 치료

당뇨는 혈액 내의 포도당 농도, 즉 혈당이 증가하는 현상을 말한다. 포도당은 우리 몸의 에너지를 만드는 필수 영양소로, 특히 두뇌는 포도당을 우선적으로 소비한다. 그러나 혈당이 너무 높으면 여러 가지 부작용이 생기는데, 인슐린 저항성이 생기고, 고혈당이 장기화 되면서 시력 상실, 족부 궤양, 장기 손상 등의 무시무시한 당뇨 합병증이 오게 된다.

당뇨의 초기에는 별다른 증상이 없기 때문에 환자 스스로도 모르고 지내는 경우가 많고, 증상이 있다 하더라도 사람마다 제각각인 경우가 많다. 그러나 당뇨의 전형적인 3가지 공통적인 증상은 다뇨(多尿), 다음(多飮), 다식(多食)이다. 즉, 소변량이 많고, 물을 많이 마시고, 음식 섭취량이 많다는 것이다. 그러면서도 체중 증가는 없다. 이외에도 갈증, 피로감, 체중감소, 쇠약감, 가려움증, 신경통, 임포텐스 등의 여러 증상이 있다.

당뇨는 원인에 따라 크게 제1형 당뇨와 제2형 당뇨로 구별되는데, 제1형은 선천적으로 인슐린의 합성이 이루어지지 않아 발생하며 대부분 소아당뇨이기 때문에, 인슐린 치료가 필수적이다. 제2형 당뇨는 인슐린은 있으나 제대로 기능하지 못해 혈당이 흡수되지 않는다. 3, 40대 이후에 주로 발병

하며, 전체 당뇨환자의 90% 이상을 차지한다. 제2형 당뇨는 증상이 서서히 나타나고 제1형 당뇨만큼 진행이 뚜렷하지 않다. 위의 일반 증상 이외에도 잦은 감염이나 상처가 잘 아물지 않는 증상이 있다. 특히 한국인에게 비만과 당뇨는 대부분 고탄수화물의 과도한 섭취에서 비롯되는데, 주로 아래의 표와 같다.

고탄수화물 식사	저탄수화물 식사
크랙커	귀리 (barley)
프렌치 프라이	겨 (bran)
꿀	현미
감자	밀 (bulgur wheat)
흰빵	편두 (lentils)
흰쌀	호밀 (oatmeal)
도징된 (징제된) 곡물	도정되지 않은 곡물
콜라, 사이다 등 청량음료	
설탕	

당뇨와 심혈관 질환의 위험이 동시에 증가하는 것이 대사증후군이다. 아래의 항목 중 3개 이상 해당하면 대사증후군 (metabolic syndrome)으로 진단되어 치료가 필요하다.

- 굵은 허리(남자40인치 이상, 여자 34인치 이상, 바지나 벨트 사이즈가 아니라 실제 허리 측정치)
- 높은 혈압 : 130/85mmHg 이상
- 높은 중성지방(TG) 농도 : 150mg/dl 이상
- 낮은 HDL농도 : 남자 40mg/dl 이하, 여자 50mg/dl 이하
- 높은 혈당 : 공복시 100mg/dl 이상

비만과 고혈압, 고지혈증, 당뇨, 심혈관 질환은 복합적으로 오는 무서운 질병이다. 대사 증후군 환자는 심장 이외에도 신경계, 눈, 신장 등에 손상을 주는데 특히 여성의 치사율이 높아 위험한 한국 성인병의 대표이다. 따라서 적절한 치료제가 적절한 시기에 필요하다.

10만명당 당뇨병 관련 입원환자수

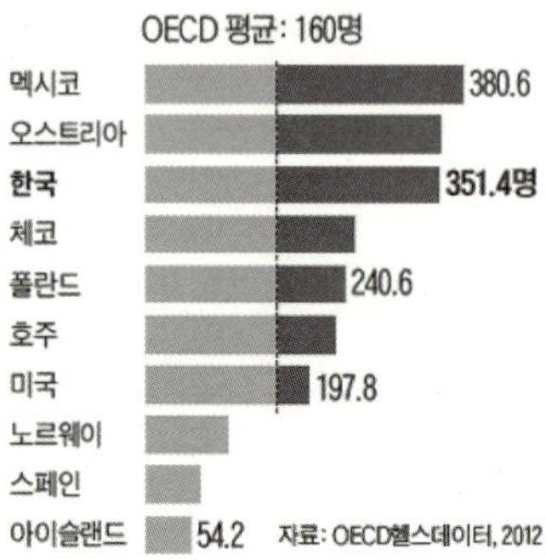

당뇨 치료제 (현재 사용 되는 약물).

제1형 당뇨는 인슐린이 만들어지지 않아 발생하므로, 치료에는 인슐린을 주사하는 것이 유일한 치료 방법이다. 인슐린에도 제조 회사에 따라, 흡수 시간, 체류 효과에 따라 아래와 같이 다양한 상표명으로 팔리고 있다.

빠른 효과가 필요한 경우 초속효성 제품을 투여하는 데 노보노르디스크사 제품인 NovoRapid가 가장 많이 팔리고, 장기간 지속형은 사노피-아벤티스사 제품인 Lantus가 가장 많이 팔린다. 인슐린 투여제의 모든 제품군들을 합하면 2010년 매출액만 15조에 이른다니 시장규모가 놀랍지 아니한가?

인슐린 제품들 (빠른 효과)

	초속효성			속효성 (Regular R)	
	Humalog	NovoRapid	Apidra	Humulin R	Insulatard enoret
generic name	insulin lispo recombinant	insulin aspart	insulin glulision	insulin (human)	insulin isophane (human)
제품 사진	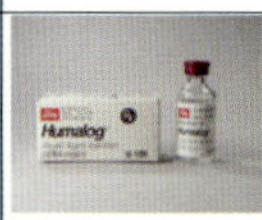	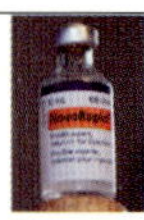	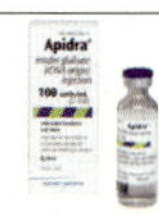	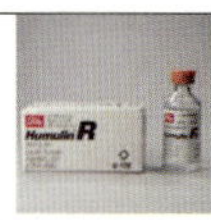	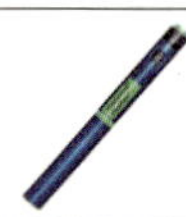
인슐린 종류	human insulin analog (human insulin 유사체)			human insulin	
제형(drug form)	vial	vial	vial	vial	vial
단위(Unit)	10ml (100 U/ml)	10ml (100 U/ml)	10ml (100 U/ml)	10ml (100 U/ml)	3ml (100 U/ml)
투여용량(dosage)	4~100 U	0.5~1.01 U/kg	환자에 따라 결정된다.	4~80 U	0.3~1.0 U/kg
시판 현황	처방전으로 구입가능				생산 중단
Therapeutic Subcategory	항 당뇨				
제조회사	Lilly	Novo Nordisk Inc	Sanofi-aventis	Lilly	Novo Nordisk Inc
시판 허가(FDA)	1996				
연간 매출액	$2,054 million	$2,120 million	$235 million	$1,089 million	

– 연간 총 매출액: $5498 million = 6047800 million (6조 478억 원)

인슐린 제품들 (장기간 효과)

국외 기업	혼합형			장기간 지속형	
	Novomix30	Humulin 30/70	mixtard	Lantus	Levemir Flexpen
generic name	insulin; insulin aspart	neutral protamine hagedorn insulin (human)	insulin isophane; insulin (human)	insulin glargine recombinant	insulin detemir
제품 사진	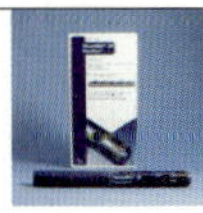	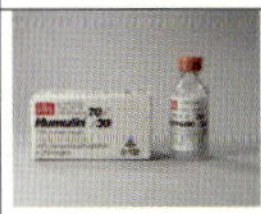	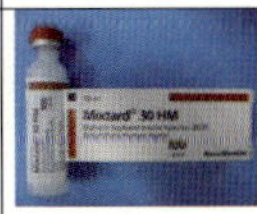	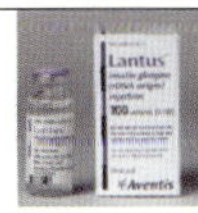	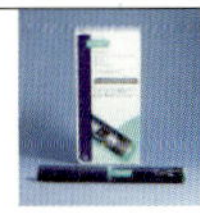
인슐린 종류	human insulin			human insulin analog	
제형(drug form)	pen	vial	vial	vial	pen
단위(Unit)	3ml (100 U/ml)	10ml (100 U/ml)	30 U/ml; 70 U/ml	10ml (100 U/ml)	3ml (100 U/ml)
투여용량(dosage)	0.5 ~1.0 U/kg	4~80 U/day	4~80 U/day	환자에 따라 다르다	환자에 따라 다르다
시판 현황			생산 중단		
Therapeutic Subcategory	항 당뇨				
제조회사	Lilly	Lilly	Bayer pharma	Sanofi-aventis	Novo Nordisk Inc
시판 허가(FDA)			1988		
연간 매출액	$1,394 million			$4,658 million	$1,226 million

– 연간 총 매출액: $7278 million = 8005800 million (8조 58억 원)

인슐린 제제는 당뇨 환자의 지속적인 증가와 함께 그 매출이 증가하고 있다. '당뇨 대란'이 우려될 정도로 우리나라 30세 이상 성인 10명 중 3명꼴인 1000만 명이 당뇨병을 가지고 있다고 한다. 2012년 당뇨병 입원 비율 OECD 3위이고, 2050년에는 환자 수가 두 배가 될 것이라고 하니 인슐린 분비를 촉진하는 새로운 치료제의 개발이 절대적으로 필요하다.

제2형 당뇨는 인슐린은 만들어지지만, 세포의 인슐린 저항성 때문에 생기므로, 양상에 따라 치료방법이 달라질 수 있다.

1. 췌장으로부터 더 많은 인슐린 분비를 촉진하는 약물
2. 세포에서 인슐린에 대한 민감도를 높여주는 약물
3. 위와 장에서 포도당의 흡수를 낮추는 약물

제2형 당뇨 치료에 가장 근본적인 것은 식사 조절과 운동이지만, 몇 주 동안의 노력에도 별다른 개선을 보이지 않을 경우, 위의 약물들을 단독 혹은 병용 투여하는 것을 고려할 수 있다. 현재 사용되는 제2형 당뇨 치료제

는 아래와 같이 크게 4 종류로 구분 할 수 있다.

물론 아래와 같은 약물이나 인슐린 치료도 중요하지만 근본적인 것은 식이요법과 운동을 통한 체중 감량이다. 미국 당뇨학회에서는, 당뇨가 진행 중인 사람에게, 당뇨를 치료하기 위한 이상적인 체중 감량 목표로서 체중의 7%를 줄이는 것으로 제시하며, 매주 150분 이상의 운동 시간을 요구하고 있다.

제2형 당뇨 치료제들

	종류	기전	장점	단점
1	Sulfonyl urea	포도당에 반응하여 췌장 베타세포의 포타슘(K+) 채널을 저해하여 인슐린 분비 촉진	·효과가 빠르다 ·혈압에 영향이 없다 ·LDL에 영향이 없다 ·가격이 저렴하다 ·위장관 문제가 적다(메트포민 보다) ·투여가 용이하다	·2.3~4.5kg의 체중증가 ·저혈당 위험 증가 ·(glyburide가 더 심각) 메트포민보다 사망률 증가 ·충분한 베타세포가 없는 환자 (제1형 당뇨 환자) 에게는 효과 없다. 인슐린 주사가 필요하거나, ketosis 가 있는 젊은 환자, 임신부에게는 사용 금지
2	메트포민 (metformin)	간에 작용하여 인슐린 저항성을 감소 당신생합성을 억제한다.	·체중증가가 없다 ·저혈당 유발이 적다 ·LDL-콜레스테롤에 좋은 작용을 한다 ·중성지방을 낮춘다 ·가격이 저렴하다 ·혈압에 영향이 없다 인슐린에 대한 민감도를 증가시킨다.	·위장관 문제 발생 ·신부전, 심부전 환자에게 좋지 않다 ·비타민B_{12}의 결핍 야기 ·투여가 용이하지 않다 ·맛이 좋지 않다 (금속성맛) ·아직 작용기전을 정확히 모른다
3	알파 글루코시다제 저해제 (acarbose miglitol)	소장에서 포도당의 흡수를 방해, 탄수화물의 분해에 필요한 효소의 생산을 감소시킴	·저혈당의 유발을 감소 (sulfonylurea 보다) ·체중증가가 없다 ·중성지방 감소 ·콜레스테롤에 영향이 없다	·당화혈색소 감소에 도움이 되지 않는다 ·위장관 위험도 증가 ·투여가 불편하다 ·가격이 비싸다
4	Thiazolidinediones (Actos, Avandia)	지방세포와 근육에서 PPAR-감마를 활성화하여 인슐린 저항성을 감소	·저혈당 위험이 적다 ·HDL이 증가 한다 (비록 조금이지만) ·Actos는 중성지방감소와 연관이 있다 ·투여가 용이하다	·심장발작위험이 증가 ·2.3~4.5kg의 체중 증가 ·부종 발생 ·빈혈 발생 ·LDL 증가 ·가격이 비싸다 ·Actos는 방광암과 연관 ·느린 작용 효과 ·간독성 관찰 주의 ·Avandia는 중성지방 증가, 심장마비와 연관

당뇨와 고지혈증이 같이 오면 특히 무서운데, 저자의 연구논문에서 제브라피쉬에게 당뇨와 고지혈증을 동시에 일으키면 꼬리지느러미가 심각하게 훼손된다는 사실을 밝혔는데, 이는 국제 학술지에 게재되고 언론에 수차례 보도되었다. 이 실험 결과는 당뇨와 고지혈증이 동시에 있는 사람이 족부궤양에 걸릴 위험이 훨씬 높음을 시사한다.

Sulphonyl urea의 종류들

당뇨의 단기적 치료 방법은 아직 없으나, 당분의 적절한 제한과 칼로리 조절, 적절한 운동 등이 근본적인 대처 방법이다. 식이요법과 운동요법을 병행하고, 경구 혈당 강하제와 인슐린 등으로 치료한다. 밀가루 음식을 최대한 자제하고, 특히 과당시럽 등의 가공제품 소비를 줄여야겠다.

공통 단점	알부민과 잘 결합한다. 와파린과 상호작용 한다.
Tobutamide	· 다른 sulphonyl urea보다 낮은 최대효과 · 짧은 반감기 – 노인에게 적합 · 대부분 간에서 대사 – 신장손상야기
Glibenclamide	· 긴 반감기 · 대사물질의 활성이 강하다 · 신장을 통해 배설 –> 신장손상환자는 피해야 함
Gliclazide	· 매우 긴 반감기 · 대부분 간을 통해 배설 · 가격이 비싸다
Chlopropamide	· 매우 긴 반감기 · 신장으로 배설 –> 신장손상환자는 사용 금지 · 안면홍조(특히 알코올 섭취) · 매우 저렴 – 개도국에서는 문제

당뇨병의 초기 진행

- 별다른 증상이 없기 때문에 환자 스스로도 모르고 지내는 경우가 많음.
- 증상이 있다 하더라도 사람마다 제가가

당뇨병 3가지 전형적인 증상

- 다뇨(多尿), 다음(多飮), 다식(多食)
  ⇒ 즉 소변량이 많고, 물을 많이 마시고, 음식을 많이 먹는 것!
  ⇒ 그 외에도 갈증, 피로감, 체중감소, 쇠약감, 가려움증, 신경통, 감각 이상 등의 신경 증상, 임포텐스 등 여러 증상이 있음.
  ⇒ 당뇨병의 전형적인 증상이 타나나면 이미 병이 진행되었다고 볼 수 있음.

치료

- 당분의 적절한 제한과 칼로리 조절, 적절한 운동, 비만 등의 유발인자를 조절, 그리고 약물치료.

제 1형 당뇨

- 선천적으로 인슐린이 합성 안됨.
- 소아 당뇨, 전체 당뇨환자의 10% 내외.
- 인슐린 치료 필수

제 2형 당뇨

- 인슐린은 있으나 제대로 기능하지 못해 혈당이 흡수 안됨.
- 전체의 90%
- 3, 40대 이후에 주로 발병.

- 제 2형 당뇨병의 증상은 서서히 나타나고 제 1형 당뇨병의 증상만큼 뚜렷하지 않음.
- 증상으로는 피로, 잦은 배뇨, 갈증, 체중감소, 시력 감퇴, 잦은 감염, 상처가 잘 아물지 않는 것 등이 있음.
- 식이요법을 우선 실시하고 경구 혈당강하제 및 인슐린으로 치료함.

23.
다이어트와 리피드 1

다양한 질병 발생과 체중 증가는 정비례 관계에 있고, 세계보건기구에서는 비만을 질병으로 정의하고 있다. 비만 탈출을 위해서는 생활 패턴을 바꾸어야 하는데, 사람들은 흔히 다이어트만 생각한다. 원래 다이어트는 식단을 조절하여 먹는다는 의미인데 우리나라에서는 이상하게도 살 빠질 때까지 "무조건 굶는다" 혹은 "한 가지만 먹는다" 는 의미로 왜곡되어 있다. 특히 한국인이 갖고 있는 다이어트에 관련한 많은 편견과 오해에는 다음과 같은 것들이 많다. "다이어트 하려면 독하게 굶어야 한다" "다이어트 기간 중에는 작은 실수도 해서는 아니 된다" "지방은 지방으로만 존재한다" "마른사람은 뚱뚱한 사람보다 더 건강하다" "콜레스테롤 등 기름기 있는 음식은 무조건 나쁘다"

원래 다이어트의 의미는 혈당을 적절히 유지하기 위해 식사 패턴을 조절하는 것이다. 혈당은 낮아서도 높아서도 아니 된다. 공복 시 혈당은 100 mg/dL 이하가 바람직하다. 저혈당이 오면(50mg/dL 이하) 오한, 발한 증상 나타나고, 너무 낮으면 기면, 혼수상태를 지나 사망에 이르게 된다. 왜냐하면 정상적인 상태에서 두뇌는 포도당만 소비하기 때문이다. 따라서 활발한 두뇌에는 포도당이 필요하고, 두뇌 활동으로 포도당을 소진시킬 수 있다. 적당한 포도당의 고갈은 지방산의 연소를 돕는다. 따라서 독서나 창작 활동을 많이 하면 체형관리에 큰 도움이 된다. 비만 환자가 가장 많은 미국에서 저자가 공부할 때 느낀 것은, 길거리에는 비만인들이 넘쳐나지만 대학의 교수들 중에는 뚱뚱한 사람이 거의 없다는 것이다. 여러 가지 이유가 있겠지만, 그들이 두뇌 활동이 많기 때문이 아닐까 한다.

비만이란 결국 몸무게가 증가한 것인데, 재미있는 것은 증가된 몸무게가 지방세포에 저장된다는 것이다. 정상인과 비만인의 체성분을 비교한 연구에서, 탄수화물(포도당), 단백질의 저장량은 거의 같은데, 리피드의 함량이 크게 달랐다. 중성지방의 체중당 저장량은 정상인 21%, 비만인 57%로 대부분의 체중 증가량이 지방세포에 있고 그 크기도 증가하였다. 따라서 비만을 해결하려면 중성지방을 없애야 한다. 그런데 사람들은 몸의 수분을 없애려고 하기 때문에 몸무게 감량에 실패하는 것이다.

그렇다면 저장된 리피드 특히 지방산을 연소시키려면 어떻게 해야 할까? 여러 가지 운동이 있겠지만 저자가 권하고 싶은 것은 머리를 쓰는 것이다. 두뇌가 지방산을 연료로 사용할 수 있도록 포도당 고갈 상태를 만들어야한다. 포도당 고갈 상태가 되면 지방세포의 중성지방이 분해되기 시작하고, 분해된 지방산들이 혈액을 타고 간으로 가서 케톤체로 전환되고, 다시 두뇌로 전달되어 두뇌세포는 케톤체를 사용할 수 있도록 전환된다. 따라서 활발한 두뇌 활동을 통한 적당한 포도당의 고갈은 지방산의 연소에 도움이 되므로 다이어트 중에 활용할 수 있다. 그러나 포도당의 고갈이 심각해서는 안된다. 육체 운동에 의존하여 포도당 고갈을 유발하면, 저혈당 쇼크가 우려되며, 운동 후 심한 공복감으로 과식의 유혹을 이기기 힘들기 때문이다.

가장 위험한 다이어트가 굶기만 하는 것인데, 포도당이 완전히 고갈되면 케톤체의 형성이 과다하여(이때를 ketosis 상태라고 한다) 혈액의 pH가

산성화 되므로(이때를 acidosis라고 한다) 매우 위험하다. 우리 혈액의 pH는 7.2 정도가 정상인데 6.8 이하로 내려가면 혼수상태, 사망에 이를 수 있다. 또한 포도당을 신속히 얻기 위해 근육의 단백질이 분해되어 장기 손상 등이 우려된다.

다이어트의 실패 이유

비만이란 결국 몸무게가 증가한 것

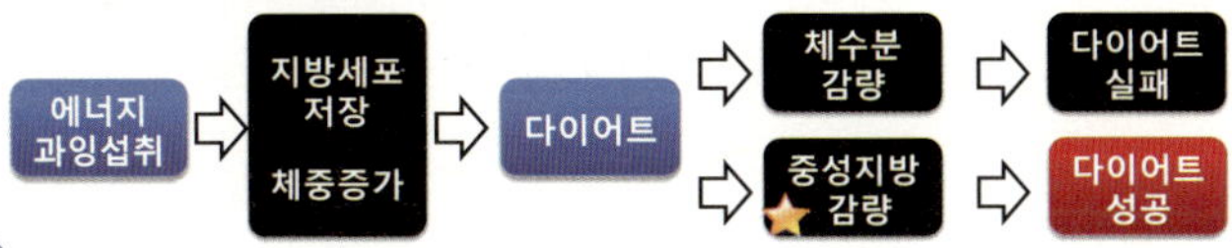

정상인과 비만인이 체성분을 비교
탄수화물(포도당), 단백질의 저장량은 비슷
리피드 함량은 크게 다름(중성지방의 체중당 저장량 정상인 21%, 비만인 57%)
비만을 해결하려면 중성지방을 없애야 함.

사람들은 몸의 수분을 없애려고 하기 때문에 감량에 실패

가장 효과적인 다이어트는 케톤체의 적절한 형성이 가능한 탄수화물 섭취 제한과 두뇌 활동을 통해 케톤체의 소비를 촉진하면서, 단백질을 섭취하여 근육의 단백질이 분해되어 포도당을 만드는 것을 방지하는 것이다. 이제 어떻게 하면 성공적인 다이어트를 할 수 있는지 그 비결을 알아보자.

먼저 다이어트 중임을 주위 사람들에게 알리고 불필요한 유혹이 없도록 도움을 받아야 한다. 또한 음식 이외의 것으로 스스로를 대접해야 한다. 식비로 문화생활에 투자하고, 운동 혹은 취미 생활을 늘리는 것도 좋고, 특히 일상생활에서의 습관을 고치는 것도 중요하다. 예를 들면 TV 보면서 식사하던 습관을 고치고, 더 천천히 식사하고, 식사 전에 물을 1컵 마시는 것도 좋고, 저녁 양치질을 더 일찍 하는 것이 좋다. 식단에는 생선 소비를 늘리고, 오메가-3를 함유한 불포화지방산의 섭취를 의무화 한다.

그러나 체중감량을 위해 절대로 하지 말아야 할 것도 있다. 바로 약물이나 보조제에 의존하는 것이다. 비만 치료에 관한 수많은 속임수들이 지금도 신문과 방송에 판치고 있다.

비만 치료에 관란 수많은 속임수들

1. 당신의 혈액형에 따라 음식을 골라 먹으세요.

2. 특정비율에 따라 음식을 혼합해 먹으면 괜찮아요.

순거짓말

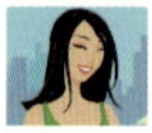

사기

위와 같은 속임수들이 미국에서는 더욱 심각하여 매년 많은 사람들이 희생되는데도, 미국 수정헌법 1조가 보장하는 언론의 자유 때문에 처벌할 수 없다고 한다. 대한민국 헌법 21조도 언론의 자유를 보장하고 있으므로, 소비자가 현명해지는 수밖에는 없는 듯하다. 특히 지금은 판매 금지된, 암페타민 등의 각성제는 복용하면 식욕은 줄어들겠지만, 아래 기사처럼 마약류의 심각한 부작용에 시달리게 된다.

가짜 살빼는 약의 피해로 수 많은 사람이 죽은 미국은 미국에서조차 그런 사기꾼들을 근절하지 못하는 이유는 바로 언론의 자유 때문이다.

희생자가 생기면 나중에 조사하고 처벌할 수 있지만 그 전에는 어떤 거짓말 광고를 해도 헌법이 보장하는 언론의 자유 때문에 괜찮다고 한다.

결국 속아서 피해보고 희생된 사람만 억울할 뿐이므로 소비자가 현명해지는 수 밖에는 없다.

마약 복용 하면 얼굴이 이렇게 변합니다

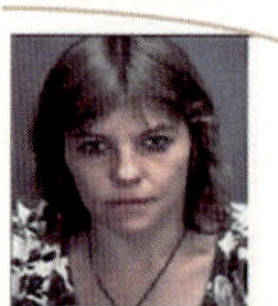

1998

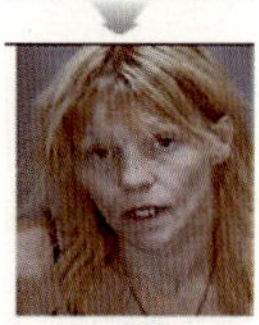

2002

AP통신은 6일(한국시간) 미국 버지니아주 타즈웰군의 한 마약중독자 사진이 마약에 대해 경각심을 불러일으키고 있다고 보도했다.

사진의 주인공은 버지니아주 타즈웰군에 거주하는 페니우드라는 40대 엿성. 그녀는 원래 2명의 자녀를 키우는 평범한 주부였다.(위쪽) 그러나 지난 1999년 다이어트에 효과가 있다는 말을 믿고 '히로뽕' 계통의 마약인 메타암페타민을 처음 복용하기 시작한 이래 몸과 마음이 모두 황폐해져 버렸다. 불과 4년 만에 갈색 머리는 하얗게 세어 버렸고 얼굴은 70대 노인처럼 쭈글쭈글해졌다.

24.
다이어트와 리피드 2

그렇다면 비만/당뇨 조절을 위한 최선의 식단은 무엇인가? 현재까지 가장 효과가 좋고 부작용이 없는 것은 하바드 의대 교수들이 개발한 Blackburn-Bistrian diet로 알려진 저지방/고단백질/저탄수화물 식사이다. 탄수화물의 칼로리원이 감소하고, 근육이 분해되는 것을 억제하여, ketosis가 유발되도록 한다. 그래야 지방이 에너지원으로 사용되어 연소되고, 식욕이 급감하며 근육과 두뇌 세포가 케톤체를 사용할 수 있도록 전환된다. 무엇보다 단백질을 분해할 필요가 없도록 해야 한다. 그러나 초기의

탄수화물, 포도당의 건강한 섭취

한국인에게 비만과 당뇨는 대부분 고탄수화물의 과도한 섭취에서 비롯된다.

새콤달콤 양념 음식으로 포식하고, 계산할 때 사탕과 1회용 커피로 마무리

고탄수화물 식사	저탄수화물 식사
크랙터	귀리(Barley)
프렌치프라이	겨(bran)
꿀	현미
감자	밀
흰빵	편두
도정된 (정제된)곡물	호밀
콜라, 사이다 등 청량음료	도정되는 않는 곡물
설탕	

외식을 할 때 고탄수화물 위주의 식단이 되지 않도록 주의

Blackburn-Bistrian diet 제품들이 감량효과가 있는 것으로 알려지자 수많은 저질 유사품들이 범람하였고, 수십 명의 여자들이 사망하였는데 그 이유는 단백질의 질이 나빠 흡수가 되지 않아서였다.

다이어트 식단을 만들 때 유념해야 하는 것은 설탕을 피해야 한다는 것이다. 우리나라 식문화는 특히 탄수화물이 많은데, 쌀밥 위주의 식사이고, 음식점 계산대 앞에는 늘 공짜 사탕과 1회용 커피가 있으므로 주의해야한다. 또한 맥주/청주 등에도 탄수화물이 풍부하므로 비만인은 특히 피해야 한다. 듀크대 연구 결과에 의하면 저탄수화물 식사(하루 25g)를 6개월 이상 유지하니 10%의 체중 감량이 있었다고 한다. 또한 식사 횟수도 중요한데, 조금씩 여러 번 나누어 식사하는 사람이 1, 2회 포식하는 사람보다 감량에 성공적이었다. 특히 영양결핍이 생기지 않도록 탄수화물 스낵을 조금씩 자주 즐기는 것도 좋고, 완숙 계란, 과일 몇 조각, 채소, 수프 등도 도움이 된다. 다이어트기간 동안 조금씩이라도 매일 운동을 하는 것이 지방연소를 촉진하는데 이때 고품질 단백질 공급이 필수적이다. 근육이 분해되어서는 안 되기 때문이다. 체중 감량을 더 빨리 하고 싶다면 매일 열량섭취를 1000kcal 이하로 하고, 유제품의 섭취를 최소화하는 것이 좋다.

좋은 식단을 만들기 위해 메가 비타민 요법이 사용된 적이 있었는데, 체중감량에는 큰 효과를 보이지 않았다. 그러나 오메가-3 지방산과 단일 불포화지방산이 풍부한 식사(흔히 지중해식 식단으로 알려져 있다)는 체중감소에 효과가 있었다.

우리나라에는 황제 다이어트 라고 알려진 Atkins diet는 고지방/고단백질/저탄수화물 식사가 특징이다. 육류를 마음껏 섭취하면서도 탄수화물의 섭취를 극도로 제한하는 방법이다. 포도당 고갈 상태를 만들면 몸은 에너지원으로 지방을 분해할 수밖에 없다는 것인데, 단기간의 감량이나 중성지방의 농도 감소에는 효과가 있었다. 그러나 무엇보다 기름진 식사 때문에 동맥경화의 유발 가능성이 높다는 우려가 있고, 실제로 창시자인

Atkins 박사도 동맥경화로 사망하였다. 이외에도 과도한 단백질 섭취는 신장 기능에 부담이 되고 칼슘 손실로 골다공증과 결석이 유발될 수 있고, 나트륨의 과다 섭취로 고혈압 위험이 있다.

황제 다이어트

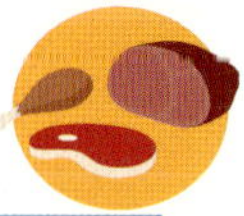

"단기간 감량에는 효과가 있으나 동맥경화와 고혈압의 위험, 주의."

우리나라에는 황제다이어트라고 알려진
Atkins diet 는 고지방/고단백질/저탄수화물 식사가 특징
육류를 마음껏 섭취하면서도 탄수화물의 섭취를 극도로 제한
포도당 고갈상태를 만들면 몸은 에너지원으로 지방을 분해할 수밖에 없다는 것인데,
단기간의 감량이나 중성지방의 농도 감소에는 효과가 있음.
그러나 무엇보다 기름진 식사 때문에 동맥경화의 유발 가능성이 높다는 우려가 있고, 실제로 창시자인 Atkins 박사도 동맥경화로 사망
이외에도 과도한 단백질섭취는 신장기능에 부담이 되고 칼슘 손실로 골다공증과 결석이 유발될수 있고, 나트륨의 과다 섭취로 고혈압 위험이 있음.

25.
인공감미료의 위험

설탕이 비만의 주범이라는 인식이 확산되고, 또 설탕 가격이 상승하자 업계에서는 설탕을 대체하는 인공감미료들이 개발되었고, 지금도 널리 쓰이고 있다. 그중에 아스파탐과 사카린은 가장 큰 시장을 형성하고 있으며, 저자의 연구실에서 몇 개 제품에 들어 있는 인공감미료의 양만 조사해도 아래 표와 같은 결과를 얻었다.

제품에 포함된 인공감미료의 양 (2012년 조사)			
인공감미료	제품명	제품 부피/무게	함유량
Aspartame	막걸리 (K사)	1 L	0.09 g
	막걸리 (S사)	1 L	0.3 g
	다이어트콜라	1 L	0.18 g
Acesulfame K	껌	25 g	0.02 g
Saccharin	요거트	30 g	0.09 g
Fructose	사이다	1 L	8 g

위의 표에서와 같이, 작은 요구르트 1개 속의 사카린 양이 막걸리 1병의 아스파탐 양과 유사하다는 것에 주의해야 겠다.

저자가 만난 비만 환자들 중에는 매일 아스파탐을 일부러 섭취하고 있는 경우가 많았다. 그러나 아스파탐은 두 개의 아미노산과 메탄올로 구성되어 두뇌에 치명적인 포름알데히드를 생성하며, 사카린은 방광암 등의 발암 위험성 등이 있어 안전성에 대한 논란이 끊이지 않고 있다.

1984년 발표된 보고에 의하면, 2L의 청량음료에는 10%의 아스파탐이 들어 있고 이는 112mg의 메탄올에 해당한다고 한다.(아스파탐의 11% 가 메탄올에 해당한다). 미국 환경 당국이 메탄올의 섭취를 하루 7.8 mg 이내로 제한하고 있는 것과 비교하면 하루에 콜라를 2 L씩 소비한다면 14배 이상 섭취하는 것이다. 지금은 청량음료 속에 아스파탐의 함량이 낮아져 있지만, 여전히 아스파탐이 첨가된 식품들이 늘어나고 있는 추세이므로 전체적인 아스파탐의 섭취량을 줄이는 것이 필요하다. 메탄올이 해로운 것은 이미 잘 알려져 있지만, 왜 해로운지는 모르는 사람들이 많다.

메탄올(CH_3OH)은 에탄올(CH_3CH_2OH)과 마찬가지로 우리가 흔히 접할 수 있는 알코올이지만, 우리 몸 안에서 일으키는 반응은 매우 다르다. 먼저 우리가 마시는 술의 성분인 에탄올은 우리 몸에 들어가면 세포에 있는 알코올 분해효소(Alcohol dehydrogenase, ALDH)에 의해 아세트알데히드(acetaldehyde)로 분해된다. 아세트알데히드는 숙취를 일으키는 주된 물질이지만 간에서 분해되어 체외로 배설된다. 물론 잦은 음주는 해롭지만, 아세트알데히드는 피로 물질이지, 치명적인 독성을 가진 물질은 아니다.

그러나 메탄올을 마시면, 역시 알코올 분해효소에 의해 포름알데히드로 분해된다. 이 물질은 매우 강한 독성 물질로 메탄올 30mL만 마셔도 실명 혹은 사망할 수 있고, 부식성이 강해 위장, 소장에 심각한 장애를 일으킬 수 있다. 포름알데히드는 우리 생활 속에서도 찾아볼 수 있는데 자동차 매연, 담배연기, 접착제, 도료 등이 있으며, 새집 증후군을 일으키는 주된 물질로도 잘 알려져 있다. 37%의 포름알데히드가 함유된 용액을 100% 포르말린이라고 부르는데, 우리가 초등학교 과학실에 동물표본을 보관하던 바로 그 용액이다.

지금은 없거나 많이 줄었지만, 메탄올 중독은 과거의 실험실에서 한번씩 일어나는 사고 중의 하나인데, 만약 누군가 실수로 메탄올을 마시게 되었다면 어떤 응급조치를 취해야 할까? 물론 빨리 구급대를 불러 병원으로 가서 위세척을 해야겠지만, 병원까지 가는 동안 포름알데히드가 많이 생성되어 환자는 매우 위험할 수 있다. 따라서 아직 환자의 의식이 있는 응급 상태에서는 주위에서 술 혹은 에탄올을 구해 먹여야 한다. 메탄올 중독 된 사람에게 술을 먹이면 더 나빠지지 않을까 생각하겠지만 걱정할 필요 없다. 그 이유는 생각보다 간단하다. 우리몸에 있는 알코올 분해효소(ALDH)는 메탄올과 에탄올 모두에 반응하고, 구별하지 못하므로, 에탄올을 추가 공급하여 메탄올이 ALDH와 만나는 확률을 낮추는 것이 중요하다. 그래야 포름알데히드가 생성되지 않는다.

어떤 사람들은 오렌지 주스에도 메탄올이 있기 때문에 우려하는 경우가 많은데, 실제로 신선한 오렌지 주스에는 리터당 34 mg의 메탄올이 들어 있다고 한다. 그러나 그보다 16배 많은 544mg/L의 에탄올이 들어 있기 때문에 포름알데히드가 생기는 메탄올의 독성으로부터 보호한다. 여기서 어떤 독자들은 오렌지 주스에 에탄올이 그렇게 많이 들어 있어서 놀랄지도 모르지만, 사실 0.544g/L이므로, 알코올 농도는 0.0544% 밖에 되지 않는다. 소주가 19~20% 내외인데 1L에 190g이 있다는 계산이다.

다시 아스파탐 이야기로 돌아와서, 아스파탐이 메탄올을 생산할 수 있는 가능성 때문에 두뇌독성 혹은 간독성이 늘 제기 되어 왔다. 그러나 우려의 목소리만 컸을 뿐 동물이나 사람에게서 결정적인 증거를 찾지는 못하였다.

이에 대한 증거를 찾기 위해 저자의 연구실에서는 아스파탐을 척추동물인 제브라피쉬에게 3주간 공급하면서 관찰하였다. 이때 비만 환자의 상태를 모방하기 위해 고지혈증 식이를 제공하는 그룹과 정상적인 식이를 제공하는 그룹으로 나누어 아스파탐을 먹이의 5%가 되도록 하여 제공하였다.

제브라피쉬는 1990년대에 최초로 실험동물로서 소개되어 2000년대 이후에 들어와 본격적으로 사용되기 시작한 실험동물이며, 사람의 유전자와 90% 이상 일치하여, 처음에는 유전학, 발생학 등에서 사용하다가 2009년 이후에는 고지혈증/동맥경화의 모델로도 사용되고 있다. 저자의 연구실에서도 제브라피쉬를 많은 실험 모델에 적용하여 알코올 간 손상, 고지혈증, 당뇨유발, 동맥경화, 조직재생모델 등으로 사용하여 2010년 이후에만 10여 편의 국제 논문을 게재하였다.

아스파탐을 급여한 경우 혈청 중성지방이 증가하는 특징을 보였는데, 이는 염증의 증가와 일치하였다. 특히 고지혈증이 유발된 제브라피쉬에게 아스파탐을 공급하였더니 12일 만에 35%의 제브라피쉬가 헤엄을 치지 못하고 뒤집어지면서 폐사하였다.

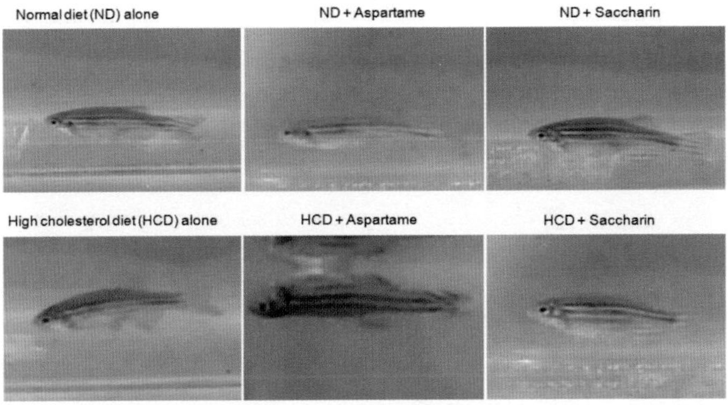

위의 사진에서와 같이 심각한 수영능력의 상실과 두뇌 조직에서 염증의 증가가 일치하였고, 간조직도 손상되어 저자는 이를 국제학술지에 보고하였다. 논문 게재 후 MBC 뉴스데스크의 헤드라인 기사로 전국에 보도되었다(2011년 10월 12일). 뉴스 동영상은 유튜브에서 아스파탐을 검색하면 쉽게 찾아 볼 수 있다.

이후에 많은 방송사에서 인터뷰를 해서 방영되었는데, 소비자에게 새로운 정보를 제공하는데 도움이 되었을 것으로 본다. 논문 게재 이후 미국 식

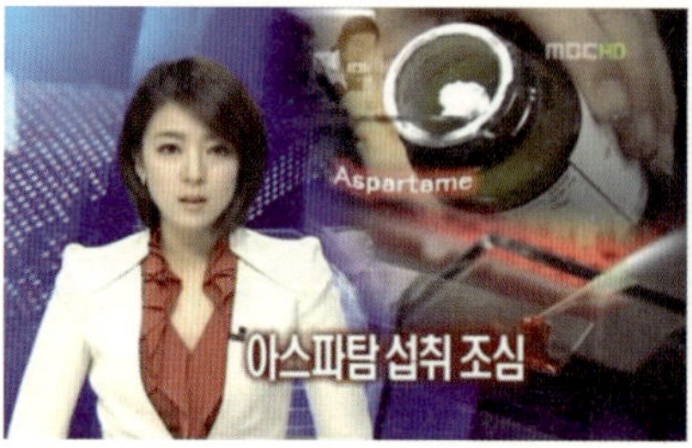

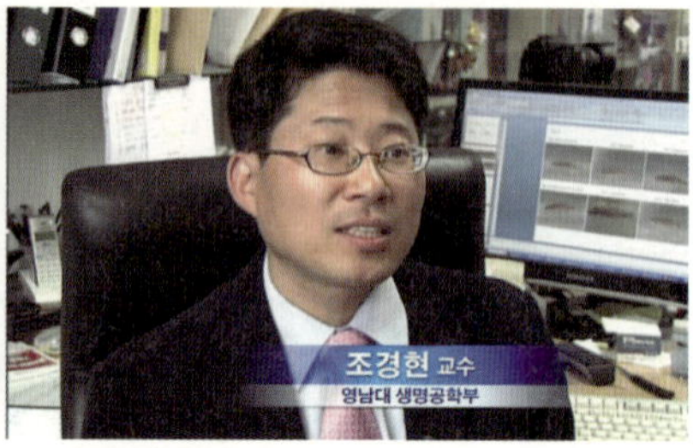

약청에서 아스파탐의 위해성 판단기준으로 저자의 논문들을 사용해도 되겠느냐는 요청을 해와 동의해주었다.

비만 환자들이 자신의 건강을 위해 체중 증가를 막으려고 설탕을 피하고 인공감미료를 더 섭취하는 슬픈 일을 자주 보게 된다. 저자는 그들에게 잠재적인 위험성을 알려주고 싶다.

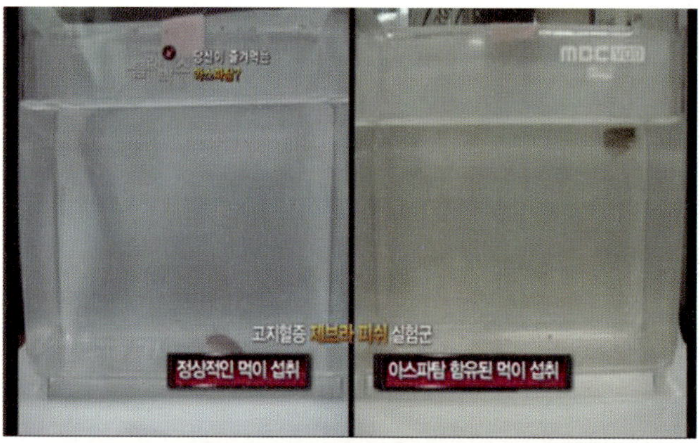

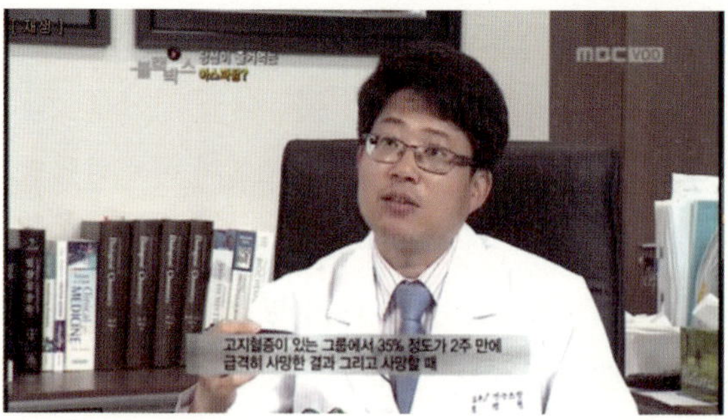

보도 이후에 학부모들로부터 많은 전화를 받았는데, 자기 자녀가 다니는 학교의 급식업체가 아스파탐을 얼마나 사용하는지를 어떻게 알 수 있겠느냐는 것이었다. 특히 어린이나 청소년기에는 아스파탐에 의한 두뇌손상이 더욱 우려되므로, 부모의 심정은 충분히 이해가 된다. 교육청이나 행정당국이 인공감미료의 사용 가이드라인을 정하는 것이 필요해 보인다.

사카린은 1878년 최초로 합성되었으나 1차 세계대전 이후에 설탕이 부족해지자 본격적으로 상업화되었고, 제로 칼로리라는 장점으로 1970년대에 다이어트 용품으로 전성기를 누렸다. 그러나 끊임없는 부작용, 발암작용으로 논란이 되어 왔고 1980년대부터 식품사용에 제한되었다가 2011년에 미국과 세계보건기구에서 발암물질이 아니라는 결론을 내려, 우리나라에서도 규제완화가 추진 중이다. 저자는 사카린이 지단백질과 세포노화에 미치는 영향에 대해 연구하였는데, 사카린이 동맥경화를 촉진하고 피부세포의 노화를 촉진하는 것으로 국제학술지에 보고하였다.

저자의 최근 연구에 의하면 아스파탐과 사카린 모두 사람 피부세포의 노화를 촉진하고, 동맥경화를 악화시킬 수 있는 것으로 나타났다. 아래 그

과당과 인공감미료의 피부세포노화 유발

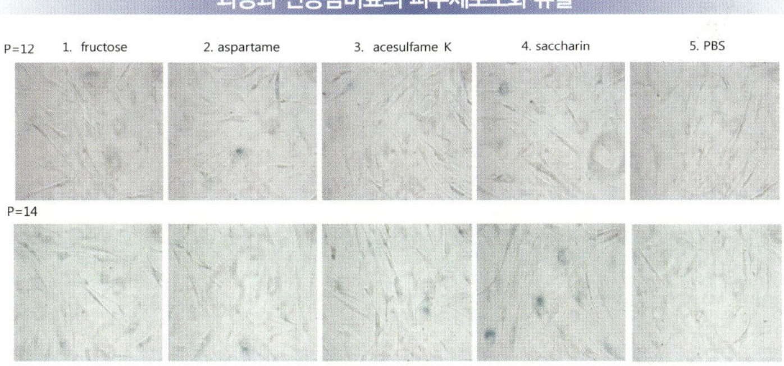

림에서 보는 바와 같이 사람 피부세포에 과당과 인공 감미료를 처리하면서 세포를 배양하면, 사카린을 처리한 세포에서 가장 빨리 세포노화가 관

과당과 인공감미료에 의해 변형된 apoA-I의 피부세포노화 유발

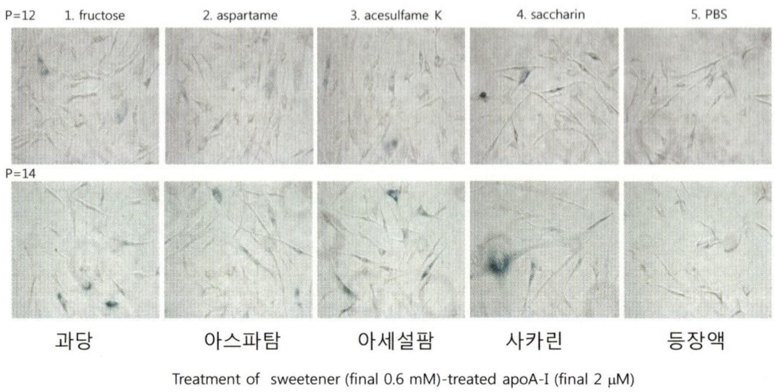

찰된다(노화된 세포는 푸른색을 띠는 염색약으로 볼 수 있다). 이때 처리된 농도는 0.6mM이므로 높지 않은 처리 농도임에도 피부세포의 노화를 촉진함을 알 수 있다.

이번에는 과당이나 인공감미료에 의해 당화 혹은 변형이 일어난 아포지단백질 A-I(apoA-I)을 처리해 보았다. 놀랍게도 인공감미료만 처리한 경우보다 훨씬 더 빠르고 강한 노화 양상을 보여주었다. 등장액만 처리한 세포에서는 전혀 푸른색이 발견되지 않는데 사카린에 의해 변형된 apoA-I을 처리하면 더욱 노화가 촉진됨을 알 수 있다. 이 결과들은 인공감미료들도 위험하지만 변형된 단백질이 더욱 해로우며, 2차 피해가 있음을 암시한다.

약 100년 전에, Vance Thompson은 비만을 연구하는 과학자에게 가장 슬픈 장면은 "뚱보가 감자를 먹는 장면이다"라고 하였다.(Eat and Thin grow, 1914년) 2012년 현재 당뇨와 비만, 동맥경화를 연구하는 저자에게 가장 슬픈 장면은 뚱보가 과당과, 인공감미료가 많이 든 음식을 먹는 장면이 아닐까 한다. 더욱 슬픈 것은 사회·경제적 지위가 약할수록 편의점 등에서 간단히 식사를 해결하려는 빈도가 높아지고 그럴수록 과당시럽과 인공감미료에 더욱 노출될 수밖에 없다는 점이다. 가난이 비만, 두뇌손상, 노화를 가중시킬 수 있으므로 국가에서는 이들을 위한 대책을 세워야한다.

26.
지단백질과 인공감미료

서구식 식사문화가 점점 늘어가고, 바쁜 하루를 살아가는 현대인들은 집에서 음식을 만들어 먹기가 점점 힘들어지고, 외식과 인스턴트 음식의 소비가 늘어나고 있다. 자연스럽게 우리는 부지불식간에 조미료와 인공감미료에 더 많이 노출이 되고, 우리의 혈액에는 아스파탐이나 사카린 같은 인공감미료의 농도가 증가하고 있다.

저자는 이들 인공감미료들이 우리 고밀도지단백질에 어떤 영향을 주는지를 조사하여 논문으로 발표한 바 있다.

아스파탐, 아세설팜, 사카린을 대상으로 아포지단백질A-I과 고밀도지단백질에 처리해본 결과, 아포지단백질A-I의 구조에 변형이 생기고, HDL의 기능이 쇠퇴하여 항산화 항동맥경화 활성이 감소하며, 피부세포의 노화를 촉진하고 염증이 증가함을 발견하였다. 이들 중 특히 사카린은 피부세포의 노화 촉진이 심각하였는데, 재미있는 것은 인공감미료 단독처리보다, 같은 농도의 인공감미료에 의해 변형된 아포지단백질이 더 심각한 피부세포의 노화를 일으켰다는 점이다. 사카린에 의해 변형된 apoA-I이 가장 심각한 피부세포 노화를 유발하였다. 136페이지의 그림에서와 같이 푸른색으로 염색된 세포가 노화된 세포이며, 강도가 강할수록 더 많이 노화된 것이다.

아스파탐에 의해 변형된 apoA-I은 대식 세포에서 동맥경화 유발 효과가 크고 염증 유발 효과를 보였다.

살아있는 동물 시스템에서의 실험을 위해, 제브라피쉬에게 정상 식이 혹은 고지혈증 식이를 공급하면서 3주간 인공감미료들을 먹이의 5%가 되도록 공급하였다. 12일 째에 고지혈증 식이(HCD)와 아스파탐을 소비한 그룹에서 35%정도가 헤엄을 치지 못하고, 수면 위로 떠오르며, 폐사하였다.

이 그룹(HCD + aspartame)의 뇌와 간 조직을 조사하니, 염증이 증가하였고 산화물이 증가하였다. 아스파탐의 섭취가 고지혈증이 있는 사람의 두뇌를 손상할시킬 수 있음을 최초로 증명한 것이다. 논문 게재 후 미국 식약청의 심사관으로부터 아스파탐의 독성 평가에 저자의 논문을 근거로 반영하겠다는 연락을 받았다. 인공감미료 특히 사카린이나 아스파탐의 위험성은 늘 논란이 되고 새로운 위험성이 제기되곤 하였는데, 이 연구는 고지혈증이 있을 때 아스파탐의 두뇌 손상 가능성을 직접 증명한 것이다. 논문 게재 이후에 많은 언론과 방송 매체에 연구결과가 소개되었는데, KBS와 MBC 등의 뉴스와 교양 프로그램에서 전국 방송으로 소개되었다.

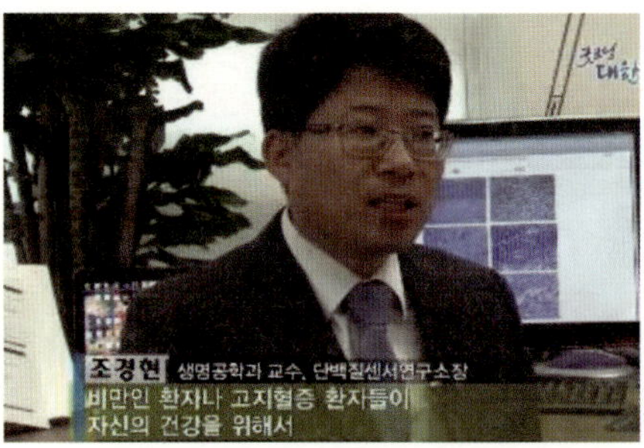
조경현 생명공학과 교수, 단백질센서연구소장
비만인 환자나 고지혈증 환자들이
자신의 건강을 위해서

우리가 부지불식간에 먹는 인공감미료들이 얼마나 해로운지를 보여주는 좋은 예가 될 것이다.

사실 저자의 연구결과를 알리고자 하는 이유는 인공감미료에 감정이 있어서가 아니고, 국민들에게 알려 주고 싶었기 때문이다. 일반인에게는 작은 인공감미료의 위험성이 비만인이나 고지혈증 환자에게는 위험도가 클 수 있기 때문이다. 특히 비만인은 건강관리를 위해 더욱 설탕을 피하고 인공감미료를 찾을 가능성이 큰데, 이것이 그들의 두뇌에 손상을 준다면 얼마나 슬픈 일인가?

특히 실험에 사용한 제브라피쉬는 10주령으로, 사람의 나이로 치자면 10대에 해당하는 어린 물고기들이었다. 따라서 비만, 고지혈증이 있는 어린이, 청소년들이 인공감미료에 노출된다면 두뇌손상과 학습능력의 상실 우려는 더욱 크다고 하겠다. 과학자는 결과를 학술지에 발표하고, 그 의미를 국민들에게 알려줄 뿐이다. 판단은 각자의 몫이다.

27.
다이어트와 단맛의 유혹

사실 단맛을 싫어할 사람은 없을 것 같다, 심지어 개를 포함한 동물들도, 단맛을 좋아한다고 한다. 탄수화물을 뜻하는 그리스어의 어원인 glycose의 glyco-도, 한자어인 당(糖)도 모두 달다는 의미이다. 그래서 사탕수수 등 단맛을 내는 설탕 산물들은 우수한 상품성으로 일찍부터 개발되었고, 19세기의 식민주의자들이 탐내는 품목이었고, 1980년대까지 폭발적으로 그 소비량은 증가하고 있다. 1900년대에는 1인당 2파운드의 설탕을 소비하였지만, 1970년대에는 1인당 24파운드를 소비하였다는 미국 통계가 있다. 설탕은 포도당과 과당으로 구성된 비환원당이며, 사탕수수의 즙을 끓여 만든다.

사람들은 더욱 단맛을 내는 물질에 대한 가격 경쟁력을 높이기 위해 더욱 저렴한 대체 감미료를 찾기 위해 노력하였으며, 설탕을 대체할 수 있는 여러 가지 물질들을 만들었다. 그 중 대표적인 것이 과당 제품들이며, 액상과당, 전환당 등의 다양한 형태로 식품에 첨가되고 있다. 심지어 과당 제품들은 설탕을 대체하여 설탕의 해로운 면을 완화해 줄 수 있는 것처럼 착각하고 있는 소비자들도 많다. 과당은 설탕과 달리 혈압을 급격히 상승시키지 않는다고 알려져, 한 때 당뇨 환자들이 선호하고 권장된 적도 있었다니 웃지 못할 일이다.

그러나 과당은 혈청 중성지방의 농도를 급격히 증가시키고, 당화반응을 촉진하는데, 당화산물 형성 능력이 포도당보다 10배 이상 강하다. 이는 저자의 연구에서도 다른 연구그룹의 연구에서도 공통적으로 확인되었다. 이미 많은 연구에서 혈청 중성지방의 증가는 갑작스러운 염증과 관련 있다는 사실이 밝혀졌다.

사실 혈당이 높은 것만으로 당장 어떤 문제를 일으키지는 않지만, 문제는 장기간 높은 혈당이 단백질에 달라붙는 소위 당화 현상 때문에 혈액의 단백질들이 손상 받는다는 것이다. 아래 그림처럼 일단 당화가 일어나 당화산물이 형성되면 단백질들이 구조적으로, 기능적으로 변형, 훼손되는 연쇄 반응이 일어나는데, 콜라겐끼리 뭉쳐 피부 주름을 만들기도 하고, 세포괴사를 일으키는 신호를 만들고, 헤모글로빈을 손상시키고, 동맥경화와 당뇨가 가속화 된다. 헤모글로빈이 당화된 당화혈색소는 지금도 당뇨진단에 중요하게 사용되고 있다.

당화의 병리적 효과

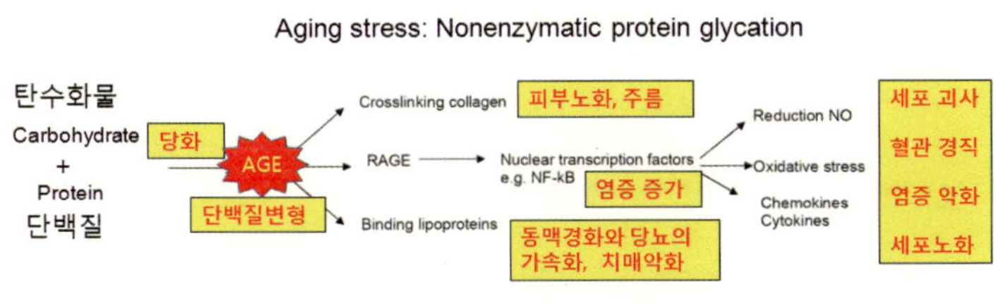

Pathogenetic effects of advanced glycation endproducts (AGEs). By binding and crosslinking extracellular matrix, e.g. collagen, AGEs induces vascular stiffness en increases vascular permeability. The interaction with AGE receptors (e.g. RAGE) induces endothelial dysfunction by reducing nitric oxide (NO), inflammatory reactions, and oxidative stress. Binding to lipoproteins increases the uptake of e.g. low density lipoproteins (LDL) by macrophages, which may lead to the formation of foam cells.

그런데 혈당 중에서도 당화 반응을 일으키는 속도는 포도당보다 과당이 훨씬 더 빠르다. 물론 혈액 속에는 포도당이 더 많이 존재하므로, 포도당에 의한 당화도 상당히 일어나지만, 같은 양이 있을 경우에 과당에 의해서 더 빠른 당화가 일어난다고 할 수 있다. 따라서 과당의 섭취를 줄이는 것이 비만을 예방하고, 당화 반응을 줄이는 좋은 방안이다. 공교롭게도 과당(fructose)과 포도당(glucose)이 합쳐진 이당류가 바로 우리가 즐겨먹는 설탕(sucrose)이다.

따라서 우리가 주식으로 먹는 쌀밥에 의한 당화 반응보다 설탕이 분해된 과당 혹은 과당시럽 제품에 의한 당화가 더 심각하다고 볼 수 있다. 특히 저자의 최근 연구에서 과당은 혈청 고밀도 지단백질의 기능을 훼손하여 동맥경화 악화는 물론, 사람 피부세포의 노화를 촉진하고 배아 독성이 있는 것으로 보고되었고, 2010년 KBS 전국 뉴스에 방영된 적이 있었다.

위의 그림에서 아포지단백질에 과당을 처리하면 단백질의 뭉침 현상이 일어나는데, 이것은 고밀도 지단백질(HDL)의 기능을 훼손하는 주요한 손상으로 동맥경화의 유발, 피부세포의 노화를 촉진한다. 위의 그림 사진과 그래프에서 보는 바와 같이 정상적인 HDL은 피부 노화를 억제하는 작용을 하지만, 당화 변형된 HDL은 피부 세포의 노화를 오히려 촉진한다.

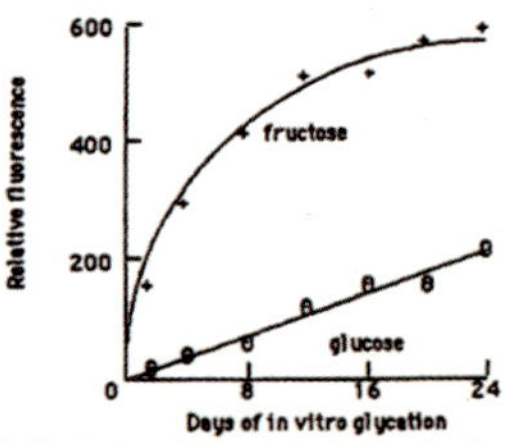

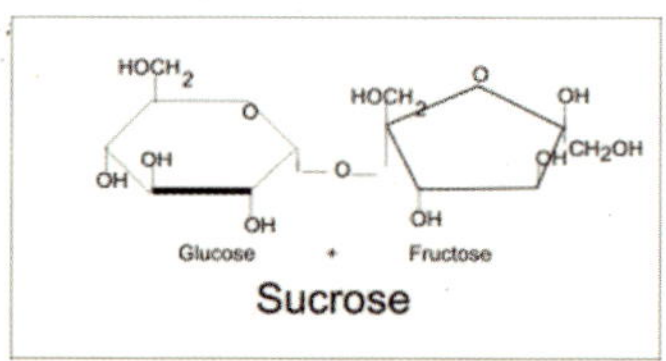

Fig. 2. Fluorescence changes during in vitro glycation of serum albumin by fructose or glucose

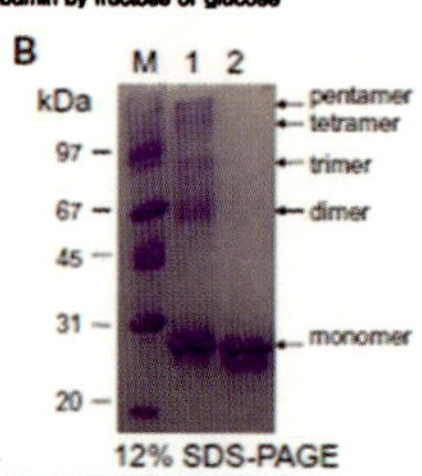

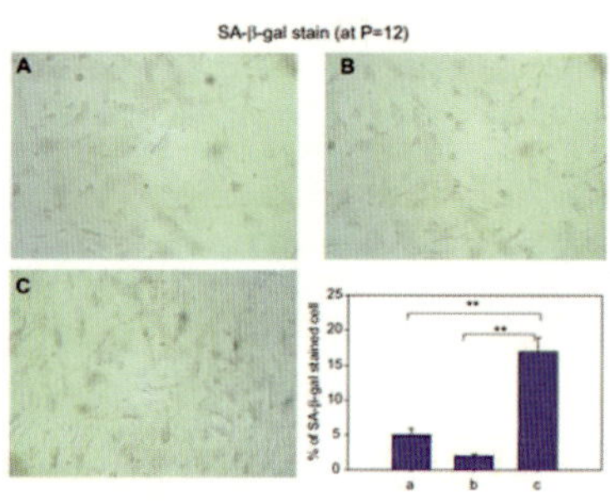

apoA-Ⅰ의 뭉침 현상:
아밀로이드 형성과 유사

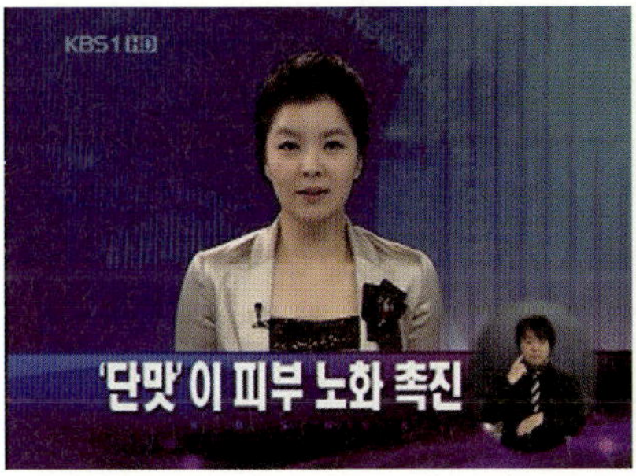

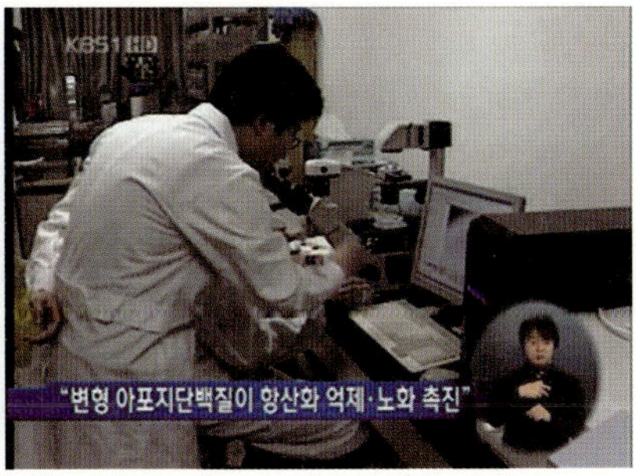

고밀도 지단백질(HDL)은 우리 혈액에서 항산화, 항염증, 항감염 기능을 담당한다. 100세 이상 장수하는 사람들은 고밀도 지단백질이 높다. 따라서 젊을 때부터 HDL을 보호하는 습관을 가지는 것이 건강에 유리하다.

방송 후에 많은 전화를 받았는데, 어느 청년이 과당 때문에 과일을 먹으면 안 되느냐고 질문하여 난처한 적이 있었다. 얼마나 자기의 건강이 걱정되었던 것일까? 과일은 glycemic index가 낮아 당화반응을 일으킬 소지가 낮으므로 안심하고 먹어도 된다고 답해주었다. 식품첨가물로 들어가는 과당들은 과일에서 추출된 것이 아니라 옥수수를 고도로 정제해서 만들어진 것(고과당 콘시럽, high-fructose corn syrup, HFCS)이다. 따라서 인위적인 과당, 특히 고농도의 콘시럽이 나쁜 것이지 과일이 나쁜 것이 아니다. 과당은 세포 내로 들어갈 때, 인슐린의 도움이 필요 없고 인슐린의 농도를 증가시키지도 않는다. 과당의 과도한 소비는 당뇨와 비만의 증가와 직접적으로 연관이 있고, 인위적으로 과당을 식품(드링크 류)에 첨가하는 것은 위험하다. 그러나 꿀이나 과일 등 자연에 존재하는 과당 섭취로 인한 피해는 제한적이고 당지수(glycemic index) 또한 낮다.

당뇨 위험이 높거나 다이어트에 신경 쓰는 사람들은 설탕을 피하기 위해 무설탕 제품을 찾게 되는데, 이때 주의해야 할 것이 액상과당이다. 설탕보다 6배나 더 달지만 가격은 저렴하여 설탕 대체품으로 식품에 많이 첨가되고 있다. 콘시럽, 옥수수시럽, 과당시럽, 요리당 등으로 판매되고 있는 액상과당들은 단가가 저렴하면서도 달고 무설탕 제품이기 때문에 소비자를 현혹하여 판매량을 늘릴 수 있으니 식품업자들에게는 일거양득이다.

2012년에 발표된 연구(Global Public Health 2012: 1-10)에 따르면 HFCS를 많이 소비하는 나라일수록 제2형 당뇨의 발병 위험이 20% 더 높다고 한다. 특히 전 세계적으로 당뇨가 증가하는 것은 HFCS 사용량 증가와 연관있다고 보고되었다. 가장 많이 소비하는 나라는 미국으로 연간 1인당 약 25kg 을 소비하였고, 소비가 두 번째로 많은 나라는 헝가리였는데 연간 1인당 16kg을 소비하였다. 우리나라는 8위로 1인당 연간 약 6kg 정도를 소비하였다. 놀랍지 아니한가? 그래서 우리나라가 OECD 국가중 당뇨 발생 비율이 1위이구나! 를 알 수 있다. 차라리 설탕이 들어있는 음료가 더 안전하다고 볼 수 있다.

단백질의 당화는 혈액 속에서 늘 일어날 수 있지만 과당에 의한 당화는 특히 피해가 큰데, 엘라스틴을 공격하여 피부의 탄력을 감소시키고, 안구의 수정체 단백질을 손상시켜 시력에 장애를 주며, 콜라겐을 공격하여 뼈와 피부 혈관을 뻣뻣하게 만든다. 따라서 젊음을 유지하려면 설탕과 콘시럽 등 과당과 단맛을 피하는 것이 좋을 듯하다. 과당류가 가장 많은 제품이 콜라 등의 탄산음료인 소프트 드링크류일 것이다. 1992년에 미국인들은 113L의 탄산음료를 소비하였지만 2002년에는 204L를 소비하였다. 우리나라도 별 반 다르지 않을 것이라고 본다. 특히 업체에서는 과당시럽의 가격이 매우 저렴하므로, 영업 마진을 극대화하기 위해 설탕은 줄이고 고과당 시럽의 첨가량을 계속 늘리고 있다.

코카콜라의 광고에 북극곰이 콜라병을 따며 미소를 짓고 있는 “오픈 해피니스”라는 광고 문구가 등장한다.

과연 행복이란 무엇인가? 그 북극곰들이 콜라를 마신 뒤에 일어나는 뒷

이야기들을 담은 유튜브 동영상이 저자의 트위터(kcho6877@)에 소개되어 있다. 원작 동영상 제목은 The Real Bears이다.

28.
당화된 단백질의 독성

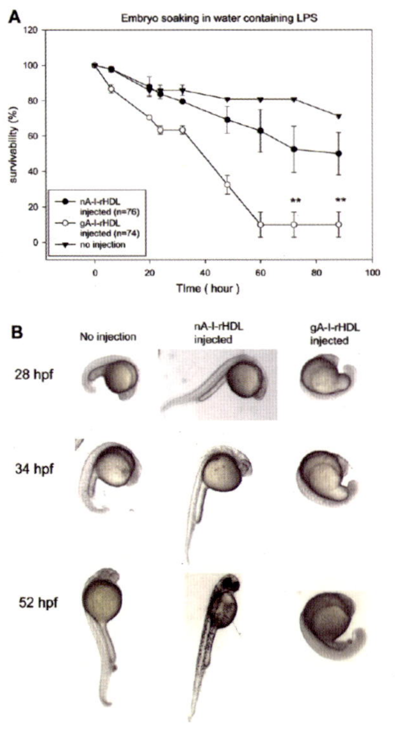

Fig. 2. A. Survival of zebrafish embryos exposed to water containing LPS (final concentration, 100 μg/mL). Prior to soaking, the embryos had previously been injected with 56 ng of nA-I-rHDL or gA-I-rHDL. **, $p < 0.01$ versus nA-I-rHDL. B. Representative photograph of changes in embryo stage during bathing in water containing LPS during 52 hpf post-injection of nA-I-rHDL or gA-I-rHDL.

저자는 우리혈액에서 염증을 억제하는 역할을 하는 고밀도지단백질과 아포지단백질의 기능이 당화에 의해 훼손되며, 피부노화를 촉진함을 밝혔다. 더 나아가, 변형된 아포지단백질은 배아의 발달을 느리게 하고 염증을 일으켜 배아를 죽게 한다는 것을 국제학술지에 보고하였다. 제브라피쉬 배아를 모델로 실험을 해 보았는데, 염증을 일으키는 독성이 있는 물질이 녹아 있는 사육수에 배아를 넣어주면 배아가 쉽게 죽고, 발달 속도가 느려짐을 알았다.

이때 건강한 정상적인 HDL을 주사하면, 배아의 생존율이 향상되고, 발달속도가 빨라짐을 알 수 있었다. 이는 HDL의 좋은 기능들이 염증으로부터 배아의 사멸을 보호한 것으로 보인다. 그러나 과당에 의해 당화된 HDL을 주사하면 배아의 사멸을 오히려 증가시키고, 배아의 발달이 현저히 느려짐을 알 수 있었다.

당화로 인해 단백질에 독성 물질이 증가함을 잘 보여주는 것이다. 이러한 독성물질의 증가가 혈관의 염증뿐만 아니라 배아 독성의 발달에까지 영향을 미치므로, 임산부는 특히 체내에 당화물이 적게 생기도록 하는 것이 중요하다.

LDL보다 더 위험한 것이 산화된 LDL, 즉 oxLDL이라고 하였는데, 아래 그림에서와 같이 정상적인 LDL은 배아의 발달을 방해 하지 않는데 비해 oxLDL은 배아의 사멸을 증가시키고, 배아의 발달을 느리게 한다. 이러한 oxLDL의 독성을 중화시킬 수 있는지 알아보기 위하여 정상적인 HDL을 같이 주입 해본 결과, 배아의 사멸이 감소하고, 배아의 발달 속도가 회복하는 것을 알 수 있었다. 그러나 당화된 HDL을 같이 주입하면 오히려 배아의 사멸이 더 증가하고 속도는 더욱 느려짐을 알 수 있었다.

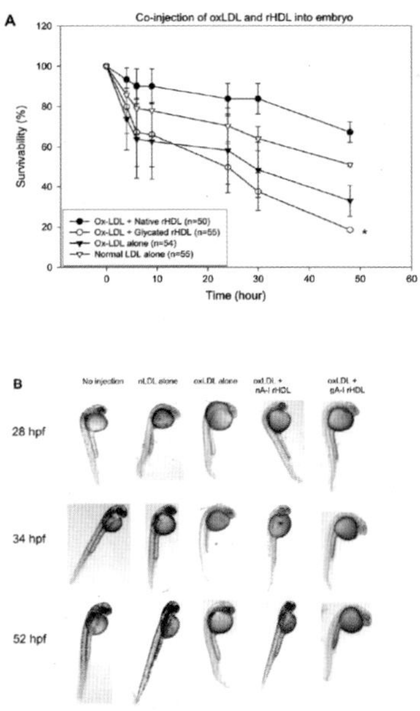

Fig. 1. A. Survival of zebrafish embryos which had been injected with a mixture of oxLDL (13 ng of protein) and either nA-I-rHDL or gA-I-rHDL (26 ng of protein). *, $p < 0.05$. B. Change in embryo stage after injection of LDL alone or a mixture of oxLDL plus nA-I-rHDL or gA-I-rHDL at 48 h. Native LDL-, oxLDL-, or gA-I-rHDL-injected embryos showed greater mortality at 48 h with an attenuation in the speed of development.

배아의 사멸과 발달 속도의 느려짐이 실제로 배아의 내부에서 염증 반응 산물이 증가하고 있는지를 확인하기 위해 활성산소종을 빨간색 형광으로 염색할 수 있는 방법으로 배아를 염색하였다. 아래 그림과 같이 oxLDL 단독으로 주입한 경우 배아의 사멸이 늘면서 빨간색 형광도 48시간 만에 증가하였다. 여기에 염증을 억제할 수 있는 항산화제인 비타민 C 혹은 정상적인 HDL을 공동 주입하자 배아의 사멸이 감소하고, 빨간색 형광이 현저히 감소하여 산화물이 감소함을 보여주었다. 그러나 당화된 HDL을 공동 주입하면 배아의 사멸이 더욱 증가하고, 빨간색 형광도 가장 증가하였다. 이는 oxLDL의 독성을 항산화제인 비타민C나 정상 HDL은 막을 수 있는데 비해 당화된 HDL은 막을 수 없음을 의미한다.

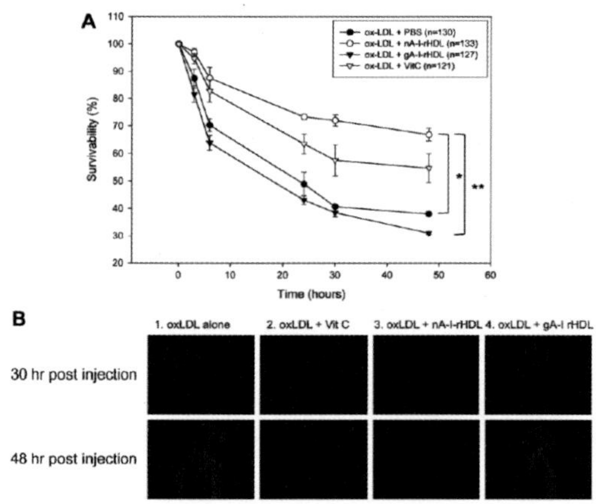

저자의 선행 연구 중에 노인들의 HDL과 청년들의 HDL을 분리 하여 항산화력과 특성을 비교한 것이 있다. 그 결과 노인들의 HDL이 당화된 HDL과 유사하였고, 이를 국제학술지에 보고한 적이 있다. 노인들의 HDL을 제브라피쉬의 배아에 주입한 경우에도 배아의 사멸을 촉진하고 배아의 발달을 느리게 함을 발견하였다. 역시 노화와 당화는 매우 밀접한 관계를 맺고 있음을 알 수 있었다.

29.
당화 억제와 수명연장

우리는 출생에서 사망까지, 살아가는 동안 산화와 당화에 의한 노화 스트레스를 피할 수가 없다. 왜냐하면 우리는 생존하기 위해 반드시 음식을 먹어야 하고, 흡수된 탄수화물은 혈액을 타고 전신으로 가는 도중에 당화 반응을 계속 일으키기 때문이다. 이제 세포 내에 도착한 탄수화물은 분해되어 에너지로 전환되는데, 이때 미토콘드리아에서 전자전달계를 가동하여야 하고 마지막 단계에서 산화물인 활성산소가 필수적으로 생성된다. 아이러니하게도 우리가 생존하기 위한 행위와 과정 때문에 우리는 늙어가고 죽는 것이다. 그러나 사람마다 수명이 다른 것처럼 노화 정도에 대한 반응도 다른데, 노화 스트레스를 얼마나 효과적으로 억제하는가에 따라 노화의 진행 정도가 다를 수 있다.

먼저 당화 스트레스에 의한 방어를 잘 하려면, 당화물의 생성을 최소화하는 것이 중요하다. 당화 반응을 최소화하려면 어떻게 해야 할까? 당화 반응이 잘 일어나는 탄수화물의 섭취를 줄이는 것이다. 우리가 흔히 음식으로 접하는 탄수화물 중에서 과당(fructose)이 강한 당화 반응을 일으킨다. 특히 과당을 농축해서 만든 과당시럽은 가장 빠르고 강한 당화반응과 염증 반응을 일으킨다. 그런데 신기하게도 우리가 늘 먹는 주식(쌀밥, 밀, 보리, 감자 등)에 많은 탄수화물인 포도당은 당화반응을 일으키는 능력이 현저히 약한데 과당의 1/8~1/10 수준이다. 저자는 노화학에 관한 연구와 문헌조사를 하면서 놀라운 사실을 발견한 적이 있다. 우리나라의 90세 이상 장수인들 중에 흰쌀밥을 매끼마다 한 그릇씩 충분히 드신 분들이 상당히 많다는 것이다. 소식했다거나, 혼식을 한 경우는 많지 않았다. 왜 우리가 알고 있는 상식과 맞지 않았을까? 그중에 하나의 이유는 쌀에 풍부한 포도당은 당화반응을 별로 일으키지 않는다는 것과 관련 있을 것으로 해석된다. 그런데 장수인들은 특히 라면 같은 밀가루류의 음식은 많이 소비하지 않았다고 한다.

우선 밀가루에 들어있는 탄수화물은 흡수가 잘 되고 당지수가 높다. 즉 흡수가 잘 되니, 에너지가 빨리 만들어지고 그만큼 남는 에너지는 지방으로 저장된다. 아래 그림과 같이 일반적인 식품의 당지수는 50~70이 평균이고, 밀가루 자체는 55지만 가공 식품화 된 식빵(91), 라면(72) 등의 당지수는 높다. 가공·공정을 통해 더욱 흡수가 잘 되는 탄수화물로 변화한 것이다.

따라서 평소의 음식 습관이 당지수가 높은지를 알면 당뇨의 예방에 도움이 될 수 있다.

만약 독자들이 좋아하는 음식들이 왼쪽에 주로 있다면, 혈당 상승률이

당 지수: 음식속에 포함된 탄수화물이 혈당을 상승시키는 능력을 수치화

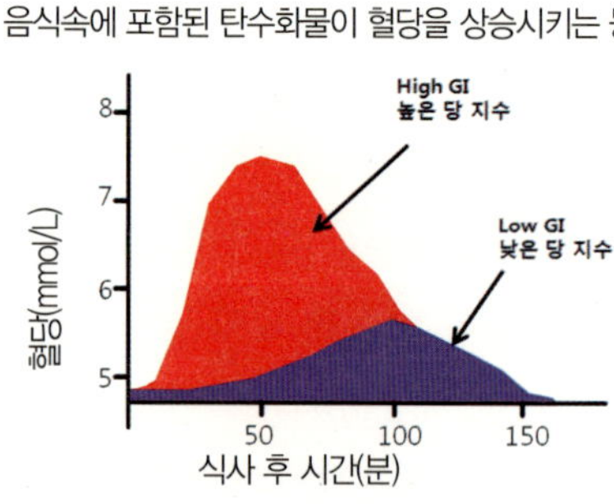

높아지고 인슐린에 대한 저항성이 높아질 가능성이 높으므로, 오른쪽의 음식들을 좋아하도록 노력해야 한다. 물론 맛나는 것들은 거의 왼쪽과 중간에 몰려있다.

〈당 지수 낮은 음식〉

음식	당 지수 GI	칼로리 100g당
보리밥	25	357
구운고구마	44	120
바나나	52	93
계란	30	151
드링킹요구르트	33	65
사과	28	49
배	38	51

음식	당 지수 GI	칼로리 100g당
포도	25	60
자두	39	34
토마토	30	34
브로콜리	25	33
오이	23	14
딸기	29	34
우유	25	67

◀◀◀High Low▶▶▶

당 지수가 높은 식품 70↑		당 지수가 보통 식품 55~69		당 지수가 낮은 식품 55↓	
바게트	93	카스테라	69	바나나	52
쌀밥	92	보리밥	66	포도	46
도넛	86	파인애플	66	양배추	26
떡	85	파스타	65	땅콩	14
감자	85	호밀빵	64	사과	36
우동	85	아이스크림	63	귤	33
찹쌀	80	치즈피자	60	토마토	30
옥수수	75	패스츄리	59	버섯	30
라면	73	머핀	59	우유	25
팝콘	72	고구마	55	미역	16

무설탕 제품 바르게 보기

당뇨 위험이 높거나 다이어트에 신경 쓰는 사람들은 설탕을 피하기 위해 무설탕 제품을 찾게 되는데, 이때 주의 해야 할 것이 액상과당이 첨가된 제품이다. 설탕보다 6배나 더 달지만 가격은 저렴하여 설탕 대체품으로 식품에 많이 첨가되고 있다. 다양한 이름(콘시럽, 옥수수시럽, 과당시럽, 요리당 등)으로 판매되고 있는 액상과당들은 단가가 저렴하면서도 달고 무설탕 제품이기 때문에 소비자를 현혹하여 판매량을 늘릴수 있으니 식품업자들에게는 일거양득이다.

30.
장수와 식단

노화 연구의 목표는 노인들의 건강을 향상시키는 것이다. 1930년대에 설치류를 대상으로 한 식사제한 실험에서 수명연장 효과가 최초로 발견되어, 다양한 노력으로 수명 연장이 가능한 것임을 알게 되었다. 그 이후 수많은 동물실험에서 열량제한이 수명연장에 효과가 있음이 증명되었다. 그 중에서 2009년에 미국노화연구소에서 레수스 원숭이를 대상으로 20년 동안 서로 다른 양의 식사를 제공하는 연구를 진행하였다. 대조군보다 70%의 식사만 제공한 그룹에서 노화 관련 질병이 감소하였고 더욱 건강해졌다고 보고되어 식사량 제한이 절대적인 진리인 것처럼 보이는 듯 했다. 그러나 2012년에 같은 미국노화연구소가 보고한 논문에서는 상충되는 결과가 보고되었는데, 비슷한 식사량 제한에서 당뇨와 암의 발생은 감소하였지만, 심혈관 질환의 발병과 사망률은 감소하지 않았다는 것이다. 이들 결과를 바탕으로, 동서양을 통틀어 100세 이상 장수한 건강인들의 특징은 무엇인지 알아보자. 먼저 식생활에서 찾아본다면 2012년 사망한 생존 최고령자들(베시 쿠퍼 116세, 디나 맨프레디니 115세 등)은 정크푸드를 먹지 않는다고 했다. 이들은 모두 미국인이었는데, 정크푸드가 가장 많이 범람하는 나라에서 정크푸드를 먹지 않았다니 대단한 일이다. 이 외에도 우리나라의 100세인 연구에서도 공통적인 생활습관 중 하나가 남의 일에 간섭하지 않는다는 것을 알았다. 남의 일에 간섭하다보면, 자기가 가장 심리적인 스트레스를 받을 것이다. 그저, 2013년 6월에 향년 116세로 타계한 일본인 기무라 제에로몬 옹은 세계 최고령 인물로 기록되기도 하였는데 그의 생활철학은 "하루를 충실히 살아내자"였다고 한다. 남이야 뭘하든 자기 일만 충실히 하면서 마음 편하게 사는 것이 장수의 지름길일 것이다.

정크 푸드에 풍부한 대체 감미료에 의한 피해

노화의 가속화

- 과당에 의한 당화는 특히 피해가 큼.
- 엘라스틴을 공격하여 피부의 탄력을 감소시킴.
- 안구의 수정체 단백질을 손상시켜 시력에 장애를 줌.
- 콜라겐을 공격하여 뼈와 피부 혈관을 뻣뻣하게 만듦.

젊음을 유지하려면 설탕과 콘시럽 등 과당과 단맛을 피하는 것이 좋음.

과당류가 가장 많은 제품이 콜라 등의 탄산음료인 소프트 드링크류일 것 이다. 1992년에 미국인들은 113L의 탄산음료를 소비하였지만 2002년에는 204L 를 소비하였다. 우리나라에서도 별반 다르지 않을 것이라고 본다. 특히 업체에서는 과당시럽의 가격이 매우 저렴하므로, 영업 마진을 극대화하기 위해 설탕은 줄이고 고과당시럽의 첨가량을 계속 늘리고 있다.

31.
철분과 건강 유지

많은 사람들은 철분이 몸에 좋은 것이라고만 생각하고 있다. 그래서 대개 피곤이 풀리지 않으면, 혹은 임신하면 당연한 듯이 철분 강화제를 권한다. 적당량의 철은 반드시 필요하다. 왜냐하면, 우리 몸의 구석구석 산소전달이 필요하고, 산소를 전달하는 헤모글로빈은 철 원자가 4개 있어서 4분자의 산소와 결합하기 때문이다. 따라서 철이 없으면, 산소부족, 빈혈이 유발된다. 이외에도 유전자의 합성, 효소 활성 조절 등 철이 생존을 위해 필요한 것은 사실이나 철의 농도가 높은 것이 반드시 좋은가?

사람에게 철분이 필수적인 것처럼, 모든 생명체 특히 세균도 철이 필수적이다. 따라서 고등생명체는 세균이 들어오면 감염되지 않기 위해, 증식을 막기 위해, 혈액 속에 철을 감추는 능력이 있다. 심지어 달걀도 세균으로부터 자기를 보호하는 능력이 있는데, 철은 모두 난황(노른자)에 있고, 난백 (흰자)에는 없다. 그래서 세균이 계란 껍질을 통해 침입해도 철이 있는 노른자까지 도달하기가 어려우며, 흰자에는 철과 강하게 결합할 수 있는 conalbumin이라는 단백질이 존재하여 철을 가진 세균과 결합하여, 세균이 더 이상 움직이지 못하도록 한다. 그래서 날계란이 실온에서도 장기간 보존 가능한 것이다.

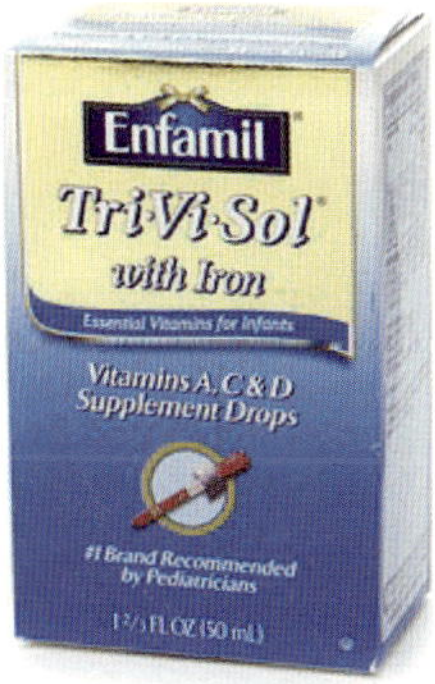

우유에 비해 모유에는 락토페린이라는 철 결합 단백질이 10배 더 많이 존재하지만, 철분 함량은 1/2수준이다. 따라서 모유를 먹은 아이가 분유(특히 철분 강화 제품)를 먹은 아이보다 훨씬 더 세균에 감염될 확률이 낮다. 왜냐하면 모유는 철분이 과도하지 않고, 감염에 대비하여 저장 능력이 우수하기 때문이다.

같은 생활환경에서 분유를 소비한 아이들의 사망률이 모유를 소비한 아이보다 5배 이상 높다고 한다. 가난한 나라의 어린이들이 철분 부족으로 빈혈에 노출된다고 알려진 것은 피상적인 조사결과에 의존 한 것으로 잘못된 정보이다. 위생상태가 불량한 지역의 어린이들은 철분이 부족한 것이 아니라 세균 감염을 피하기 위한 방어 때문에 철분을 저장 단백질(페리틴, ferritin이라고 한다) 속에 감추고 있는 경우가 많다.

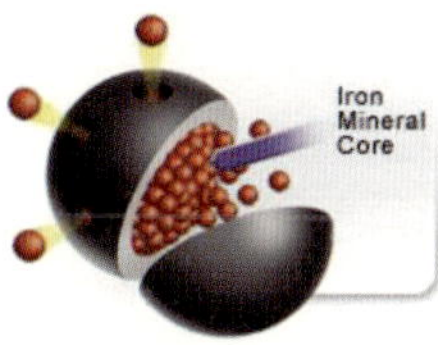

페리틴 (ferritin)

즉, 철분 부족이 아니라 철분을 세균에게 빼앗기지 않기 위해, 페리틴에 저장하고 있는 것이다.

그래서 이런 어린이를 발견한 의료진이 응급조치를 한답시고 철분을 주사하는 것은 어리석은 짓이다. 이 어린이들은 철을 저장할 수 있는 단백질이 모란 것이기 때문에, 철분을 주사하면 혈액에 철이 자유롭게 넘쳐나게 되고, 세균의 감염은 더욱 늘어나서 오히려 어린이의 상태를 악화시키거

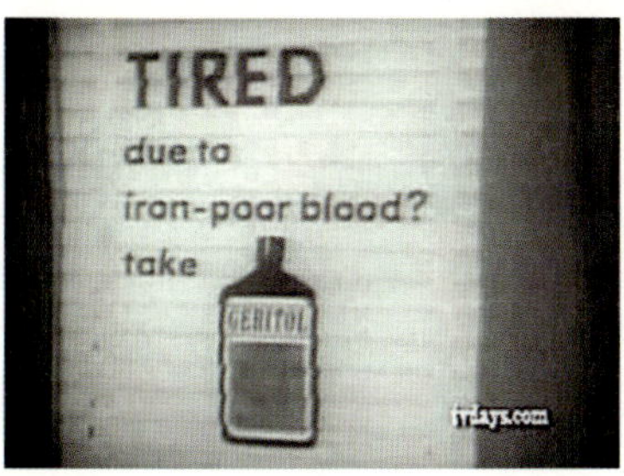

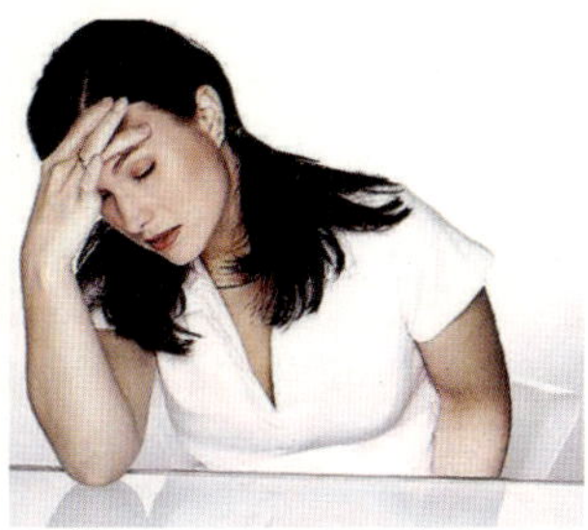

나 사망에 이르게 할 수 있다. 얼마나 어리석은 짓인가? 따라서 철은 많아도 안 되고 적어도 안 된다.

많은 사람들이 만성 피로가 생기면 빈혈로 자가 진단하여 철분 보충제를 사먹는 경우가 많다. 그러나 빈혈은 철분의 농도와 철 저장단백질인 페리틴의 농도, 헤모글로빈의 농도 등을 다각적으로 측정하여 면밀하게 검토해야 하는 것이므로 의사에게 진단 받아야만 한다.

적절한 철의 농도를 판단하는 기준은 아래와 같다.

적정한 철 농도

철농도	혈청에 있는 철	페리틴 농도	헤모글로빈
적정수준	50 ~ 100	〈50 ~ 〉10	남성 13 ~18 여성 12 ~16
과도한 철 공급	정상 ~ 높은	〉100	정상
혈색소 침착증	증가된	〉100*	증가된
감염	낮은	〉100	정상 ~ 낮은

* 대부분 매우 높다. 혈청 트란스페린의 포화도 증가와 일치한다.

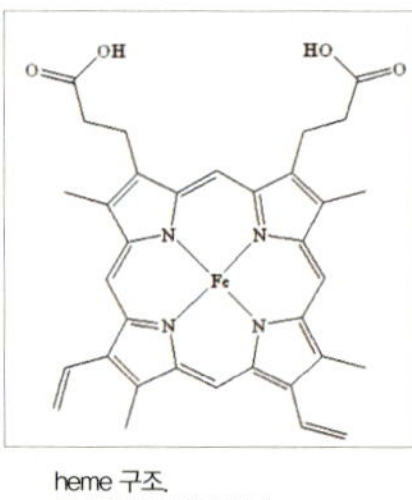

heme 구조.
한가운데에 철이 있다.

우리 몸에 철은 두 가지 형태로 존재할 수 있는데, 아래의 화학구조처럼 heme 구조의 내부에 붙어있는 경우와 그렇지 않은 경우가 있다. 붙어 있는 경우를 heme-iron이라고 하는데 주로 붉은 고기에 많고, 그렇지 않은 경우는 non-heme iron이라고 부르는데 대부분 식물에서 유래한다. 우리 몸은 heme 구조에 붙어 있는 철을 흡수하는 능력이 더 크다고 한다. 여기에 비타민C가 있으면 heme에 붙어 있지 않은 철을 흡수하는 능력이 4배 이상 커진다. 과당이 존재할 때에도 흡수 능력이 커진다.

우리가 하루에 1~2mg의 철분을 손실하는데 주로 땀, 소변, 피부 박리, 손톱 제거 등을 통해 일어나는 자연스러운 현상이다. 음식을 통해 우리 몸에 들어오는 10~20mg의 철분 중에 10% 정도만 몸에서 흡수한다. 따라서 자연스럽게 손실과 획득의 균형이 맞는다. 이 균형이 깨지거나 너무 많은 철분을 흡수하여 페리틴에 저장할 수 있는 한계가 오면 문제가 생긴다.

우리 몸에는 철분을 효과적으로 제거할 수 있는 방법이 없으므로 계속 축적 될 수밖에 없다. 그래서 우리는 오래된 철분을 계속 재사용하는데 특히 적혈구의 헤모글로빈에서 주로 사용된다. 철은 매우 중요한 기능을 하므로, 늘 충분한 양을 확보하려는 기능과 손실을 억제하려는 메커니즘이 존재한다. 그래서 철을 적절히 제거하기가 쉽지 않다.

왜 철분이 과도하면 위험한가? 우리 몸에는 철분을 저장하는 능력이 한계가 있고, 철분을 사용하는 요구에도 한계가 있다. 따라서 과도한 철분은 반응성이 강한 형태로 자유롭게 체내의 여러 곳을 돌아다니며 공격할 수 있다. 특히 심장과 간에서 혈철소(철분을 함유한 황갈색 색소)가 축적되는 hemosiderosis가 일어나면 매우 위험하다.

현대인들의 철분 농도는 계속 증가할 가능성이 크다. 그 이유는 첫째 철분강화 베이글, 철분강화 시리얼, 철분강화 우유/분유 등과 같은 철분 강화 제품의 소비가 계속 늘고 있기 때문이다.

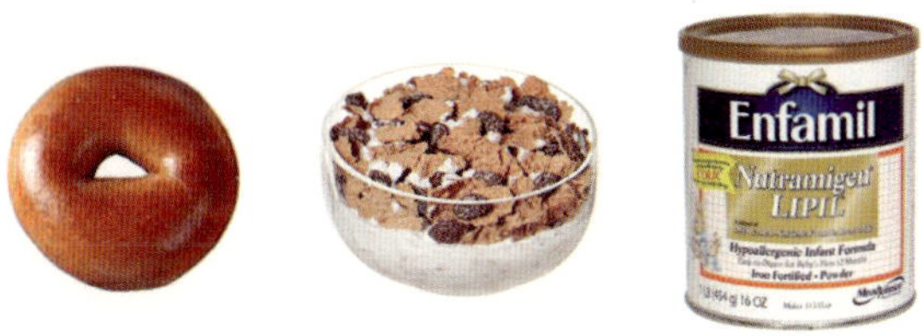

혈중 철분이 과도하다면 제거하여야 하는데, 가장 좋은 방법이 헌혈이다. 이때 주의할 것은 자신에게 철의 농도가 얼마인지를 아는 것이 가장 중요하다. 철의 저장량을 낮추기 위한 헌혈 횟수는 페리틴의 농도를 기준으로 아래와 같다. 물론 헌혈 후에는 최소 두 달을 기다린 뒤에 다음 헌혈을 해야 한다. 페리틴 농도가 50 근처까지 떨어지면 적정 수준이므로 추가적인 헌혈로 철의 농도를 낮출 필요는 없다.

페리틴	필요한 헌혈 회수
75~100	1
〈200	2
〈300	3
〈400	4
〈500	5
〈600	6

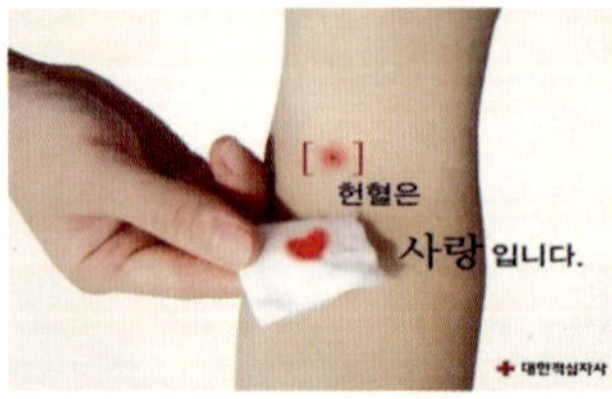

여자의 경우 생리주기 때 손실되는 철분의 양이 하루에 0.6~1.0mg인데, 이 정도의 양은 쉽게 보충된다. 따라서 정상적인 식사를 하는 여자가 생리 때문에 빈혈에 걸릴 확률은 매우 낮다. 십대 소녀들이 채식 식사만을 할 때 빈혈이 유발 될 수 있다. 날씬한 몸매를 얻으려고 채식만을 하는 것은 오히려 빈혈이 유발되어 학습능력에 지장만 가져온다. 이 책의 전반에 걸쳐 우리는 날씬함을 얻으려면 양질의 리피드와 단백질이 필요함을 배웠다.

32.
내출혈과 빈혈, 철분 중독

우리는 몸 밖의 출혈은 통증과 시각으로 금방 알아차린다. 그래서 지혈도 하고 대책을 세울 수 있다. 그런데 만약 위장이나 소장에서 출혈이 있다면 알아차릴 수 있을까? 식도염, 위궤양, 위암, 대장암 등의 심각한 질병으로 장기 내에 출혈이 있어도 우리는 알 수가 없다. 다만 흘린 피는 결국 변으로 빠져나오므로 변을 유심히 관찰하면 알아차릴 수도 있다. 위장 내에서 출혈되면 변의 색이 검어지고, 끈적해진다. 피는 물보다 진하기 때문이다. 본인은 모르는 채로 위장관 출혈이 지속적으로 일어난다면 결국 빈혈이 유발될 수 있고, 이것은 빈혈이 문제가 아니라 심각한 장기의 손상을 야기하는 질병이 진행중 임을 의미한다. 평소 건강을 챙기려면, 잠시나마 자신의 변기 속을 자주 들여다 볼 필요가 있을 것 같다.

한때는 빈혈이 대장암의 첫 번째 신호였다. 남자가 빈혈이 생기면 가장 먼저 위장관 출혈을 의심하여야 하는데, 많은 경우 건장한 남자의 빈혈은 직장암 등과 연관 있다. 사실 빈혈이야 일시적인 증상일 수 있고, 철분 보조제 복용이나 붉은 고기 섭취로 회복될 수 있다. 그런데 잊지 말아야 할 것은 빈혈이 확진되기 전에는 철분 처방을 받아서는 안 된다는 점이다. 빈혈을 확진할 수 있는 가장 좋은 방법은 혈청의 페리틴 농도를 측정하는 것이다.

페리틴은 마치 큰 보관함처럼 당장 사용할 필요 없는 철분을 보관한다. 철은 혼자 돌아다니게 되면 매우 위험한 물질이 되므로, 마치 방사능 폐기물을 봉인하듯이 안전하게 수거하는 것이다. 페리틴 1분자가 4~5천개 원자의 철을 보관할 수 있다고 하니 대단하다. 페리틴은 거의 대부분의 세포에서 합성된다. 두뇌와 간에 특히 많은 페리틴을 보유하고 있는데, 이는 두뇌와 간에서 철이 노출되면 위험을 더 많이 받기 때문인 것으로 해석된다. 왜냐하면 철은 산화력이 매우 강해 자유라디칼의 생성으로 세포에 해로워서, 특히 뇌세포와 간세포에 손상을 잘 일으킨다.

남자는 약 4그램, 여자는 약 3.5그램, 어린이는 약 3그램의 철분이 몸 속에 있고, 그중의 70%는 헤모글로빈에, 15%는 미오글로빈과 효소에, 14% 정도는 페리틴에 저장되어 있다. 나머지 1% 정도가 혈액을 따라 자유롭게 다니는 형태인데, 이런 철이 라디칼로 쉽게 변하므로 위험하다. 따라서 정확한 진단 없이 철분 처방을 받아 섭취하면, 혈중 철 농도를 올려 중독에 빠질 수 있다. 실제로 미국 캘리포니아 주의 6세 이하 어린이 중 3,500명이 철 중독이며, 어린이 사망원인의 주요인자라고 한다. 체중 1kg 당 30mg의 철분이 있으면 독성을 나타낼 수 있고, 체중 1kg 당 250mg 철분이면 치사량이라고 한다. 사람에게 주사 투여의 경우 체중 1kg 당 60mg의 주사를 투여해도 사망할 수 있다.

우리나라를 포함하여 주요 선진국에서 사용되는 건강 보조용 철분 함유 제품은 120종류가 넘고 이들 중에는 처방전 없이도 구입 가능한 오버 더 카운터(over the counter) 제품도 상당수 있다. 그래서 우리는 피곤하면, 자가 진단으로 빈혈이라 생각하고, 철분제품을 쉽게 약국에서 구해 먹다가 중독 될 가능성이 있다. 건강을 걱정하여 한 행동인데, 무지 때문에 걱정을 망치는 경우이다.

철분 중독은 4단계로 나누어진다.

1단계 : 철분제 복용/투여한지 6시간 이내에 갑작스러운 위장관 통증이 생기는데, 토하거나 설사가 수반된다. 이 증상이 지속되면 쇼크, 혼수상태, 경련, 사망에 이를 수 있다.

2단계 : 복용/투여한지 6~24시간 내에 위의 1단계 증상이 사라진 것처럼 보인다. 하지만 이때에도 안심하지 말고, 철분 중독의 진단이나 치료 처치를 계속 해야 한다.

3단계 : 철분제 복용/투여한 지 12~48시간 이내에 간부전 혹은 신부전이 발생할 수 있고 심혈관계의 마비가 올 수 있다.

4단계 : 철분제 복용/투여한 지 3~4주 이내에 위장관 폐색(막힘)이나 간경변이 올 수 있다.

철분의 독성은 혈관 내에서 주로 일어나는데, 특히 심장질환, 중풍의 주된 원인이 된다. 혈관 내에는 늘 산소가 풍부하기 때문에, 산소가 혈관 내에서 자유로운 형태로 돌아다니는 철 이온과 반응하여 엄청난 자유 산소 라디칼이 형성될 수 있다. 이들은 혈관 주변의 조직과 장기를 손상시키는데, 특히 두뇌에서 잘 일어나고, 다양한 만성질병의 원인이 된다. 우리가 가끔, 쉽게 느낄 수 있는 두뇌 혈관 장애가 철분과 연관 있다. 많은 사람들이 병원 혹은 운전면허시험 등의 대기실 같은 곳에서, 약간의 추위와 함께 긴장감을 가지고 오랫동안 앉아 있다가, 자기 이름이 호명되어 갑자기 일어나면서 순간적으로 어지럼증과 머리가 띵해지는 느낌을 받은 경험이 있을 것이다. 이것을 전문적인 의학용어로 Reperfusion injury라고

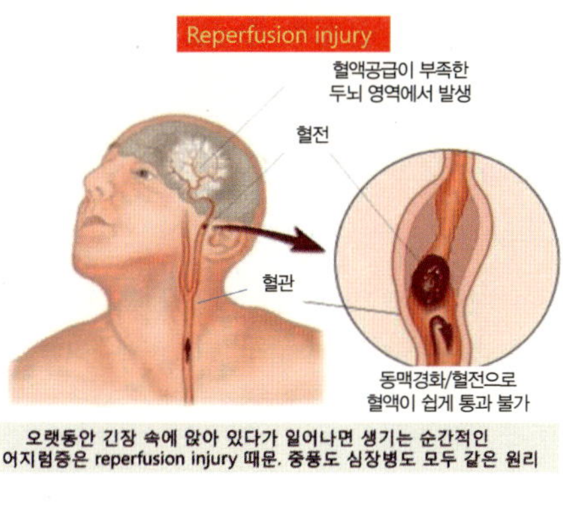

오랫동안 긴장 속에 앉아 있다가 일어나면 생기는 순간적인 어지럼증은 reperfusion injury 때문. 중풍도 심장병도 모두 같은 원리

부른다. 중풍도 심장질환도 이와 같은 원리로 일어난다. 갑작스럽게 일어서다 보니 두뇌의 혈관에는 일시적인 산소부족현상이 생기게 되는데, 이 신호는 페리틴으로 하여금 철을 방출하도록 오도한다. 이에 쏟아져 나온 철 이온들은, 폭발적으로 산소와 반응하여 자유 산소 라디칼이 대량으로 형성되고 이것이 세포나 조직, 장기를 공격하는 재앙이 되어 각종 쇼크를 유발하기도 하는 것이다.

우리는 많은 철분 섭취원에 노출되어 있는데, 특히 패스트푸드에 많이 있다. 햄버거의 고기 패티에는 2.5mg, 빵에는 1.5mg의 철이 들어있다. 게다가 햄버거 세트에 포함되어 있는 각종 탄산음료수는 과당이 풍부하고, 이 과당은 철의 흡수를 매우 증가시킨다. 만약, 오늘 햄버거 세트를 하나 먹으면, 하루 손실량 이상의 철분을 이미 보충하는 것이다. 이 외에도 철분 강화 시리얼, 베이글 등이 있다. 건강 보조제인 멀티비타민 섭취하면 철분이 또 증가하는데 센트룸 등에는 철분이 18mg 정도 들어있고, 비타민C도 일정량 들어있다. 비타민C는 철분의 흡수를 촉진한다. 그래서 현대인의 혈중 철분은 증가 일로에 있고, 과도한 철분은 심장병, 중풍, 당뇨, 갑상선 저하증 등을 유발할 수 있다.

특히 남자가 철분의 증가에 위험한데 여자에 비해 철분을 제거할 수 있는 방법이 매우 제한적이기 때문이다. 여자는 매달 생리주기 때마다 약 18mg 을 손실하니 일년에 200mg 이상의 철을 손실할 수 있고, 출산 시에 약 500mg의 철을 손실한다. 그러나 남자는 그럴 수 없으므로 연령이 증가할수록 혈중 철분은 증가할 수밖에 없다. 폐경 이전의 여자가 남자보다 심혈관 질환의 위험이 낮은 것은 잘 알려진 사실인데 다양한 여성호르몬의 관여 이외에도, 철분 손실이 이와 관련 있는 것으로 제기 되고 있다. 여성호르몬인 에스트로겐이 여자의 심혈관 질환 예방과 개선에 효과가 있으므로, 남자 심혈관 질환 환자에게도 효과 있을 것으로 가정하여 에스트로겐을 투여하였더니 오히려 심혈관 질환을 악화시켰다고 한다. 에스트로겐에 관한 또 다른 재미있는 사례는 경구피임약에 관한 보고이다. 경구 피임약을 자주 복용한 여성의 심장질환 위험이 대조군에 비해 3~4배 증가하였는데, 이유에 대한 의견이 다양하였다. 그 중에서도 피임약 복용으로 인해 생리로 인한 출혈이 줄고, 그만큼 철분량이 증가하기 때문이라는 설명이 설득력을 얻고 있다. 아직은 더 연구가 필요하지만, 아프리카의 원주민들에게서 심혈관 질환이 거의 발견되지 않는 이유가, 낮은 철농도와 연관 있고 그 이유가 그들이 대부분 기생충을 가지고 있기 때문이라는 보고에 관심을 가져볼 수 있다. 아스피린의 심혈관 질환 보호 효과에는 혈소판 저해제로서의 작용이 크겠지만, 아스피린의 부작용으로 인해 위장관 출혈이 유발되어 철분의 손실이 발생하기 때문이라는 설명이 설득력을 얻고 있다.

따라서 철분이 높은 남자는 정기적인 헌혈을 통해 철분을 낮추는 것이 필요하다. 역시 헌혈은 남에게도 좋은 일이지만 자기에겐 더 좋은 일이다.

33.
철분과 질병유발

$$Fe^{3+} + O_2^{\cdot -} \rightarrow Fe^{2+} + O_2$$
$$Fe^{2+} + H_2O_2 \rightarrow Fe^{3+} + \cdot OH + OH^-$$
$$O_2^{\cdot -} + H_2O_2 \rightarrow O_2 + \cdot OH + OH^-$$

아래의 화학적 변화처럼, 철분은 산소가 존재할 때 강력한 산화제로서 발암물질로 작용한다.

철과 산소는 반응을 통해 자유라디칼(•OH)을 생성하는데, 이들은 매우 공격성이 강해 단백질과 DNA를 마구 파괴한다. 철 농도가 높으면 암세포의 증식이 빨라진다. 암환자는 대부분 혈중 철 농도가 낮은데, 암세포에 저항하는 우리 몸의 방어체계가 철을 붙들고 있기 때문에 낮은 것처럼 진단된다. 따라서 철을 저장하는 단백질인 페리틴의 농도가 높을수록 발암 가능성이 높은 것으로 보고되었다. 특히 폐암, 대장암, 방광암, 식도암 환자들이 높은 페리틴 혈중 농도를 보여주었고, 여자가 철농도가 높을 때 더욱 그러하였다. 특히 간에 저장된 철의 농도가 높을수록 각종 암의 증가와 일치하였는데, 유전적 요인에 의한 혈색소침착증 환자는 간암 발생 확률이 일반인보다 200배 높다고 한다. 이외에도 간에 저장된 철분 증가로 간염 혹은 간경변의 발병 위험이 증가한다.

미국에서 철분 강화제품의 소비 증가로 간암 환자가 지난 20년간 70% 이상 증가하였다고 한다. 우리는 대장암에 대한 예방으로 붉은 육류 고기를 기피하는 경향이 있다. 일부 이해가 된다. 그러나 우리가 정말 피해야 하는 것은 바로 철분이 풍부하거나, 철분이 강화된 가공식품, 게다가 과당의 소비가 촉진되는 패스트푸드들이다. 오히려 대장암은 비타민D의 부족과 연관 있음이 알려져 있다.

철분은 대사성 질환과도 연관 있는데, 인슐린 저항성과 당뇨 등이 있으면 필수적으로 철분 검사, 즉 혈청 페리틴 농도를 검사해야 한다. 혈청 페리틴 농도는 철분농도와 10배 차이로 비례한다. 즉 페리틴 농도가 50이면 저장된 철의 농도는 500mg 정도임을 의미한다. 페리틴 농도가 10 이하이면 빈혈로 진단되므로 치료해야 한다. 철은 아래와 같은 다양한 반응으로 인슐린 저항성과 간기능 저하, 췌장 베타세포의 손상, 스트레스와 세포자살을 유도한다. 미국인구의 75%가 대사증후군에 노출되어 있는데, 철분의 증가가 인슐린 저항성을 유발하고, 췌장 베타세포에서 인슐린의 생산과 분비를 방해하여 당뇨가 유발되는 메커니즘이 잘 알려져 있다.

육류 소비가 많은 서구인들에게서 철분 증가와 당뇨의 악화가 잘 알려져 왔는데, 최근에는 곡물소비가 많은 중국에서도 혈중 철 농도와 페리틴

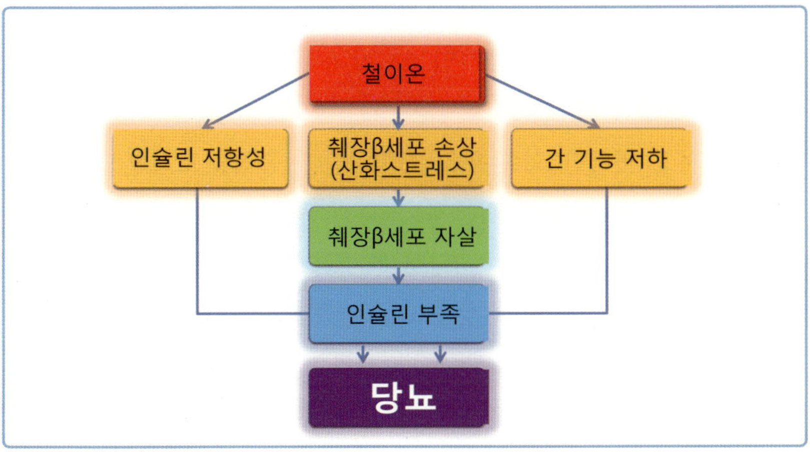

의 증가가 제2형 당뇨의 악화와 연관 있음이 보고되고 있다. 이는 철분 증가가 전 세계적인 문제임을 의미한다.

고밀도지단백질은 철이온의 환원 능력이 우수하다는 사실을 저자를 포함한 많은 세계적인 연구 그룹에서 보고하였다. 또한 고밀도지단백질의 인슐린 분비 촉진능력이 우수함도 최근에 계속 보고 되고 있는데, 그 메커니즘으로 철이온에 의한 췌장세포 손상을 고밀도 지단백질이 보호할 수 있기 때문인 것으로 보인다.

과도한 철분으로 인해 생기는 가장 대표적인 질병은 혈색소침착증이다. 유전적인 원인으로 인해, 철분의 흡수가 통제되지 않고 과도하게 흡수되는 것이다. 따라서 평생 동안 철분농도가 30~40그램이 될 정도로 증가하는데, 페리틴도 3000~4000 단위로 증가한다. 증가된 철은 주요 장기들과 관절에 쌓이게 되고, 내장 기능장애와 간경변, 당뇨, 갑상선저하증, 성기능장애 등이 유발된다. 가끔 웃지 못할 끔찍한 일도 발생하는데, 90% 이상의 혈색침착증 환자들이 피곤과 무기력을 느껴 병원을 찾으면, 페리틴에 대한 정밀진단 없이, 빈혈환자로 오진되어 철분보조제를 처방하는 일이 비일비재하다. 그래서 대부분의 혈색소침착증 환자들이 5년 정도 다섯 군데의 병원을 전전해야만, 올바른 진단을 받는 경우가 많다. 피곤하다고 무턱대고 철분을 처방받는 것이 얼마나 위험한지를 보여주는 좋은 예이다. 만약 페리틴 농도가 과도하게 높다면 반드시 유전적 검사를 해보아야 한다.

혈색소침착증 환자에게 가장 좋은 것은 헌혈을 자주하는 것이다. 또한 음주를 피하고, 비타민C의 복용을 금해야 한다. 음식을 조리할 때에도, 철제냄비 등을 사용하지 않는 것이 좋다. 특히 산성 음식물은 철제 냄비에서 조리하지 말아야한다. 철분이 과도한 환자는 성기능 장애를 보이는데, 남자의 성기능 감퇴와 체모의 손실, 그리고 가슴의 발달 등이 수반된다. 여자에게서도 성욕감퇴와 생리장애 등이 발생하며, 이들은 임신장애로 이어질 수 있다.

과도한 철분을 낮출 수 있는 치료 방법은 아직 없다. 다만 철분 음식의 섭취를 줄이고, 과당과 같은 탄수화물을 줄이고, 헌혈을 많이 하는 것이 가장 도움이 된다.

34.
운동과 장수 그리고 리피드

운동이 좋은 것인 줄은 누구나 다 알고 있지만, 어떤 운동이 자신에게 더 적합한지는 잘 모르는 경우가 많다. 특히 고지혈증 환자나 비만인들에게 콜레스테롤과 당을 낮추기 위해서는 어떤 운동이 더 적합할까? 정답부터 말하자면 바로 유산소 운동이다. 조깅, 수영, 에어로빅, 체조, 라켓스포츠, 스키 등의 유산소 운동은 심장질환의 위험을 크게 낮추는 것으로 나타났다. 유산소 운동 이후 중성지방이 감소하고, HDL-콜레스테롤이 증가하여, 혈압이 저하되고, 체지방, 혈당, 혈전 형성 등이 크게 감소하였다. 어떤 나이에 운동을 시작해도 늦지 않다. 정상인이 45세에 운동을 시작해도 향후 20년간의 사망률을 23%나 감소시킨다는 보고가 있다. 앉아서 주로 생활하는 sedentary life style은 심장병의 다섯 번째 위험요소로 흡연만큼이나 위험하다.

그렇다면 운동효과를 최대로 보려면 어떻게 해야 될까? 운동을 심하게 하지 않으면서도 근육을 적당히 수축 이완시키도록 운동 강도와 빈도가 고려되어야 한다. 먼저 운동 강도는 최대 운동능력의 40~85% 범위에서 조정하는 것이 좋은데, 일반적으로 건강한 성인은 60~80% 범위에서, 운동을 처음 시작하는 사람은 40~60%의 범위 내에서 운동을 시작하는 것이 좋다. 운동 시간과 빈도는 일반적으로 준비와 정리시간을 제외하고, 1회에 15~60분 정도가 적당하며, 미국 스포츠의학회는 초기 운동 강도를 선택할 경우 20, 30분 지속할 수 있는 운동 강도와 시간으로 매주 4~5회면 충분하다고 권고한다.

유산소 운동을 어떻게 해야 하나? 먼저 걷거나 뛰기에 안전한 장소, 특히 교통사고나 범죄로부터 안전한 장소를 택해야 한다. 관절보호를 위해 신발에 투자해야 하는데, 밑창이 두껍고 말랑말랑해야 하며 윗부분은 공기가 통하는 숨 쉬는 형태가 좋다. 좋은 동반자나 강제성 있는 모임을 찾으면 더욱 규칙적인 운동이 가능하다. 서있을 때 견딜 수 있는 옷보다, 조금 더 얇은 옷을 입는 것이 좋고, 걷거나 뛰기 전에 준비운동, 스트레칭을 하는 것이 좋다. 운동 중에는 활발하고 일정한 페이스를 유지해야 하는데 다

- 머리를 똑바로 들고, 가슴과 어깨를 펴라!
- 배에 힘주고, 등을 세워라!
- 발끝을 똑바로 내디뎌라!
- 팔을 자연스럽게 흔들고 속도를 낼 때는 팔을 90도로 가슴까지 흔들어라!
- 발뒤꿈치가 먼저 땅에 닿게 하라!
- 뒤로 걷는 것은 안전사고의 위험만 높아질 뿐이다!

음과 같은 요령이 있다.

특히 연세 드신 분들 중에 요즘도 뒤로 걷는 분들을 볼 수 있는데, 운동 효과의 도움은 전혀 없고 안전사고의 위험만 높아진다는 것이 증명되었다. 또한 운동 효과를 최대화하려면 거의 매일 숨이 차고 땀이 날 때까지 20분 이상해야 하고, 주말에만 16km를 완주하는 등의 몰아서 하는 운동은 효과가 없다는 보고가 있었다.

유산소 운동 중에 달리기가 좋은 이유는, HDL과 apoA-I을 증가시키기 때문이다. 저자가 몇 해 전에 올림픽 국가대표선수들(중거리육상, 원반투척, 레슬링, 역도)의 혈청에서 지단백질을 비교해 본 결과, 중거리 육상선

수가 HDL 내의 apoA-I 단백질이 크게 증가하고 HDL의 입자크기도 증가함을 발견하여 논문을 게재하였다. 모든 선수들이 운동을 하지 않는 대조군보다 증가된 HDL의 크기를 보였지만 특히 유산소 운동을 많이 하는 달리기와 레슬링 선수가 가장 우수한 모습을 보여주었다. 특히 모든 종목의 국가대표 운동선수들은 HDL의 입자 크기도 크고, 입자수도 빡빡하게 많다. 이들 국가대표 운동선수들은 HDL-C/TC의 비율이 31%이상 이었는데, 100세 이상의 장수인들에게서도 HDL-C/TC가 32% 이상 나타났다.

저자도 틈날 때마다 달리기를 하는데 그래서인지, 최근 HDL-C가 67 mg/dL이다. 총 콜레스테롤이 210mg/dL이니 32%의 콜레스테롤이 HDL에 있는 것이다. 각자의 HDL-C/TC 퍼센트를 알 필요가 있다. 사실은 2005년에 영남대학교에 부임 직전에 대덕연구단지의 한국생명공학연구원에서 선임연구원으로 근무할 때 HDL-C가 39mg/dL가 나온 적이 있어 큰 충격을 받았다. HDL을 연구하는 과학자 자신의 HDL-콜레스테롤이 평균보다도 낮다니! 남이 알까봐 두려웠고 부끄러웠다. 물론 당시의 연구 스트레스나 업무 부담, 이직 준비 등으로 눈 코 뜰새 없이 바빴다고는 하지만, 핑계가 될 수 없었다. 운동의 필요성을 절감하고 거의 매일 4km씩을 뛰었다.

그 결과 수개월 뒤에 HDL-C 수치는 정상보다 증가 하였고, 몇 년이 지난 지금은 67mg/dL이다. 총콜레스테롤이 210mg/dL이니, HDL-C/TC 비율은 32%로, 100세 장수인들과 비슷한 비율이다.

35.
운동과 체중감량

사실 운동을 하는 목적 중에 가장 시각적인 효과는 체중 감량과 몸매 관리일 것이다. 체중감량의 목표는 단기와 장기로 나눌 수 있다. 단기간 체중감량은 6개월 이내에 체중 감량하는 것인데 이론적으로 열량 섭취를 하루에 1000kcal 줄이면 한 달에 4kg 감량 가능하다는 것을 이미 계산한 바 있다. 장기간의 목표는 1년 이상 감량된 체중을 유지하는 것이고, 최소한 체중 복귀를 막는 것만으로도 성공적이라고 할 수 있다. 이후에 다시 단기간의 체중감량을 시도하고, 장기간 유지하는 것을 목표로 한다. 따라서 체중 감량 속도가 너무 빠른 것은 바람직하지 않으며, 6개월 동안 자기 체중의 10%를 감량하는 것이 바람직하다. 따라서 1주에 0.5~1kg의 감량속도를 초과할 필요가 없다. 가끔, 홈쇼핑 등에 누가 무엇을 먹고, 40kg을 감량했다고 하는데, 과학적인 면에서 매우 위험하다.

6개월 동안 10% 감량 후 1년간 체중의 재증가를 막고 유지하는 것만으로도 효과적이다. 운동의 목표는 거창하거나 완벽해야 하거나 찡한 감동이 있을 필요가 없다. 반드시 매일 운동하지 않아도 효과는 있고, 운동이 격렬해야할 필요도 없다. 또한 일정한 운동 후에 체중감소가 없다 할지라도 실망할 필요가 없다. 눈에 안 보이는 많은 추가적인 장점이 있기 때문이다. 또한 운동의 강도보다 운동량이 더 중요하다. 따라서 가장 좋은 운동은 계획에 따라 반복적으로, 생활 습관처럼 하는 것인데 걷기, 조깅, 수영, 자전거타기 등이 좋다. 왜냐하면 적정한 체중은 근면함의 소산이기 때문이다. 그렇게 습관처럼 반복하다 보면 체중감량과 함께 대사적인 혜택도 볼 수 있다. 바로 대사증후군이 개선되고 인슐린 분비 개선, HDL-콜레스테롤이 증가되기 때문이다. 4.5kg을 감량하면 혈압은 4~5mmHg 감소하고, 총 콜레스테롤은 8% 감소하고, HDL-C가 1.6mg/dL 증가한다고 한다. 따라서 당장 체중이 줄지 않는다고 실망할 필요가 전혀 없다. 눈에 보이지 않는 혜택이 더 많기 때문이다. 특히 운동을 꾸준히 하면, 중성지방의 농도가 현저히 감소하는데 이는 운동량에 비례한다. 혈액 내 중성지방은 높을수록 염증유발 등에 관여하기 때문에 좋을 것이 하나도 없고, 150mg/dL 이상이면 대사증후군으로 진단받으므로, 반드시 낮추어야 한다. 그런데 재미있는 것은 혈액 내 콜레스테롤은 운동량에 비례하여 감소하지 않는다는 것이다. 사람들은 콜레스테롤이 많이 들어 있는 식품을 먹지 않고 열심히 운동하면 혈청 콜레스테롤이 감소할 것으로 많이 기대하지만 실제로는 그렇지 않은 경우가 많다. 바로 콜레스테롤은 우리의 간에서 매일매일 1000mg 이상씩 합성되기 때문이다. 따라서 콜레스테롤이 잘 소비되도록 HDL을 증가시키는 것이 콜레스테롤의 배설에 중요하다. 그런데 운동을 열심히

하루 30~40분씩, 일주일에 3~4번의 정기적인 운동의 효과

- 혈압이 낮아지며, 심폐기능이 증진됨.
- 혈액 내 중성지방의 수준을 감소시킴.
- 혈당농도를 정상수준으로 유지시키는데 도움이 됨.
- 다이어트와 관련해서 운동의 가장 큰 효과가 있음.
  - 열량 소모량을 늘릴 수 있음.
  - 체단백질의 손실들을 줄여 줌.
  - 기초 대사량이 감소되는 것을 지연시키고 기초 대사량을 증가시킬 수 있음.
  - 적당한 운동은 식욕을 억제시켜 줌.
  - 스트레스를 줄여 심리적인 안정을 줄 수 있음.

하면(특히 조깅, 수영 등) HDL이 증가한다. 증가된 HDL은 콜레스테롤을 더 많이 담고 간으로 데려가 배설시킬 수 있다.

따라서 운동의 효과가 단기간에 체중 감량으로 나타나지 않는다고 실망하고 운동을 그만두는 것은 매우 잘못된 판단이다. 하루 30~40분씩 일주일 4회 정도만 정기적으로 운동하여도 다음과 같은 건강증진 효과를 볼 수 있다.

1주에 20~30km 내외를 조깅하면 1200~2200kcal를 소비하게 되고 HDL-콜레스테롤은 2~8mg/dL 증가하게 된다. LDL-콜레스테롤은 운동 후에도 크게 영향 받지 않았지만, LDL의 입자크기는 감소한다. 고지혈증 환자들이 운동 후에 LDL의 크기가 감소하고 중성지방이 감소하여 치료에 큰 도움이 되었다. 과체중 환자에게 6개월 동안 매주 32km의 조깅을 시킨 결과 LDL 의 입자 크기가 감소하고 양도 감소하였다는 보고가 있다.

36.
HDL과 LDL의 변화 : 유산소 운동 효과

HDL의 긍정적인 변화에 가장 좋은 영향을 미치는 것이 운동인데, 특히 산소를 소비하는 유산소 운동이다.

유산소 운동

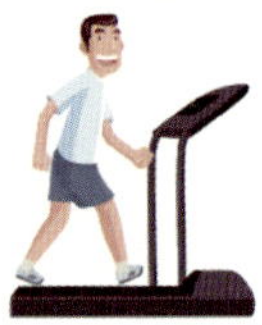

운동을 심하게 하지 않으면서도 근육을 적당히 수축 · 이완시켜 최대의 효과를 거두려면 운동 강도, 운동 지속시간, 운동 빈도 등이 고려되어야 함.

운동 강도

최대운동능력의 40~85% 범위에서 처방
일반적으로 건강한 성인은 60~80% 범위에서, 최대운동능력이 낮거나 운동을 처음 시작하는 사람은 40~60% 범위 내에서 운동을 시작하는 것이 좋음.

운동 강도

운동 시간은 운동 강도에 따라 다르게 정함.
일반적으로 준비 운동과 정리 운동을 제외하고 1회에 15~60분 정도가 적당함. 미국 스포츠의학회는 초기 운동강도를 선택할 경우, 20~30분 지속할 수 있는 운동 강도와 운동 시간을 권함.

운동하면 HDL의 콜레스테롤 함량과 입자 크기가 증가하고, HDL을 구성하는 주된 단백질인 apoA-I의 양이 증가한다. HDL-콜레스테롤이 증가한다는 것은 무슨 의미인가? 바로 HDL의 유익한 효과가 증가한다는 의미인데 아래처럼 건강유지에 필수적인 효과들이 많다. HDL이 높으면 감염으로부터 보호되며 불필요한 염증과 세포고사가 억제되고, 혈관이 확장되

HDL의 유익한 효과

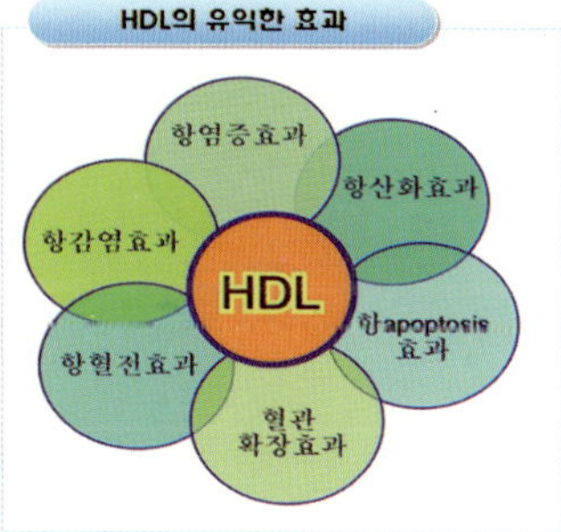

고 혈전이 제거된다. 또한 HDL이 증가하면 LDL의 산화를 막고 위험을 낮춘다.

비만의 가장 큰 문제는 무엇인가? 물론 외모 미용상의 문제도 있지만 바로 복부지방(내장지방)이 가지는 건강상의 문제일 것이다. 과거에 인류를 위협하는 위험인자는 사람의 외부에 있었지만, 지금은 사람의 내부에 특히 아랫배에 있다는 우스갯소리가 있다. 대부분 앞쪽 아랫배에 집중되는데 여기에 있는 지방세포는 쉽게 분해되지 않는다. 내장지방은 대사증후군과도 연관이 큰데, 중성지방 농도가 증가하고 HDL-C가 감소하며 apo-B가 증가하고, 크기가 작고 밀도가 높아 단단한 LDL(small dense LDL, sdLDL)이 많이 생긴다. sdLDL은 염증인자를 증가시키며, 인슐린 저항성을 일으키고, 혈전 분해를 감소시키며 내피세포에 기능 이상을 가져온다. 또한 sdLDL은 쉽게 산화되고, 당화된다. 또한 흡연하면 sdLDL이 증가하는데, 저자의 최근 연구에서 24세의 젊은 학생들이 하루 10개피 이하의 담배를 3년가량 흡연했을 때, sdLDL이 크게 증가하고 HDL이 감소하는 것을 알 수 있었다. 운동의 효과는 바로 sdLDL을 감소시키고 HDL의 유익한 효과를 최대화 하는 데 있다. 따라서 운동 후에 체중감량이 없더라도 실패가 아니다. 복부 지방이 감소하고, 인슐린 저항성이 감소한다. 근육의 지방이 증가한다. 그래서 성공이다.

운동의 좋은 효과들을 정리하면 다음과 같다.

운동과 리피드

1. 운동을 통한 체중감량은 6개월 이내의 단기간에 이루고 출발체중의 10%만 감량
   ⇨ 이후 1년 정도의 체중 유지기간을 가짐.
2. 운동을 통해 내장 지방을 줄이고, 대사증후군의 위험도를 낮춤.
3. 유산소운동을 통해 콜레스테롤과 중성지방의 리피드 프로필을 개선
4. 단기간의 운동을 통해 체중이 감소되지 않았다고 실망할 필요 없음.
   ⇨ 보이지 않는 유익한 효과가 많음.

유산소운동은 어떻게 할까?

1. 걷거나 뛰기에 **(교통사고, 범죄로부터) 안전한 장소**를 택할 것

2. 신발에 투자할 것

> 밑창이 두껍고 말랑말랑해야 함.
> 윗부분은 공기가 통하는 "숨쉬는 형태"

3. 좋은 동반자나 강제성 있는 모임을 찾을 것

4. 서 있을 때 견딜 수 있는 옷보다 조금 더 얇은 옷을 입을 것.

5. 걷거나 뛰기 전에 준비 스트레칭 할 것

> 머리를 똑바로 들고, 가슴과 어깨를 펴라!
> 배에 힘주고, 등을 세워라!
> 발끝을 똑바로 내디뎌라!
> 팔을 자연스럽게 흔들고 속도를 낼 때는 팔을 90도 각도로 가슴까지 흔들어라!
> 발뒤꿈치가 먼저 땅에 닿게 하라!
> 뒤로 걷는 것은 안전사고의 위험 뿐이다!

7. 느린스텝 = 분당 30 걸음. 활발한 스텝=100 걸음, 빠른 스텝=120 걸음

거의 매일 숨이 차고, 땀이 날 때 까지 20분 이상 해야 효과 있다.
주말에만 16km를 뛴 사람은 효과가 없다!

운동의 유익성 : 당장 체중 감소가 없더라도 실망하지 말자.

내장지방과 대사 증후군 감소 등의 대사적인 혜택이 크다. 아래와 같은 증상들을 개선할 수 있다.

내장지방과 대사증후군

1. 중성지방 농도 증가
2. HDL-C 감소
3. Apo-B의 증가
4. Small dense LDL 증가
   (LDL의 크기가 감소, 밀도 증가 매우 위험)
5. 염증 인자의 증가
6. 인슐린 저항
7. 인슐린 과다분비
8. 혈전 분해 감소
9. 내피세포의 기능 이상

Small dense LDL의 위험 : 동맥경화를 가속화

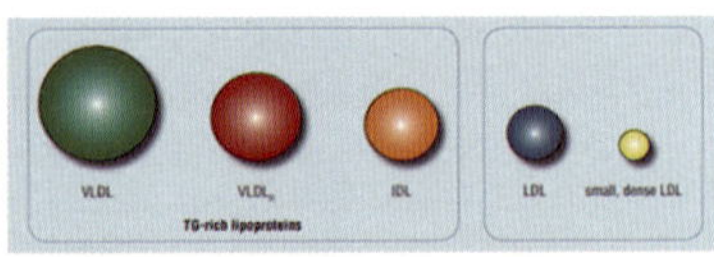

37.
우리 몸의 체형과 리피드

아름다운 몸매와 키는 모든 사람들의 희망이다. 많은 사람들이 이를 위해서는 아낌없는 소비 지출을 하기 때문에 몸매 관리 관련 각종 산업과 서비스가 발달되어 있다.

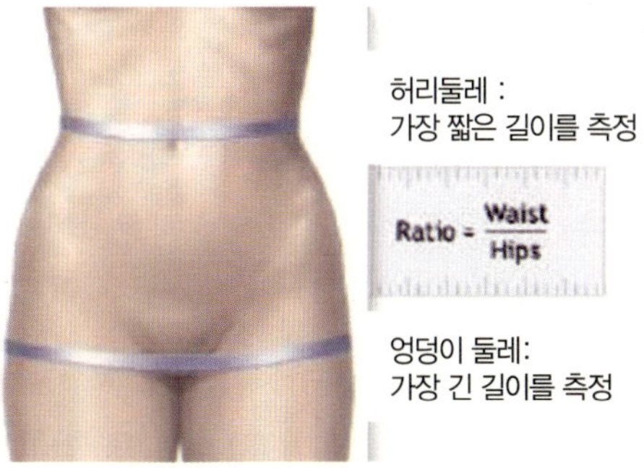

자신의 몸매 형태를 정확히 아는 것이 중요한데, 허리와 엉덩이 둘레 비율이 중요하다. 허리(W, waist)는 배꼽 근처의 가장 짧은 둘레길이를 측정하고 엉덩이(H, hip)둘레는 가장 긴 길이를 측정한다. 이때 정확한 측정을 위해 옷 위에서 재지 말고 피부 위에서 자연스러운 상태에서 3번 이상 측정하여야 한다. 그래서 평균 W-H비율이, 남자는 1이상이면 복부 비만이고 여자는 0.8이상이면 복부 비만이다. 모든 사람들이 싫어하지만, 현재 빠르게 늘고 있는 추세가 복부 비만이다. 내장 지방이 복부에 집중되어 생기는 문제로 지방세포가 어디에 분포하느

냐에 따라 비만이 되기도, 아니기도 한다. 즉 지방세포가 아랫배로 많이 가면 복부비만이고, 지방세포가 허벅지로 많이 가면 날씬한 몸매가 된다.

나이	남자	여자
10~30	12~18%	20~26%
31~40	13~19%	21~27%
41~50	14~20%	22~28%
51~60	16~20%	22~30%
60세 이상	17~21%	22~31%

우리 몸의 이상적인 체지방은 연령에 따라 아래 표와 같이 조금씩 증가하는데, 성인의 경우 남자는 대개 20% 내외, 여자는 30% 내외이다.

사실 체형관리란 체지방을 놓고 벌이는 허벅지와 아랫배의 싸움이다. 아랫배로 많이 가면 비만함이고, 허벅지로 많이 가면 날씬함이다.

어떻게 하면 허벅지로 많이 보낼 수 있을까? 여기에는 양질의 식사, 두뇌운동, 근육운동 등 많은 제안이 있을 수 있다. 그중에서 근육운동에 대해 알아보자. 몸매 관리에 근육운동은 아주 효율적인 방법이다. 왜냐하면, 근육은 끊임없이 탄수화물과 리피드를 연료로 소비하므로, 잘 계획된 고강도의 근육운동은 체지방을 연소시키는 좋은 방법이 된다. 우리 몸에 저장된 탄수화물인 글리코겐은 하루만 굶어도 소진될 만큼 비축량이 많지 않으므로, 탄수화물 섭취의 절제와 운동으로 근육이 사용할 수 있는 탄수화물원을 소진시키면, 지방이 연소되기 시작하여 감소한다. 게다가 고탄수화물 식사는 인슐린의 증가를 야기하고 지방의 연소를 방해한다.

좋은 근육운동을 하는 10계명은 다음과 같다.

우리 몸의 근육 구조는 아래와 같이 근섬유와 근내막, 근초로 구성되어 있다. 근육은 크게 50% 정도의 속근섬유(fast twitch)와 50% 정도의 서근섬유로 구성되어 있다. 속근섬유는 단기간 최대 힘을 생산할 수 있는 근육이며, 단거리육상, 축구, 농구 등의 단기간 운동에 적합하다. 서근 섬유는 지구력이 요구되는 마라톤과 같이 장시간 운동에 적합하다. 우리가 노화하면서 상실하는 근육은 바로 속근섬유이다. 따라서 아래 표와 같이 연령

좋은 근육운동 10계명

1. 하늘의 별에 닿을 만큼 항상 동작은 크고 분명하게 뻗는다.
2. 간격을 두고 고강도로 한다.
3. 처음에는 가벼운 무게로 천천히 시작한다.(아령, 덤벨, 역기 등)
4. 몸의 큰 근육을 먼저 사용한다(허벅지, 어깨, 어덩이, 가슴 등)
5. 운동 중에는 항상 바른 자세를 유지한다. 너무 무거운 역기로 등이 휜다면 가벼운 것으로 교체
6. 운동 강도와 빈도가 증가할 때마다, 단백질의 섭취를 늘린다. 더 무거운 역기를 들 수 있으면 단백질도 보충해주어야 한다.
7. 항상 공복에 운동한다.
8. 모든 동작은 천천히 진행하고, 그러나 끝까지 완전히 동작을 마무리한다. 부드럽게 빠르게, 덤벨을 동작 조절할 수 있을 때까지 무게를 증가시켜서는 안된다. 역기가 무겁다고 근육이 빨리 만들어지지 않는다.
9. 운동 중에는 유산소 호흡하고, 장기간 휴식없이 다음 운동으로 연결 진행한다.
10. 만약 다이어트 시작했거나 식단에 큰 변화가 생겼다면 1주일 후에 운동을 시작하라. 갑작스런 영양변화에 적응하고 무리한 근육 사용을 예방하기 위해서이다.

이 증가할수록 속근섬유를 사용하는 근력운동을 증가시키고, 유산소 운동과 무산소운동의 비율을 적절히 조절할 필요가 있다.

연령별 권장되는 운동량과 주의사항

항목	20~30대	40~50대	60~70대
근력 운동	아령 · 역기 등을 이용, 한번에 15~20분씩, 매주 2회	아령운동 · 앉았다 일어나기 · 팔굽혀펴기 등을 한번에 20분씩, 매주 2회 이상	가벼운 아령 사용, 한번에 10~15분씩 매주 2회
유산소 운동	한번에 30~50분씩 매주 3회	한번에 25~40분씩, 매주 3회	걷기 · 속보 등 조금은 힘든 운동을 한번에 20분 이상 매주 3회
유연성 운동	운동 후 스트레칭 10분씩	스트레칭은 매일 10~20분씩	스트레칭을 매일 아침 · 저녁으로 10~20분씩
권장되는 맥박수	20대:100~180 30대:133~171	40대:126~162 50대:116~149	60대:101~139 70대:개인차 심함. 조금 숨찬 정도
주의사항	20대 후반부터 신체기능 조금씩 감소. 유산소 운동이 특히 중요	신체기능이 빠르게 감소. 특히 여성은 근력운동이 중요. 격렬한 운동안 피할 것	노화현상 뚜렷. 안전한 운동이 최고. 일상생활에서 많이 움직이는 것이 중요

근육

- **우리몸의 근육 구조** : 근섬유와 근내막, 근초롤
- **근육** : 50%정도의 속근섬유(fast twithch), 50% 정도의 서근 섬유로 구성

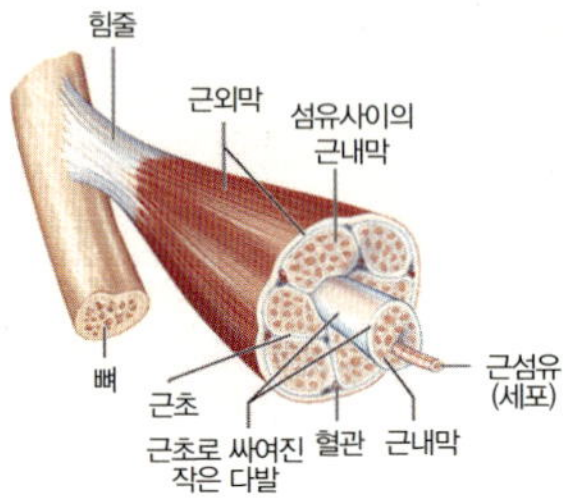

근육의 종류

서근 섬유 (type I)	속근 섬유 (type II)
• 산소를 소비하는 근육운동 • 지속적이고 장기적인 약한 근육에너지 소비 • 쉽게 지치지 않고 천천히 에너지를 소비한다 • 근육수축이 느리다 • 1시간 이상 지속 가능한 운동, 마라톤, 장거리 육상, 경륜에 적합	• 산소소비 없는 근육 운동 • 단기간에 강한 에너지소비 • 쉽게 지치고, 빨리 에너지를 소비 • 근육수축이 빠르다 • 몇 분 이내에 승부가 나는 단기간 운동, 단거리육상, 역도 등에 적합

38.
성장호르몬, 단백질, 그리고 리피드

이렇게 운동을 하면 체지방의 연소와 근육의 형성으로 몸매 관리에 직접적으로도 도움이 되지만 간접적으로도 호르몬을 조절하여 도움이 된다. 특히 성장호르몬(growth hormone)의 분비가 자극되는데 이는 젊음의 묘약으로도 불린다. 성장호르몬은 어린 시절에만 분비되는 것이 아니라 성인에게도 분비되는데 체내조직의 재생과 복구를 촉진하며, 지방의 연소를 도와 몸매를 날씬하게 한다. 성장 호르몬의 분비를 최대화 하는 근력 운동은, 저항성이 강한 것이 좋다. 벽을 밀거나 무거운 역기를 거의 지칠 때까지 고강도로, 그러나 시간은 길지 않게, 하는 것이 성장호르몬의 분비에 좋다. 그러나 너무 자주할 필요는 없다. 여전히 달리기 같은 유산소 운동의 지속적인 운동이 필요하다. 근력 운동은 근육을 만들고, 관절을 부드럽게 하고, 뼈를 강하게 해준다. 조깅 등의 유산소 운동과 적절한 조화를 이루는 근력운동이 필요하다.

성장호르몬은 아미노산 191개로 이루어진 단백질이며, 세포의 성장과 재생을 촉진한다. 대부분의 단백질/펩티드 호르몬이 크기가 아미노산 몇십 개인 정도로 작은데 비해 성장호르몬은 상대적으로 분자량이 크다.

자기가 원하는 만큼 키 크고자 하는 것은 모든 사람의 소망일 것이다. 그래서 사람들은 키 크기 위해서 많은 노력과 경비를 지출한다. 저자는 십수년 전에 TV 뉴스에서 러시아에서 개발되었다는 키 크게 하는 수술에 대한 보도를 보고 깜짝 놀란 적이 있는데, 멀쩡한 두 다리를 종아리쯤에서 자른뒤에 일리자로프' 라는 기구를 뼈 속에 삽입하여 키가 늘어나도록 해준다는 것이다. 당시 보도에는 6~10cm 정도 늘어날 수 있다고 했는데, 고통과 2차 감염증의 부작용도 문제지만 살아있는 사람의 생 다리를 자른다니 개념 자체가 얼마나 끔찍한가? 그런데 그 수술을 하는 사람이 있다고 하니 키에 대한 사람의 집념이 대단하고 독하다.

구소련에서 이 치료법이 1951년 시작됐다. 당시 가브릴 일리자로프(1921~1992) 박사는 제2차 세계대전에서 각종 외상을 입은 부상자를 위한 수술 방법을 고민하다가 원통형 기구를 개발해 다리가 짧거나 기형인 동물의 다리뼈를 늘이는 데 성공했다. 또 이 기구를 이용해 뼈를 하루에 조금씩 늘이면 신경 혈관 근육뿐만 아니라 새로운 뼈 조직도 사람의 몸에서 생긴다는 사실도 확인했다. 전쟁이나 교통사고로 팔다리가 절단되거나 골수염 등으로 뼈가 없어진 많은 환자는 이 기구의 발견 이후 이식수술을 받지 않아도 뼈를 늘일 수 있다는 희망을 갖게 됐다.

이 기구는 한국에서 '일리자로프 링'으로 불리고 있다. 이 링은 부러진 뼈를 체외에서 고정하는 도구로 뼈를 늘일 때나 골절된 부위를 맞추거나 압박해 뼈를 붙일 때 사용된다.

[세계의 名병원]〈5〉러 일리자로프 병원. 2006년 12월 2일 동아일보 기사 중에서.

그러나 정작 손쉽게 성장 호르몬의 분비를 늘리는 방법에 대해서는 잘 모르는 듯하다. 아래의 표에서와 같이 성장호르몬은 깊은 잠을 잘 때에, 공복시에 운동할 때 가장 많이 분비된다.

	성장호르몬의 분비 촉진 방법
1	혈당을 낮추기(〈100 mg/dL)
2	혈액 속의 단백질 농도 올리기
3	탄수화물이 제한된 식사하기
4	식사시간 외에는 굶기
5	단백질이 풍부한 식사하기
6	혈중 유리지방산 농도 줄이기
7	숙면하기(stage Ⅳ 수면)
8	운동(유산소+ 근력운동) 하기
9	일찍 자기 (성장호르몬은 밤 10시~새벽 2시에 분비)
10	상추,시금치, 붉은 고기 먹기

아래 그림에서와 같이 REM 수면처럼 깊은 잠을 자거나 숨이 찰 때까지 운동하는 것은 시상하부와 뇌하수체에서 성장호르몬의 분비를 촉진한다. 성장호르몬은 간에서 인슐린유사성장호르몬(insulin like growth hormone, IGF-1)의 분비를 촉진하여 뼈의 성장판을 자극하여 키를 크게 한다.

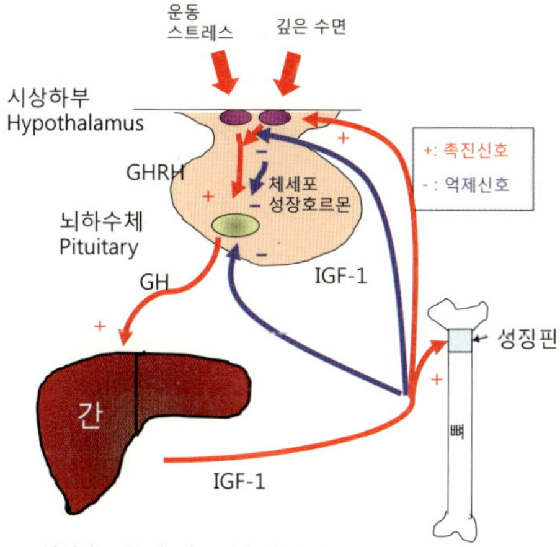

성장호르몬과 인슐린유사성장호르몬의 조절

GH: 성장호르몬
IGF-1: 인슐린유사성장호르몬

수면의 질이 성장에도 참 중요한데 아래 표와 같이 성장호르몬이 방출되려면 매우 깊은 잠을 자는 수면 4단계에 들어가야 한다. 따라서 잠들기 전에 근심 걱정, 스트레스를 버리고 잊어야 한다. 밤 10시에서 새벽 2시 사이에

수면의 단계

1단계	2단계	3단계	4단계	5단계
– 가벼운 수면. – 근육의 움직임 둔화. – 가끔 근육이 수축함.	– 숨쉬는 패턴과 심박수 느려짐. – 체온이 약간 내려감.	– 깊은 잠이 시작. – 두뇌에서는 느린 델타파가 방출되기 시작.	– 매우 깊은 잠. – 규칙적인 호흡 리듬. – 근육활동 거의 없음. – 두뇌에서는 델타파가 방출.	– 빠른 안구 움직임. – 뇌파가 빨라지고 꿈을 꾸기도 함. – 근육은 이완되고 심장박동, 호흡, 숨쉬기 속도는 빨라지며 얕은 숨을 쉼.
4~5%	45~55%	4~6%	12~15%	20~25%

① 대부분 잠 깨기 직전에 (5단계에서) 꿈을 꾼다.
② 성장호르몬은 4단계에서 방출된다.

가장 많은 성장호르몬이 분비되므로 특히 성장기의 어린이 청소년들은 일찍 자는 것이 중요하다. 어릴 적에 엄마로부터 일찍 자라는 말을 많이 들었을 텐데, 성장을 위해 참 옳은 말이다.

그런데 잘못된 생활습관으로 성장 호르몬의 분비가 방해되는 경우가 있다. 많이 먹으면 성장이 잘되는 줄 알고 평소에 늘 많이 먹는 것이다. 간식을 즐기면 혈당증가 지방산만 늘어나고, 뚱뚱해질 뿐 키는 크지 않는다. 따라서 항상 운동은 공복 상태에서, 숨이 찰 때까지 해야 성장 호르몬 분비가 잘 일어나며, 운동 전후 1시간 동안은 에너지음료, 캔디바, 과일 주스 등 탄수화물이 풍부한 음식을 먹지 않는다. 모두 성장호르몬의 분비에 방해된다.

성장호르몬 분비를 방해하는 것들

- 혈당 증가
- 혈액 속에 유리 지방산 증가
- 비만
- 임신
- 운동 중에 에너지음료, power bar 먹기

39.
성장판의 자극

부모의 키는 자식의 키를 예측할 수 있는 좋은 인자가 되는데 부모의 키가 자녀의 키에 약 70%의 영향을 준다고 한다. 나머지 30%는 식습관과 운동 빈도와 강도 등과 같은 환경적인 요인이다. 이들은 성장기에 성장판을 자극하는 매우 중요한 인자가 된다. 성장판은 아래 그림과 같이 어린이나 청소년의 성장 조직에서 긴 뼈의 양쪽 끝 부분에 해당하는 부분으로, 두 군데가 있다. 성장판이 아직 닫히지 않아야 계속 성장할 수 있는 여지가 있는 것이고, 성장이 끝나면 성장판이 닫힌다고 하는데, 골단과 골간이 연결되

성장판 Growth plate

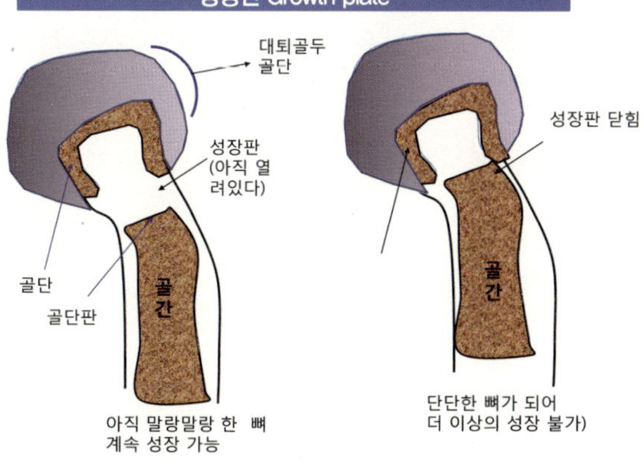

어 단단한 뼈가 되는 것이다. 따라서 성장판이 닫히기 전에 좋은 영양과 충분한 수면을 취하는 것이 중요하다.

정상적인 식사와 운동을 하는데도 성장호르몬이 분비되지 않아 키가 크지 않는 장애를 왜소증(dwarfism)이라고 하고, 왜소증으로 진단되면 의약품으로 재조합 성장호르몬을 투여할 수 있다. 많은 선진국 제약회사에서 제조 시판 중인데, 매주 0.17~0.35mg/kg 체중의 투여량을 주로 밤에 투여한다. 반드시 전문기관의 감독 하에 투여하는데, 모든 사람에게 효과 있는 것은 아니다. 비용이 비싸기는 하지만, 왜소증 환자의 성장판이 닫히지 않은 적절한 시기에 투여하면 성장판을 자극하여 키를 좀 더 크게 할 수 있다. 그러나 정상범위에 속하기는 하지만 작은 키를 가진 어린이에게 투여했을 때는 효과가 없었고, 성장이 완전히 끝난(성장판이 닫힌) 사람에게도 효과가 없다. 과거에는 사람의 뇌하수체에서 분리된 성장호르몬을 주사하기도 하였는데 인간 광우병의 하나인 크루츠펠트-야콥 병이 보고된 뒤로는 재조합 단백질만을 사용하고 있다.

현재 전 세계에서 팔리고 있는 성장호르몬들의 종류는 여러 가지인데, Nutropin(Genentech), Humatrope(Lilly), Genotropin(Pfizer), Norditropin(Novo), and Saizen(Merck Serono) 등이 있다. 이들은 대부분 1990년대 초에 판매허가를 얻어 현재 막대한 금액의 매출을 올리고 있다. 각각의 특성은 아래 표와 같다.

그러나 성장호르몬이 늘 많은 것이 좋은 것만은 아니다. 성인이 되어서는 성장이 느려지고 조직의 재생을 위해 성장호르몬이 소량만 있어도 충분하기 때문에, 외부에서 대량의 성장호르몬을 투여하는 것은 아래 표와 같은 부작용을 유발할 수 있다. 특히 종양이 있거나, 당뇨가 있는 사람들은 성장호르몬을 투여해서는 안 된다.

이외에도 유전적인, 환경적인 요인으로 성인이 되어서도 성장호르몬이 과다 분비되는 경우가 있다. 이 경우 턱, 손가락, 발가락 등의 말단 조직이

성장호르몬이

너무 많으면,	너무 적으면,
• 성인이 되어도 성장이 계속되어 말단비대증으로 발전 –〉 두통, 시력 약화, 턱, 손가락, 발가락이 두꺼워짐. • 띰이 자주 나고, 신경세에 입력을 느끼고, 근육이 약해지고, 인슐린 저항성 당뇨 발생	• 어린이 때 성장호르몬이 부족하면, 성장장애 왜소증으로 발전 –〉 성장발달지연. • 성인이 되어 성장호르몬이 부족하면(희귀한 경우), –〉 뇌하수체 선종(pituitary adenoma) 발생

성장호르몬 제품들

	Nutropin	Humatrope	Genotropin	Norditropin (SimpleXx)	Saizen	Eutropin	Declage Inj
generic name	somatropin recombinant						somatotropin
제품 사진	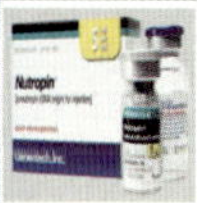	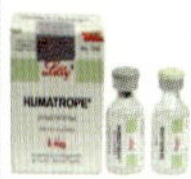	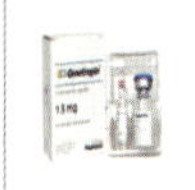	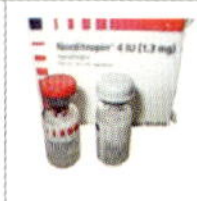	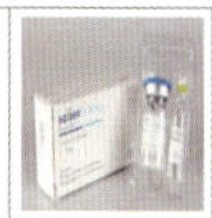	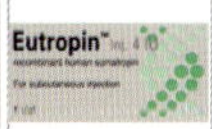	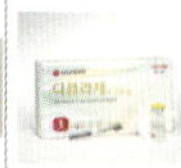
생산방법	E.coli						
제형(drug form)	injectable ; injection						
성장호르몬 함량	4 IU/2.0ml		16 IU/2ml	30 IU/1.5ml	24 IU/1.37ml	4 IU	
투여용량 (dosage)	5mg, 10mg / vial	2mg, 5mg, 6mg, 12mg, 24mg / vial	5.8mg, 13.8mg / vial	5 mg, 10 mg, 15 mg / 1.5 ml 4 mg, 8 mg / vial	4 mg, 5 mg, 6 mg, 8.8 mg / vial	환자마다 다름	2mg~4 mg / week
투여 빈도	주 3회	주 3회	주 3회	하루 3회이하 (adult)		3~6회 분할주사	2~4mg/week
시판현황	처방전으로 구입가능	생산중단	처방전으로 구입가능		생산중단	처방전으로 구입가능	
Therapeutic Subcategory	성장 호르몬 (growth hormones)						
제조회사	Genentech	Lilly	Pfizer	Novo Nordisk Inc	Merck Serono	LG 생명과학	
시판허가(FDA)	1993	1987(분류C)	1995	1995	1996	분류C	
연간 매출액 (2010)	$389 million	$422 million	$885 million	$856 million	$300 million	$38 million (1개 가격:28115원)	$3 million

– 연간 총 매출액(2010): $2852 million = ₩3,137,200 million(3조 1372억 원, 환율 1$=₩1100)

계속 비정상적으로 성장하는 말단비대증이 되기도 한다.

특히 사람들이 돈벌이 목적으로 동물/가축에게 성장호르몬을 사용하는 것을 규제하고 있다. 미국에서는 동물에 대한 사용을 제한하고 있는데, 조금 애매한 것이, 고기를 얻으려는 목적으로 사용하면 불법이고, 우유생산을 늘리는 목적의 사용은 합법이다.

동물에 사용 규제 (미국)

- 가축으로부터 고기를 많이 얻으려고 성장호르몬을 투여하는 것은 불법.
- 젖소로부터 우유 생산을 늘리려고 성장호르몬을 투여하는 것은 합법.
- 가금류(닭, 오리, 거위, 칠면조 등) 사육에 성장호르몬을 사용하는 것은 불법.

저자는 어떤 목적이든지 자연적인 섭리를 거스르는 성장호르몬의 투여, 특히 돈벌이를 목적으로 하는 성장호르몬의 투여는 옳지 않다고 본다. 우리는 많은 과학적·사회적 경험을 통해, 증체량 혹은 수익 증대를 목적으로 한 축산이나 농업의 얄팍한 술수들이 결국 인류에게 큰 재앙을 불러 왔음을 잘 알고 있다. 더 살찐 소를 만들기 위해 육골분을 사료로 먹여 단기간의 돈벌이는 되었지만, 인간 광우병이 생겨 수많은 사람이 뇌에 스펀지 구멍이 생겨 죽었다. 그리고 병충해에 강하고 수확이 잘 되는 유전자변형 GMO 작물을 만들어 큰 돈은 벌었지만, 그것을 먹은 동물과 사람은 치명적인 질병과 생식기능 마비, 그리고 아직도 알지 못하는 후유증에 시달리고 있다. 프랑스 칸 대학 연구팀이 2012년 발표한 논문에서는 GMO 옥수수를 2년 간 쥐에게 먹인 결과 유방암 발생, 간과 콩팥 손상이 크게 늘었다고 발표하였다. 자연은 그렇게 만만하거나 호락호락하지 않다.

과학의 지식에는 다양한 깊이가 있다. 돈벌이에 눈이 먼 사람들은 얄팍한 지식과 기술 몇 개로 당장의 돈벌이에 적용하여, 단기간 성공할 수 있다. 그러나 몇 십 년 뒤 겪게 될, 엄청난 후유증과 뒷감당은 다음 세대가 고스란히 짊어져야 한다. 엄청난 사회적 비용과 대가를 지불하면서 말이다.

40.
말단 비대증

이종격투기로 유명한 모 선수가 말단비대증이니 아니니 하면서 한때 시끄러웠고, 그래서 말단비대증이 일반인들에게도 알려지게 되었다. 말단비대증은 뇌하수체 후엽에서 분비되는 성장 호르몬이 사춘기 이후 성장판이 닫히고, 성인이 되어서도 계속 분비되어 여러 가지 장애를 일으키는 질병이다. 전 세계적으로 매년 백만 명당 3~4명이 발생하며, 빈도는 백만 명당 50~80명이다. 주로 중년기에 다양한 증세로 나타나며, 매우 천천히 진행하기 때문에 늦게 발견되어 치료를 놓치면 사망에 이를 수도 있다. 대표

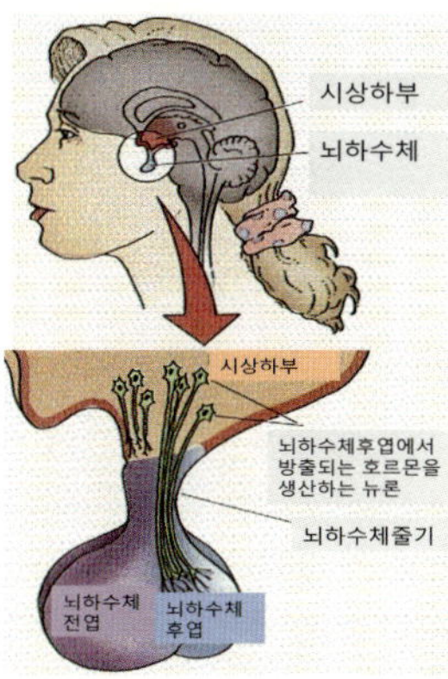

말단비대증의 증상과 신호	확률
• 얼굴변화, 말단부분 성장, 연조직의 팽창	100
• 과도한 땀 분비	83
• 말단 지각 이상/수근골증	68
• 피곤함, 무기력	53
• 두통	55
• 무월경/불임	55(여자)
• 불임, 성욕감퇴, 발기부전	42(여자)
• 관절증	37
• 혈당내성/당뇨	37
• 갑상선종	35
• 귀, 코, 인후(목), 치아의 문제발생	32
• 지속적인 심부전	25
• 시력 감퇴/상실	17
• 고혈압	23

적인 증상은 턱이 두꺼워지는 등의 얼굴 변형인데, 몇 년에 걸쳐 일어나므로 눈치 채지 못하고 지나갈 수 있다.

주요한 신호는 연조직의 팽창 현상인데, 이는 내장 기관에 있는 종양의 급성장과도 연관 있다. 1/3 이상의 환자들이 얼굴 외모의 변화를 겪고, 1/4 정도가 시력 상실이나 두통을 경험한다. 말단비대증을 제때 치료하지 않으면 고혈압과 연관된 심부전, 관상동맥질환 등의 심혈관계 질환으로 사망한다.

90% 이상의 환자들이 뇌하수체에 발생하는 양성 종양인 아데노마(adenoma)라고 부르는 선종이 원인이 되어 나타났다. 이 종양이 과량의 성장호르몬을 생산하는데, 종양이 점점 확장되어 주변 조직을 침범하여 주로 두뇌와 시신경을 손상한다. 이외에도 말단비대증이 생기면 뇌하수체에서 분비되는 다른 호르몬들의 정상 분비를 방해한다. 그리고 성호르몬의 변화를 일으키기도 하는데 남성은 테스토스테론이 부족해져 발기 부전이 유발될 수 있고, 여자는 생리주기 변화나, 유방에 변화가 생길 수 있다. 이외에도 다양한 합병증이 가능한데, 중추신경계 부분, 생식능력에 관한 것부터 고지혈증, 고혈압, 수면장애에 이르는 다양한 합병증이 동반될 수 있다.

말단비대증의 합병증

중추신경계 (CNS)	국소 (Local)
• 뇌혈관 질환 • 내분비 대사장애 : 인슐린 저항성, 당뇨 • 고지혈증 • 성선기능 저하증 : 생식능력 감퇴 • 다낭성 난소증 • 신생물 · 종양 • 석회화증	• 두통 • 시력상실 • 두개골 신경 병변 형성 • 일시적인 간질 • 심혈관계 이상 : 좌심실 • 비대증, 지속적인 심부전 • 부정맥 • 고혈압 • 수면 장애

말단비대증은 거인증과도 연관 있다. 어린이에게 성장 호르몬이 과도하게 분비되는 경우는 흔치 않은데, 이런 경우 평균을 훌쩍 넘는 매우 큰 키

와 체구로 성장하는 거인증이 발생한다. 성장판이 닫히기 전에 벌써 2m를 넘는 키를 보이는 경우도 있다. 평균적인 키와 몸무게를 훨씬 상회한다면 반드시 성장호르몬 검사를 받을 필요가 있다.

41.
피부 구조와 리피드

미용을 위해서, 모든 사람들이 몸매 관리만큼 소중하게 생각하는 것이 있다면, 바로 피부 관리일 것이다. 사람들은 좋은 화장품을 사기 위해 노력하지만 정작, 자신의 피부구조, 각질층의 중요성과 보습의 역할, 피부의 노화원인, 피부 건강에 리피드가 얼마나 중요하게 작용하는지는 모르고 있다. 사실 피부의 올바른 관리를 위해서는 우리 피부의 기능과 구조를 이해해야 한다. 피부는 우리 몸에서 가장 큰 기관이자 장기이면서 가장 이질적인 모습을 가지기도 한다.

피부는 무엇을 하는 기관인가? 바로 피부는 우리 몸의 수분이 증발되는 것을 막는 것이 가장 큰 목적이다. 사람은 건조한 육상에서 생존해야 하므로 체액이 증발되는 것을 막는 방어가 필요하다. 또한 피부는 외부 물질을 통과시키지 않는 방어와 내부의 노폐물을 배설하는 분비 기능이 있다. 표피에서 각질층과 멜라닌을 배출하고, 피지선에서 피지를 분비하고, 땀샘에서 땀을 분비하는데, 이들 피지와 땀은 천연 보습크림으로 작용한다. 이외에도 피부는 체온조절과 감각기능으로 우리를 보호하고, 면역기능 등에도 관여하여 보호작용도 한다. 그러나 과민할 경우에는 알레르기를 유발하기도 한다.

피부의 구조 : 각질층, 표피층, 진피층

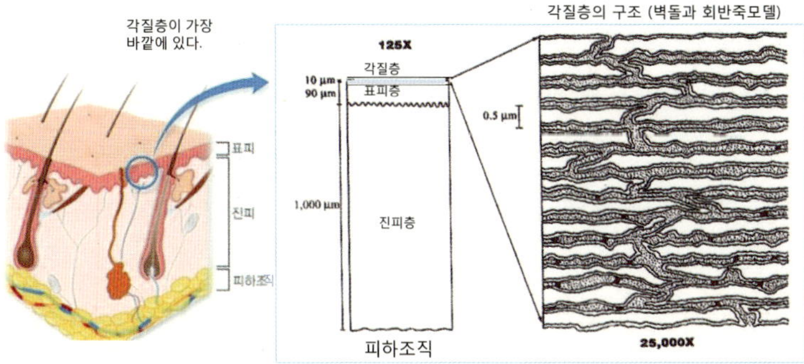

피부는 3층구조로 되어 있는데 바깥에서부터 각질층, 표피, 진피, 피하조직(기저막)으로 구성되어 있다.

각질층은 수분증발 방지와 외부 이물질의 침입 방지를 위한 방어와 보호 작용을 한다. 각질세포는 3일 정도면 수명을 다하고 바깥쪽의 오래된 층부터 떨어져 나간다. 한국 사람들은 목욕탕에서 이 각질층을 벗겨 내기를 좋아하는데, 피부과학의 입장에서 본다면 너무 과도한 때 밀기는 피부의 건강에 좋지 않다. 피부의 표피층에 상처가 나면 대부분 흉터가 생기지 않는데, 만약 진피층까지 상처가 깊게 났다면 흉터가 생기므로 즉시 병원 치료를 받아야한다.

종합적으로 봤을 때 피부의 기능은 우리를 보호하는 장벽기능이다. 우리가 비를 맞아도, 샤워를 해도 녹지 않는 이유가 바로 피부의 독특한 장벽효과 때문이다. 이 장벽기능은 대부분 리피드에 의해 결정되는데 콜레스테롤(16%), 지방산(21%), 세라미드 ceramide(54%), 그리고 스핑고리피드로 구성된다. 각질층이 특히 주된 장벽의 역할을 하는데, 그 두께는 대개 10㎛밖에 되지 않지만 기능이 아주 독특하다. 세포조직의 죽은 층이 쌓여, 상피세포 위에 존재하는데, 이는 단백질이 풍부한 각질세포와 그 사이를 채우고 있는 리피드층으로 여러 겹으로 구성되어 있다. 위의 그림과 같은 각질층의 모습을 학자들은 벽돌과 회반죽 모델로 설명하는데, 각질세포가 벽돌로 작용하고 리피드가 모르타르로 작용한다는 것이다. 각질층은 상당한 양의 물을 함유하고 있는데 물의 자세한 분포에 관해서는 아직 잘 알려져 있지 않다. 따라서 각질층의 철저한 제거는 피부의 보습을 위해서 오히려 불리할 듯하다. 회반죽(모르타르)으로 작용하는 리피드가 피부의 건강유지에 매우 중요한데, 세라미드가 콜레스테롤과 더불어 라멜라 구조를 형성하여 장벽기능을 발휘하기 때문이다. 만약 세라미드에 이상이 생기면 아토피, 건선 등의 피부 트러블을 유발한다. 각질층의 보습기능에 중요하게 기여하는 것들에는 천연보습인자, 각질세포의 리피드, 피지이며 이들이 피부의 수분 손실을 막아준다. 표피가 건강해야 진피도 건강하기 때문이다.

42.
피부 노화와 리피드

모든 사람들이 가장 싫어하는 데도 진행되고 있는 것이 바로 피부 노화일 것이다. 사람의 피부가 노화하는 것은 무엇을 의미하는가? 바로 피부의 탄력이 떨어지고, 피부세포의 회복능력이 저하되어, 41장에서 살펴본 피부구조와 같이 각질층 아래의 표피층에서 잡티, 일광흑자 기미 등의 색소질환이 증가하고, 진피층에서 양측성 오타 모반 양반점, 기미, 주근깨, 주름이 형성되는 것이다. 특히 진피층이 노화되면 표피층의 멜라닌세포를 자극해 기미를 유발하고, 혈관이 탄력을 잃어 처지게 된다. 또한 콜라겐의 양이 감소하고, 엘라스틴과 같은 탄력섬유가 부족하여 피부에 주름이 급격히 증가한다. 피부 노화 현상을 일으키는 원인에는 여러 가지가 있지만 다음과 같이 피할 수 있는 것과 없는 것으로 구별할 수 있을 것이다.

피할수 없는 원인	피할수 있는 원인
1. 나이의 증가 2. 난소 호르몬 분비량 감소 3. 자외선 : 기미와 주름살의 원인 4. 스트레스 : 활성산소	5. 공해물질: 대기오염 6. 흡연 7. 화장품 8. 염소소독제 : 수돗물

남녀 공통적으로 나이의 증가에 따라 피부 노화가 일어나는 것은 어쩔

수 없는 일이다. 특히 여성의 경우 30세 이후에 여성호르몬의 감소가 시작되고, 싫어도 어쩔 수 없는 피부 노화의 과정이다. 40대 중반에는 급감하여 갱년기 이후에 피부는 더 빨리 노화된다.

나이와 노화

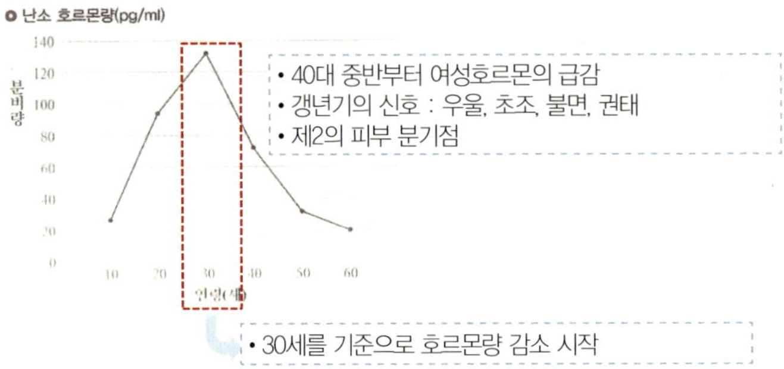

우리가 지구상에서 햇볕을 쬐며 살고 있는 동안 자외선을 피할 수가 없고, 음식물을 통해 에너지를 얻는 호흡을 하는 동안, 활성산소의 스트레스를 피할 수 없다. 직장생활을 하는 동안 공해물질과 담배연기를 피하기는 쉬운 일이 아니고, 거의 모든 여성들이 아침에 화장품을 사용하며, 수돗물로 세수를 한다. 우리가 줄일 수는 있지만 UV는 피부 노화를 일으키는 주범들이다. 이제 이들을 자세히 알아보자.

자외선 (UV)의 종류에는 파장에 따라 A파, B파, C파 세 종류가 있다.

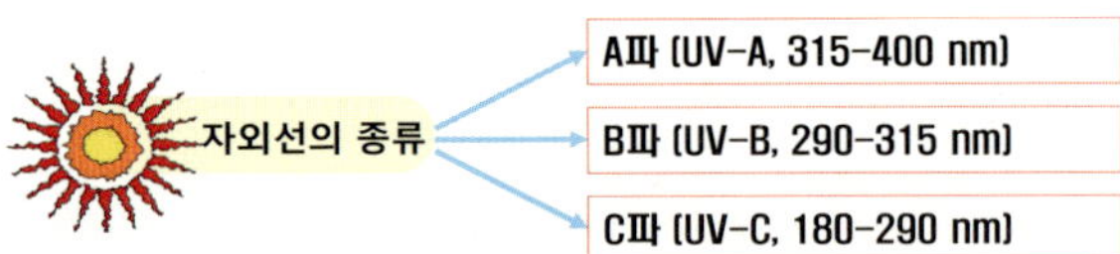

다행스럽게도 가장 에너지가 강하여 파괴력이 강한 자외선인 UV-C는 오존층을 통과하지 못해 사람에게 피해를 주지 않는다. 두 번째로 에너지가 강한 UV-B도 90% 이상이 오존층에 의해 흡수되지만 여름철에는 에너지가

더욱 강해 지표면에 도달하여 일광화상(surnburn)과 홍반을 일으킬 수 있고, 피부세포의 유전자 손상을 일으켜 피부암과 멜라노마(흑색종) 형성의 주된 원인이 되기도 한다. UV-A는 파장이 길어 에너지가 약해진다. 이는 일광화상을 일으키지는 않지만, 유리창을 통과할 수 있고, 피부의 진피층까지 깊숙이 침투해 멜라닌의 생성을 촉진하고, 활성산소를 생성하거나 콜라겐 섬유와 탄력섬유를 변형시켜 주름과, 기미, 주근깨를 생기게 한다.

UVA는 진피층 아래까지 도달하여 멜라닌 생성 촉진

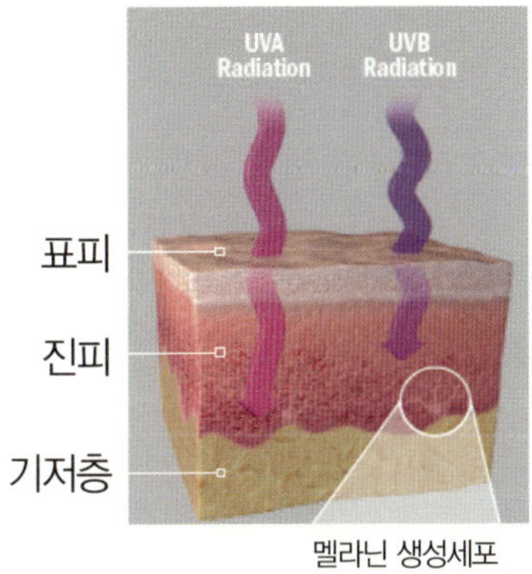

그래서 건강한 피부를 유지하고 싶다면 1년 내내 자외선을 조심해야하고, UV-A 와 UV-B를 동시에 차단하는 제품을 선택해야 한다. 우리가 사용하는 선크림(정확하게는 sunscreen이다)은 자외선 흡수제(UV-B를 차단)와 자외선 산란제(UV-A를 차단)를 포함하고 있다.

특히 자외선차단에 신경 써야 하는데 햇빛에 노출되면 몇 분 만에 피부 손상이 완료되기 때문이다. 구름 낀 날에도 햇빛은 있고, 그늘 안에 있어도 햇빛은 피부를 공격하며, 특히 고도가 높아질수록 햇빛의 공격은 강해진다.(고도 1000 feet 상승하면 4% 강해짐) SPF(자외선 보호지수)는 아래 계산식과 같이 햇빛에 노출된 상태로 얼마나 오래 있어도 좋은지를 보여주는 숫자일 뿐이다.

$$\text{SPF} = \frac{\text{UV차단제를 사용했을 때의 최소 홍반량}}{\text{차단제품을 사용하지 않았을 때의 최소 홍반량}}$$

즉, 햇빛에 노출되어 sunburn, 홍반을 일으키는데 20분이 걸린다면 SPF 15는 20x15=300분, 5시간만 보호해준다는 뜻이다. 여기서 주의 할 것은

SPF가 늘어나면 차단 효율이나 강도가 늘어나는 것이 아니고, 보호할 수 있는 시간만 늘어난다는 것이다.

- 그러나 SPF 수치는 절대적인 것이 아니므로(피부색, 인종, 연령 등에 따라 다소 차이가 있으므로) 본인이 올바른 선택을 해 사용해야 함.
- 자외선 A차단지수 : PA^{+}, PA^{++}, PA^{+++}로 표시하며, PA^{++}가 가장 높은 UVA차단지수

현재 다양한 UV차단제들이 개발되어 있지만, 자신에게 맞지 않는 성분이 있을 수 있으므로 바른 후 화끈거리는 느낌이 나면, 바로 닦아내는 것이 좋다. 워터프루프 제품도 물속에서 40분 이하만 효과 있으므로 40분 이후에는 다시 바르는 것이 좋다.

자외선으로부터 피부 지키기

1. 자외선차단제를 바를 때는 외출 20분 전에: 피부에 충분히 스며들도록 듬뿍 바르자!
2. Sunburn을 당하면, 그 이후에도 12~24시간 동안 손상이 계속된다.

⇒ Sunburn에 대처하는 법

- A : **절대로 두껍게 손상 당한 피부를 감싸지 말 것!**
  버터, 연고 등을 두텁게 바르지 말 것. 열이 못 빠져나가 더욱 손상을 가져옴.
- B : **피부를 수시간 동안 이상 시원하게 할 것!**
  바람, 에어컨 등. 그러나 절대 얼음찜질 하지 말 것, 갑작스런 온도 변화로 또 다른 손상을 부름. 손상 받은 피부를 물 속에 오래 담그지 말 것(자연적인 회복을 늦출 수 있음)

3. 챙이 넓은 모자, 선글라스, 긴 소매 등으로 햇빛에 노출을 최소화 하자!
4. 자외선이 강한 때에는 가급적 외출하지 말자!
5. 실외에선 그늘을 찾자!
6. 햇빛을 받아야 vitD가 만들어지지만, 실제로 자외선에 노출되지 않아도 vitD의 형성에는 지장이 없고, 암 발생에도 영향 없음이 증명됨.
7. 자외선 차단제를 자주 바르자! SPF 지수가 높다고 무조건 좋은 것이 아님. SPF 15~30을 자주 바르는 것이 더욱 효과적임

노화의 형태

자연노화와 광노화의 차이

		자연노화	광노화
외관		• 부드러우면서 일룩 없음. • 탄력성 감소	• 굵고 깊은 마디가 있으며 얼룩지며 가죽같음
피부표면		• 선형적인 기하학적 패턴을 그대로 유지	• 현저하게 변화
표피층 모양	두께	• 정상인보다 얇음	• 정상인보다 두꺼움
	세포 증식속도	• 정상인보다 느림	• 정상인보다 빠름
	각질화	• 변화 없음	• 변화 없음
	각질	• 정상적인 두께(Basket-weave식의 패턴)	• 불균일('Basket-weave' and compact patterns)
	표피세포	• 균일, 규칙적인 배열 • 멜라노좀 균일 분산	• 비정형, 무질서 배열 • 멜라노좀 결여, 비대
	멜라닌 세포	• 세포 감소, 균일 • 멜라노좀 생산 불안정	• 세포증가, 불균일 • 멜라노좀 생산 증가

43.
피부 노화의 원인들, 대기오염, 스트레스, 화장품

우리가 어느 정도 피할 수 있는 피부 노화의 원인 물질에는 질소산화물과 황산화물이 있다. 질소산화물은 산성비와 스모그의 원인이 되며, 피부의 모공에 질소 산화물이 붙어 쌓이면, 곰팡이, 세균, 진드기의 번식이 유리해지고, 피지의 산화로 인한 과산화지질과 함께, 여드름이나 뾰루지의 원인이 된다. 황산화물은 자동차의 배기가스에 의해 주로 생기는데 산성비의 원인이 되고, 호흡곤란, 기관지염 이외에도 피부손상을 일으킨다.

스트레스도 주된 피부노화의 원인인데, 부신피질호르몬을 분비하고, 포도당이 형성되어 신호전달을 촉진하는데, 혈관의 수축과 확장이 빈번해지고, 심장박동과 호흡이 빨라지면서 활성산소도 증가하여 여러 가지 피부 트러블을 유발한다. 사실 스트레스를 피할 수 있는 현대인들은 많지 않을 것이다. 따라서 피부노화의 주범인 활성산소를 없애기 위한 노력이 중요한데, 이를 위해서는 여러 가지 항산화제를 섭취하는 것이 좋다. 그중에서도 저자는 비타민C를 추천한다. 비타민C는 활성산소를 없애는 기능 이외에도, 비타민E를 합성하도록 도와주고, 면역체계를 강화하며, 콜라겐의 합성을 촉진한다. 따라서 비타민C가 충분히 섭취되면, 피부 주름 형성이 억제되고, 감기에도 걸리지 않고, 암과 동맥경화의 발생을 억제한다. 실제로, 우리 생명과학 분야의 거두로서 노벨상을 두 번이나 수상한 L. Pauling 교수님은 비타민C를 너무나 사랑하여 매일 섭취하였고, 그 때문인지 94세까지 생존하셨다. 1901년생이므로 당시의 평균수명과 비교해 볼 때 대단한 장수이며 아래 사진처럼 백발이 성성해도 강의를 할 수 있는 체력을 보였다고 한다.

비타민 C는 하루 필요량이 200mg 정도이므로, 흡수효율을 고려하여 충분히 높은 용량의 제품을 선택하는 것이 좋다. 특히 잇몸에서 피가 나는 괴혈병이 있는 분은 고용량의 비타민C를 꼭 섭취하기를 권한다. 괴혈병은 비타민C의 부족으로 콜라겐 합성이 방해되어 생기는 질병이기 때문이다. 어디 괴혈병뿐이랴? 피부의 진피층 함몰방지와 주름생성 억제에도 콜라겐의 합성은 필수적이다. 비타민C 이외에도 항산화 기능이 풍부한 식품은 아래의 표와 같다. 특히 말린 자두가 건포도보다 두 배 이상 항산화 능력이 높다. 자두, 건포도, 케일, 시금치 등이 미인을 위한 음식이다.

비타민 C를 사랑하는 과학자들

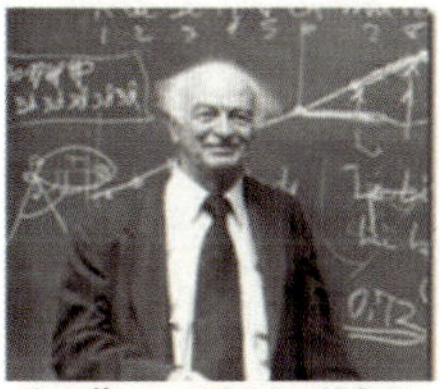

L. Pauling (1901-1994)

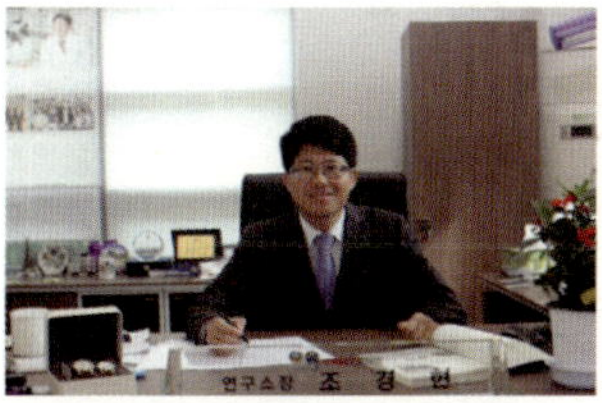

산소라디칼 흡수 능력 식품(units/100g) : 높을 수록 좋다

과일		채소	
건자두	5770	케일	1770
건포도	2830	시금치	1260
블루베리	2400	방울다다기양배추	980
블랙베리	2036	알팔파	930
딸기	1540	브로콜리 꽃	980
라즈베리	1220	비트	840
자두	949	홍피망	710
오렌지	750	양파	450
적포도	739	옥수수	400
체리	670	가지	390

우리는 미용뿐만 아니라 피부를 사랑하고, 보호하기 위해 화장을 하는데, 여러 가지 화장품의 성분들 중에는 피부노화를 일으키는 것들이 더러 있다. 계면활성제, 방부제(파라벤, 페녹시에탄올), 석유타르 색소, 향료, 광물류, 산화방지제, 자외선 흡수제들이 그것이다.

화장품 성분이 왜 해로울 수 있는가? 원래 피부는 우리 몸을 보호하려고 존재하고, 주로 리피드가 보호와 방어 작용을 한다. 그런데 미용효과를 위해서는 화장품의 성분들이 피부 속으로 전달되어야만 한다. 과거의 화장품은 각질층까지만 전달되었으나, 현재는 진피층까지 전달되는 것들이 많다. 따라서 리피드와 화장품은 불가분의 관계에 있고, 나쁜 성분은 피부에게 악영향을 끼친다. 진피층은 기질젤리로 가득 차 있고, 콜라겐과 엘라스틴이 얽혀 지탱하면서 피부의 탄력을 유지하고 있다. 따라서 탄력 있는 피부를 유지 하려면 진피층을 보호해야하고, 콜라겐을 방해하지 않아야 한다.

피부가 가장 좋아하는 것은 무엇인가? 바로 보습이다. 스킨케어의 시작은 수분을 공급하는 것이고, 스킨케어의 끝은 수분을 지키는 것이다. 우리 몸에 존재하는 천연 보습인자는 아미노산, 피롤리돈카르복실산, 젖산염 등이다. 이들은 산성 막을 이루어 미생물의 증식을 막아 자극이나 감염으로부터 피부를 보호한다. 그래서 피부의 pH는 4.9~7.4, 얼굴의 pH는 5.2~5.8로 전반적인 약산성을 띠고 있다. 따라서 피부나 얼굴의 pH를 중화시키거나 알칼리성으로 만드는 것은 절대 바람직하지 않다. 그렇게 하면 얼굴은 금방 세균과 곰팡이덩어리로 온갖 감염에 시달리게 된다.

건강과 미용 관련하여 사람들이 갖고 있는 비과학적인 미신이 크게 두 가지 있다. 첫째가 "식물성 제품은 무조건 좋다"라는 것이고 둘째가 "지친 피부를 알칼리성으로 만들어야 좋다"라는 것이다. 얼마나 그럴듯한 광고 문구이며, 얼마나 속기 쉬우며, 유혹적인가? 그러나 피부를 중성 혹은 알칼리로 만들면 금방 세균에 감염된다. 왜냐하면 피부는 방어기관이고 방어에는 산성이 필요하기 때문이다. 식물성 제품에 대한 허상을 깨야하는데,

구체적인 이유에 대해서는 후에 또 자세히 설명할 것이다.(p222)

시판 중인 화장품 내에 들어가는 보습제의 종류에는 에몰리언트, 모이스처라이저로서 다가알코올(polyol), hyalulonic acid 등의 다당류, 휴멕탄트(humectant)로서 다가알콜, 에틸렌글리콜 등이 있다. 에몰리언트는 피부에 수분장벽을 형성하고 피부내의 수분이 외부로 손실되지 않게 하고, 휴멕탄트는 외부의 수분을 흡수하여 피부를 보습하는 원리를 갖고 있다.

화장품 구입 시에 성분을 확인하면 피부 건강에 더욱 도움이 될듯하다.

화장품에 대한 오해

"식물성 제품은 무조건 좋다"
"지친 피부를 알길리성으로 만들어야 좋다"

얼마나 그럴듯한 광고문구이며, 얼마나 속기 쉬우며, 유혹적인가? 그러나 피부를 중성 혹은 알칼리로 만들면 금방 세균에 감염된다. 왜냐하면 피부는 방어기관이고 방어에는 산성이 필요하기 때문이다.
식물성 제품에 대한 허상을 깨야 한다.

44.
피부가 좋아하는 것, 싫어하는 것

피부가 가장 좋아하는 것은 오로지 보습이다. 특히 피부에 자연적으로 존재하는 피지(皮脂, sebum)는 천연보습인자로 매우 중요하다. 피지는 피지선(皮脂腺, Sebaceous glands)에서 분비되는데 피지의 리피드 조성이 독특하다. 피지선과 표피는 서로 다른 리피드 성분을 분비하는데, 피지선의 리피드는 스쿠알렌과 왁스와 중성지방이 많고, 표피의 리피드에는 콜레스테롤과 세라미드가 많다. 따라서 표피나 피지선의 기능을 좋게 하기위해서 충분한 리피드의 섭취가 필요하다. 균형 잡힌 영양이 충분하면 피부에서 왁스의 생성이 충분하여 피부를 보호한다. 왁스는 고등생물에서는 방습제로 다양하게 사용되는데, 피부, 머리카락의 보호, 윤활작용을 담당한다. 이는 꿀벌의 벌집에 주로 존재하는데, 의약품이나 화장품 산업의 로션, 연고, 광택제 등으로 사용된다.

피부가 싫어하는 것은 무엇인가? 피부는 자극을 매우 싫어한다. 그 외에도 자외선, 화학적 자극(대기오염, 수질오염), 기계적 자극(누르기, 긁기, 밀기) 등을 싫어한다. 특히 한국인은 목욕탕에서 때밀이를 강하게 할수록 시원하다고 생각하는 경향이 있는데 피부 보호의 관점에서는 바람직하지 않다.

자외선과 대기오염에 대해서는 이미 설명한 바 있다. 특히 화학적 자극 중에 수돗물에 있는 염소가 피부를 자극하는데, 단백질과 비타민을 파괴하고, 산화력이 강해 세포노화를 촉진한다. 따라서 아토피나 알레르기 환자, 영유아는 수돗물에 민감할 수 있다. 염소는 물에 녹으면 두 가지 경로로 전환되는데 첫 번째 Hypochlorous acid(치아염소산수)로 변하는데, 이 물질은 산화성이 매우 커서 단백질과 비타민C를 파괴한다. 두 번째 트리할로메탄(trihalomethane)으로 전환되는데, 이는 강한 발암물질이다. 수돗물로 15분 동안 샤워했을 때 들어오는 염소의 양은, 1L의 물을 마셨을 때 들어오는 염소량의 600배가 된다는 조사가 있다. 그렇다고 수돗물을 미워할 필요는 없다. 목욕물에 녹차티백을 넣으면 카테킨 성분 때문에 염소 제거에 도움이 된다.

염소

수돗물의 살균을 위해 첨가한 염소 : 단백질과 비타민을 파괴

- 염소는 강한 산화력으로 세포노화를 촉진.
- 아토피나 앨러지 환자, 영유아는 수돗물에 민감할 수 있음.

물에 녹으면

1. hypochlorous acid 로 전환
   ⇒ 매우 산화성이 큼.
   ⇒ 단백질과 비타민 C를 파괴함.
2. 트리할로메탄 (trihalomethane)으로 전환
   ⇒ 발암물질

- 수돗물로 15분 동안 샤워했을 때 들어오는 염소의 양이 1L의 수돗물을 마시는 염소양의 600 배
- 목욕물에 녹차 티백을 넣으면 염소 제거에 도움.
  ⇒ 카테킨(catechin) 성분이 염소 제거.

두 번째로 피부가 싫어하는 것은 열이다. 뜨거운 물, 증기, 건식 사우나 등은 피부에 문제를 일으키는데, 뜨거우면 피부의 수분을 빼앗기고, 피부세포가 손상된다. 반대로 차가우면 피부표면에 쇼크를 주고 혈관이 형성된다. 최근에 얼굴을 탱탱하게 보일려고, 매우 차가운 물로 세수하는 것이

유행이라고 하는데, 일시적인 효과는 있을지 모르나 장기적으로는 얼굴 피부를 괴롭히고, 혈관형성을 촉진하는 것이다. 그렇다면 뜨거운 것은 좋은가? 건식 사우나에서 땀을 많이 흘리면 피부세포의 노폐물은 그대로인데, 수분만 빠지게 된다. 이는 특히 건성피부에 해롭다. 그래서 항상 미지근한 물로 세안하는 것이 피부를 보호하는 가장 좋은 길이다. 우리나라 사람은 뜨거운 사우나와 냉탕, 온탕을 반복하기를 좋아하는데, 피부를 위해서는 습관적으로 해서는 안 되겠다.

세 번째로 피부가 싫어하는 것은 담배연기이다. 담배연기는 직접적으로는 피부세포를 손상시키고, 간접적으로는 활성산소를 형성하여 산소호흡을 방해하고, 피부세포의 괴사를 일으켜 회복 불능의 주름(elastosis)을 만든다. Elastosis란 진피의 탄력섬유(elastic fiber)가 절단되어 피부가 불규칙적으로 두꺼워지고 누렇게 변하는 현상이다. 이외에도 흡연을 하면 혈관의 산소 공급이 느려져서 피부가 초췌해 보이고, 입술주변에 깊은 주름이 생기고, 얼굴이 조로해 보이고, 옷과 피부에서 담배냄새가 나고, 손과 손톱, 이에 누런색이 끼인다. 주위의 애연가들에게서 쉽게 이런 증상을 발견할 수 있을 것이다.

이상에서 피부가 좋아하는 것과 싫어하는 것을 알아보았는데, 피부가 좋아 하는 것은 보습 하나뿐인데 반해 싫어하는 것은 참 많다. 무엇을 의미하는 것일까? 아! 그렇구나! 우리가 피부를 위한다는 생각으로 저지른 그동안의 많은 행동들이 혹시 피부를 더 자극하고, 괴롭히지는 않았는지 반성해 볼일이다.

결론을 맺자면, 피부를 위하는 길은 피부를 가만히 내버려 두는 일이다. 한번 더 돌아보라. 우리가 끊임없이 보살피는 얼굴 피부보다, 별로 신경 쓰지 않고 내버려두는 곳(가슴, 배 등)의 피부가 더욱 부드럽고 깨끗하지 않은가?

결론적으로, 피부는 방어기관이다. 그러므로 외부에서 무엇을 발라서 예쁜 피부를 갖겠다는 것은 어리석은 생각이다. 내부로부터 우러나야 예쁜 피부가 된다. 아름다운 피부는 각질층의 보습효과를 극대화하고, 피지선의 유지, 충분한 수면, 항산화물질의 섭취를 통해 지킬 수 있음을 잊지 말자!

피부가 싫어하는 것

- 뜨거운 물, 증기, 건식 사우나 등은 피부에 문제를 일으킴.
- 뜨거우면 피부의 수분을 빼앗기고, 피부세포가 손상됨.
- 차가우면 피부 표면에 쇼크를 주고 혈관 형성.
- 건식 사우나에서 땀을 많이 흘리면 피부세포에서 수분 손실.
  ⇒ 특히 건성피부에 해로움.
- 항상 미지근한 물로 세안

45.
피부 트러블과 리피드

우리가 흔히 피부 트러블이라고 부르는 것은, 피부 노화 이외에도 기미, 여드름, 블레미쉬, 아토피, 건선 등이 있을 것이다. 그런데 이런 피부 트러블은 선천적으로 타고 나는 것이 아니라, 대부분 아래와 같은 잘못된 피부 상식 때문에 생기는 것이다.

사실 인종을 막론하고 모든 피부의 구조는 기본적으로 동일하며, 연령

피부에 대한 잘못된 상식

당신의 피부는 특별합니다.

→ 모든 피부는 동등하다!

피부 타입(중성,지성, 건성, 민감성, 복합성)별로 관리 해주세요

→ 잊어 버리자, 상술일 뿐!
개인의 피부는 연령에 따라, 생활습관에 따라 변화한다.

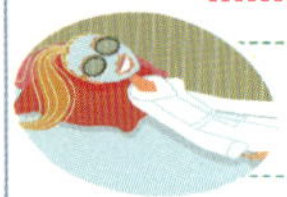

피부에 대한 과학적 이해를 하고, 보습의 원칙을 지키자!

에 따라 생활환경과 습관에 따라 피부의 모습이 조금씩 변화할 뿐이다. 따라서 누구든지 피부를 위하는 길은 보습을 잘 해주는 것뿐이다. 그런데 불필요하거나 잘못된 피부 관리 제품 사용으로, 피부 트러블들이 늘어나고 피부 노화가 촉진된다. 피부 노화는 진피층의 탄력섬유가 작아지고 굵어지는 것으로, 표피층이 얇아지고, 표피와 진피층의 경계층이 불분명해지는 것이다. 아래 표와 같이 노화의 원인에는 크게 자연노화와 광노화가 있다. 자연적인 노화는 자연적인 연령의 증가에 의한 것으로 내적인데 비해, 광노화는 자외선, 방사능, 복사열 등이 원인이 되는 외적인 현상이다.

노화의 예방을 위해 사용하는 제품들에는 일광차단제(sunscreen), 항산화제, retinoic acid류(레티놀), 호르몬 치료, 보습제, 비타민 등이 있다. 레티놀류는 피부 재생효과가 강해서 고가임에도 불구하고 인기가 많은 제품이다. 레티놀은 비타민A의 유도체로서 조직재생을 촉진할 수 있는 성장호르몬인 동시에, 태아의 발생에도 영향을 주어 기형 유발에도 관여한다. 그래서 가임기의 여성들은 레티놀 제품의 위험성을 인지하고 사용을 자제하길 권한다. 호르몬 치료는 폐경기 이후의 여성에게 여성호르몬인 에스트로겐을 공급하는 방법을 의미하는데, 이는 피부의 재생과 회복에 도움을 줄 수 있지만 장기 치료 시 부작용으로 유방암이 발생할 수 있다. 비타민의 사용은 부작용이 없으면서도 가장 효율적인 피부 관리 방법인데, 비타민E는 세포막지질의 산화방지에 도움이 되고, 비타민C는 미백작용과 콜라겐의 합성을 촉진하므로 매우 근본적인 방법이다.

여기서 주의할 점은 지용성 비타민의 과다 섭취는 경계해야한다는 것이다. 건강을 위한답시고 과다 섭취한 비타민A가 오히려 독이 될 수 있음을 보여주는 연구로 CARET study(Carotene and Retinol Efficacy Trial)가 있다. 석면 노출, 흡연에 의해 폐암에 걸린 18,000명의 환자들에게 비타민A를 과다 투여하여 폐암 억제효과가 있는지를 비교한 결과 베타 카로텐 30

밀리그램이나, Vit A 25,000 IU를 투여한 그룹에서 폐암이 개선되기는커녕, 오히려 더 많은 사망자가 발생하였다. 이전의 선행결과 특히 in vitro 결과에서는 베타카로텐이나 vit A가 폐암을 억제하는 것으로 나타났지만, 실제로 폐암 환자에게 투여 하였을 때는 오히려 사망률을 촉진하였다. 이에 대한 해석은 아직도 분분하지만, 비타민 혹은 그 보조제의 과도한 의존이 결코 유익한 것만은 아님을 보여준다. 특히 지용성 비타민이 과도한 경우 오히려 해로울 수 있는데, 특히 비타민A는 중독되면 사망에 이를 수 있다. 이를 잘 보여주는 사건 중의 하나가 20세기 초, 영국 출신 남극 탐험대들이 탐험과 조난 중 개의 간을 과다 섭취하여 사망한 사건이 있었다.

비타민 혹은 무기질들의 하루 필요량은 다음과 같다.

천연 비타민 (표)

비타민/미네랄	하루필요량	풍부한 식품
비타민A	800~1,000mcg	당근, 시금치, 칸탈루프
비타민D	400IU	유제품, 햇빛
비타민E	10mg	아몬드, 해바라기씨, 호두 버터, 올리브유, 카놀라유
비타민K	45~80mcg	달걀, 소고기, 딸기, 양배추, 브로콜리, 아스파라거스, 푸른 채소, 토마토
비타민C	50mg	토마토, 적채, 오렌지, 아보카도, 딸기
티아민(B_1)	1.5mg	피스타치오, 해바라기씨, 고기, 가금류, 빵과 또띠아, 쌀
리보플라빈(B_2)	1.8 mg	고기, 버섯, 아스파라거스, 시금치, 오징어, 아몬드, 구운 콩
나이아신(B_3)	20mg	닭고기, 소고기, 연어, 고등어
비타민B_6	2.0mg	닭고기, 소고기, 칠면조, 해바라기씨, 아몬드
엽산	200~400mcg	시금치, 아스파라거스, 해조류, 푸른 채소
비타민B_{12}	2mcg	달걀, 고기, 가금류, 식용야생동물, 물고기
칼슘	800~1,200mg	유제품, 정어리, 시금치, 연어, 송어, 아몬드, 해바라기씨
인	800~1,200 mg	물고기, 해산물, 고기, 가금류
마그네슘	280~400mg	아몬드, 캐슈, 해바라기씨, 블랙베리, 고기, 가금류, 치즈
철	10~15mg	소고기, 식용 야생동물, 시금치
아연	15mg	소고기, 식용 야생동물, 가금류
요오드	150mcg	해산물, 달걀
셀레늄	50~75mcg	정어리, 다른 해산물, 고기, 견과류, 씨앗

피부 트러블 중에 가장 흔한 것 중의 하나가 기미(Melasma)일 것이다. 기미는 피부에 생긴 멜라닌색소의 덩어리인데, 불규칙한 모양으로 연한 갈색등의 멜라닌색소가 과다하게 침착된 색소성 병변으로 주로 광대뼈, 뺨, 이마 등에 나타난다. 그 원인은 매우 복합적인데, 주로 자외선, 피부염증 등의 외부자극으로 Melanocyte가 자극 받아 일으키는 방어 작용의 일환으로 멜라닌을 생산하기 때문이다. 과잉 생산된 멜라닌은 대부분 배설되나 신진대사가 활발하지 못하면 피부에 축적 된다. 따라서 노화가 많이 진행된 피부일수록 기미는 더 많이 생긴다. 기미를 없애는 가장 근본적이고 부작용이 없는 방법은 수분공급인데, 이는 표피층의 멜라닌 제거를 촉진할 수 있다. 그런데 진피층에 존재하는 멜라닌은 화장품으로도 제거가 불가능하다. 기미의 가장 큰 원인은 자외선이고, 그 이외에 스트레스, 임신 호르몬, 내분비 대사 이상, 마찰 자극 등이 있다.

주름은 각질층의 건조로 인해 생기는 잔주름과 콜라겐 섬유의 교차 결합에 의해 생기는 깊은 주름이 있다. 진피층의 콜라겐은 늘 합성과 분해가 반복되고 합성속도보다 분해속도가 빠르면 표피가 함몰되어 주름의 원인이 된다. 잔주름은 보습으로 개선 가능하지만, 깊은 주름은 회복이 어렵다. 따라서 깊은 주름을 회복하지는 못하지만 숨길 수 있는 방법이 개발되었는데, 바로 보톡스이다. 원래 보톡스는 썩은 소시지나 통조림에서 발견되는 맹독성 병원균에서 생산되는 보툴리늄이란 독소를 정제한 제품이다. 보톡스는 신경전달물질인 아세틸콜린을 막아 주름 부위의 근육 움직임을 일정기간 마비시킨다. 그래서 주름이 펴진 것처럼 보이게 할 수 있다. 처음에는 안면경련 등 신경근 질환에 사용되어 오다가 얼굴 주름이나 사각턱 치료에도 이용되고 있다. 주의 사항은 시술 후 4시간 동안 눕지 않는 것이 좋고, 시술부위를 만지거나 표정을 크게 만들지 않는 것이 좋다. 효과는 주름의 경우 4개월 정도 지속되고, 사각턱은 1년 이상 지속된다.

여드름은 청소년기에 가장 흔한 피부 트러블인데, 많은 사람들이 오해하고 있는 두 가지가 있다.

여드름에 대한 세 가지 오해

하나	Blemish를 완전히 건조시킬 수 있다.
둘	피부가 더러워서 여드름이 생긴다.
셋	여드름을 한 개씩 치료할 수 있다.

누구나 한번쯤은 여드름을 만나게 된다!

1. 피부가 더러워서 여드름이 생긴다.
2. 여드름을 한 개씩 치료할 수 있다.

그러나 실제로 여드름의 원인은 아래와 같이 다양하다.

여드름의 원인

1. 호르몬의 활성
2. 피지선(oil gland)에서의 오일 과량 생산
3. 죽은 피부세포들의 불규칙적인, 과량의 축적 : 피부표면 혹은 모공에
4. 모공에 박테리아(Propionibacterium acnes)의 축적과 성장
5. 자극적인 화장품, 특정 음식(rare), 의약품 등의 알러지

따라서 호르몬의 분비가 왕성한 청소년들, 젊은이들에게서 여드름이 많을 수밖에 없는데 근본적인 해결 방법은 오일의 생산을 줄이고, 죽은 세포의 축적을 막고, 원인균인 P. acne를 박멸하는 것이다. 여드름의 치료를 위해서 환부에 직접치료 하는 방법과 시스템적인 치료 방법 두 가지의 접근이 가능하다. 환부의 직접치료는 피부를 부드럽게 깨끗이 하는 것인데, 수용성 클렌져나 모공에 자극이 없는 세안제를 사용하여 추가적인 확대를 막는 것이고, 죽은 세포의 덩어리 제거와 건강한 세포의 재생 교환(turn-over)을 촉진하는 방법이 있다. 과다한 오일 분비를 닦아내고, 바르는 항생제를 사용하여 세균 (P. acne)을 없애는 것도 좋은 방법이다. 시스템적인 치료방법은 먹는 항생제를 복용하고 바르는 레티노이드를 사용하여 피부

재생을 돕는 것이다. 여드름 치료전문의약품인 accutane을 복용할 수도 있고, 피임약(기혼자에게만)을 복용하여 오일의 과도한 생산을 막을 수도 있다. 그러나 아래와 같이 여드름 치료 시 해서는 안 될 것들이 있다.

해서는 안 되는 것들

- 강하고 자극적인 스킨케어 제품을 사용하지 않음.
  ⇒ 알코올, 멘톨, 페퍼민트, camphor, eucalyptus, lemon, grapefruit oils 등은 모두 irritation을 일으킴.
- 이들 성분들은 여드름이나 얼룩을 더욱 악화시키고, 건강한 세포를 죽일 수 있음.
- Facial mask, astringent, toner, facial scrub들은 wax 성분으로 여드름을 악화시킴.
- 염기성 비누나 클렌저는 (pH 8이상) 모공 내의 세균 증식을 도움.
- 여드름을 무리하게 짜고, 찌르고, 파내고, 긁어내는 것은 악화시킬 뿐!
- 금연 할 것 : 흡연자 여드름 발생율: 40.8%, 비흡연자의 여드름 발생율: 25.2%

결론적으로, 여드름을 잘 관리하려면, 피부를 자극하지 말고, 여드름이 보기 싫다고 없애려고, 안달하여 자극하지 않는 것이다. 천천히, 그러나 근본적인 제거를 위해, 보습을 철저히 하며, 과다한 오일만 제거해도 얼마든지 여드름의 제거와 재발을 막을 수 있다. 여드름과 유사한 블레미쉬(blemish) 얼굴의 잡티, 흠도 여드름처럼 관리하면 결국 없앨 수 있다. 방법은 가볍게 세척해주고, 감염을 막아주고, 세포분열을 도와주고, 과다한 오일 분비를 흡수하거나 줄여주는 것인데, 위의 방법들이 실패했을 때, 전문의약품인 accutane을 사용한다.

46.
아토피와 리피드

아토피는 정의가 모호한 피부질환이면서도 어린이, 청소년, 심지어 어른까지도 고통 받는 피부 질환이다. 아토피(atopy)는 어원부터 "알 수 없는" "비정상적인" "정의할 수 없는" 등의 뜻을 내포하고 있어서 의미에서부터 이해하기 어려운 질병임을 내포하고 있다. 아토피의 원인은 유전적인 원인 (gamma-linoloeic acid, 감마리롤렌산의 부족)과 피부장벽의 손상(ceramide 의 부족), 환경적 요인 등이 있다. 따라서 피부에 필수적인 리피드의 부족이 근본적인 원인이라고 할 수 있다.

아토피의 대표적 증상으로는 견디기 어려운 소양감, 가려움증, 그리고 긁은 후의 출혈이다. 아토피의 초기 증상은 건조함이 심해져 가려워 지는 것인데, 긁게 되면 그 부위가 습진성으로 변하고 이러한 변화가 피부의 가려움증을 악화시켜 합병증을 유발하는데 대표적인 것이 태선화와 암화이다. 태선화는 심하게 긁은 자리가 나무껍질처럼 거칠어지고 코끼리 피부처럼 두꺼워지는 현상이다. 태선화가 오래 지속되거나 심해지면, 피부가 점차 검

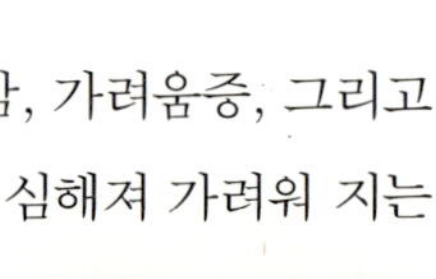

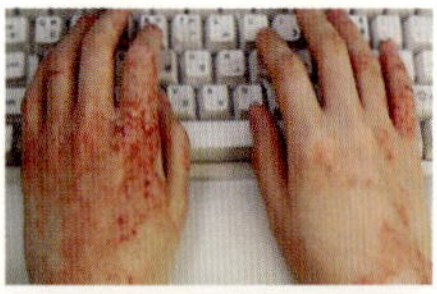

게 변하면서 가려움증은 완화되어도 피부에 검은 흔적이 남아 얼룩처럼 남게 되는데 이것이 바로 암화이다.

아토피의 원인이 되는 것은 집먼지, 집먼지 진드기, 동물털, 음식물, 꽃가루, 곰팡이 등과 같이 일상생활에서 흔히 접하는 물질인데 이들이 피부의 알레르기를 일으키는 항원물질로 작용하여 과민반응을 일으키는 것이 아토피의 시작이다. 따라서 이들 물질들에 대한 과민 반응이 있다면, 즉시 제거해야 한다. 또한 이러한 물질을 먹거나, 흡입하거나, 피부에 접촉할 때 수분 내지 수시간 내에 피부 가려움증, 두드러기, 기침, 재채기, 콧물, 코막힘, 눈의 결막충혈, 눈물, 구토, 설사, 복통 등의 증상이 나타날 수 있으며 심한 경우 호흡곤란이나 쇼크를 일으킬 수도 있다.

아토피 피부는 어떻게 관리해야 하나? 우선 피부와 집안을 청결하게 하여 항원물질이 피부에 접촉하는 것을 차단해야 한다. 그러나 피부세정이 과도할 필요는 없다. 피부 세척이 너무 과하면 환부가 과민해져 오히려 상태가 악화 될 수 있다. 대신 생활환경 중에서 환자에게 알레르기를 유발하는 요인들이 있다면 주의해야 한다. 특히 애완동물을 키우고 있다면 고양이나 개의 털이나 분비물을 철저히 관리해야한다. 마루바닥, 소파, 침대 등 집안 곳곳에 애완동물 유래의 기생충, 원충류, 진드기, 귀진드기 등이 항원물질로 작용하여 늘 아토피 환자를 공격한다. 특히 어린이에게 더욱 심각하다. 아직 공인되지 않은 아토피 치료제나 유기농 제품을 사기 위해 큰 돈을 들이지 말고 아래와 같은 항원물질이 집안에 존재할 가능성이 없는지 살펴보는 것이 더욱 중요하다.

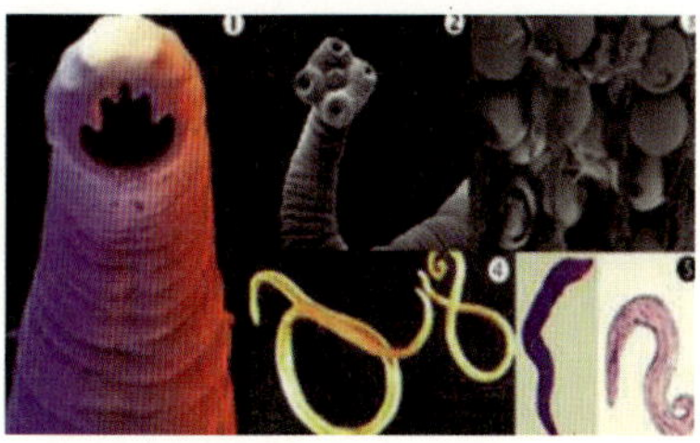

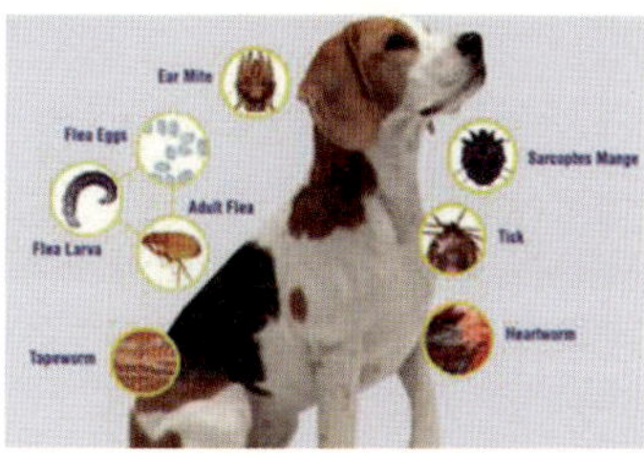

둘째, 보습능력을 강화해주어야 한다. 구체적인 관리요령은 다음과 같다.

- 아토피의 피부는 정상보다 pH가 높음. ⇒ 약산성의 세정제 사용
- 장시간의 사우나, 목욕 등은 수분 손실 우려, 미지근한 물로 샤워
- 아토피의 피부는 매우 건조하므로 적절한 보습제 사용
  ⇒ ceramide가 함유된 보습제 사용
- 아토피 피부염을 치료하기 위해서는 약물치료와 생활습관 개선의 방법을 골고루 병행해야 함.
- 증상이 심하면 연고를 증상 및 부위에 따라 선택하여 발라주어야 함.
- 심하지 않은 경우에는 연고제와 스킨케어 제품, 생활에서의 주의로도 충분히 아토피 피부염을 다스릴 수 있음.
- 환자의 90%는 항히스타민제의 복용 및 약한 국소 스테로이드제 연고로 증상이 완화될 수 있음.
- 그밖에 아토피를 심화시키는 요인을 생활에서 제거하는 것이 중요한데, 피부 청결 유지, 헐렁한 속옷, 애완견이나 고양이를 키우는 것도 피해야 함.

우리는 43장에서 피부의 pH는 4.9~7.4로 약산성이 적당하다고 배웠다. 피부의 자연적인 항균성을 최대화하기 위해 약산성의 세제를 사용하여 피부가 중성화되는 것을 막는 것이 아토피 환자에게 매우 중요하다. 그리고 보습을 해 주어야 하는데 ceramide를 충분히 공급해주어야 한다. 따라서 보습제를 선택할 때 ceramide가 충분한 제품을 고르는 것이 유리하다. 나중에 다시 나오겠지만 ceramide는 항암제로도 중요하게 작용한다.

47.
건선과 리피드

건선(Psoriasis)은 마른버짐이라고도 부르며, 은백색의 비늘로 덮여있고 경계가 뚜렷하다. 건선은 크기가 다양한 붉은색의 구진이나 판을 이루는 발진이 전신의 피부에 반복적으로 발생하는 만성 염증성 피부병이다. 19세기까지도 건선은 나병과 혼동되어 오해받았고, 지금은 건성(Xerosis)과도 혼동되고 있다.

건선은 만성 재발성 질환이며 우리나라 인구의 1~2%가 환자이며, 북유럽은 인구의 2~3%, 일본은 인구의 0.2%가 환자이다. 건선은 20대 젊은 나이에 주로 발병하며 40대 이전의 환자가 75%이다. 과거에는 표피의 과도 증식과 홍반, 각질화속도가 빠른 질병으로 알았지만, 지금은 T세포에 의한 만성 염증성 질환으로 분류되고 있다. 따라서 T세포를 억제하는 면역 억제제가 건선치료에 효과적이다. 그리고 건선 환자들이 이상지질혈증, 고혈압, 비만과 연관이 있음도 최근에 보고되고 있다.

건선이 시작되는 것은 각질화 현상 때문인데, 표피 기저층에서 분열된 새로운 세포들은 일정 기간이 지난 후 각질 형성세포가 된다. 기저층에서 각질층으로 이동하는데 약 12~14일 정도 걸리고, 다시 각질층에서 떨어져

염증성 각화증

건선은 건성(Xerosis)이 아니다!

- 19세기까지도 건선은 나병과 혼동되어 오해 받았음
- 만성 재발성 질환 • 건선이 이상지질혈증, 고혈압, 비만과 연관이 있음이 최근에 보고

- 북유럽 인구의 3%, 우리나라 인구의 1~ 2%, 일본 인구의 0.2%
- 20대 젊은 나이에 많이 발병 40대 이전에는 75%

- 과거: 표피의 과도 증식, 홍반, 각질화 속도가 빠름.
- 현재: T 세포에 의한 염증성 질환

T 세포를 억제하는 면역 억제제가 건선치료에 효과적임.

나가는데 14일이 걸려, 도합 약 4주가 걸리나, 건선이 있는 경우는 4~6일만에 전과정이 끝나게 된다. 따라서 각질화가 너무 빨라지는 현상이 건선의 시작이며, 피부의 최외각에는 적절한 양의 각질층이 존재하는 것이 피부건강에 도움이 된다. 따라서 한국인들이 즐겨하는 강한 때밀기로 각질층을 과도하게 없애는 것은 피부건강에 도움이 되지 않는다.

건선의 대표적인 특징은 은백색의 인설(각질)이며 발진(홍반)을 동반하고, 다양한 모양과 크기로 진행되고 간혹 농포성으로 인해 고름이 생길 수 있다. 호발 부위는 두피(비듬이 심한것처럼), 관절부위, 몸통(등, 가슴), 점막(혀, 입속), 손발톱 등이다. 얼굴에는 잘 생기지 않는데, 이는 자외선과 연관 있을 것으로 추측된다. 건선이 잘 생기는 부위를 쿼브너 현상으로 설명하는데, 쿼브너 현상이란 물리적인 손상을 받는 부위(스친 자국, 주사자국, 긁힌 부위)에 건선이 발생하는 현상을 말한다. 건선의 호발부위는 관절 부위(가장 많이 스치고, 닿는 부위로 무릎이나 팔꿈치) 혹은 팔다리의 안쪽, 엉덩이, 의복의 조이는 부분 등이다.

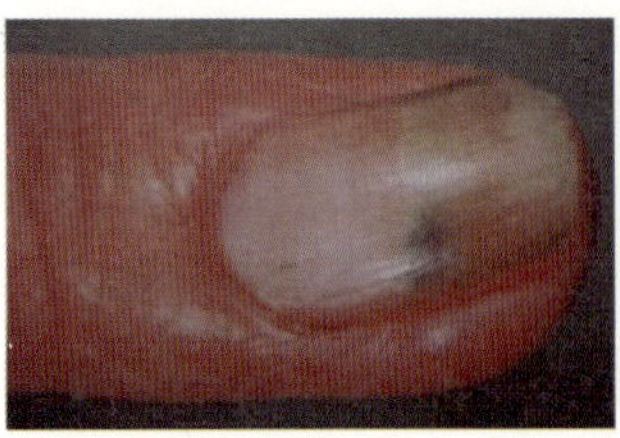

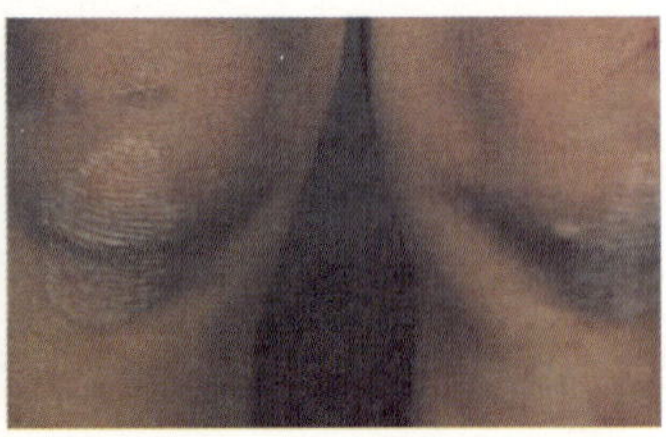

건선의 발생요인은 유전적 소인, 면역학적 이상, 환경적 유발요인 등이 있다. 유전적 소인에 의한 위험도가 큰데, 부모 모두가 건선을 갖고 있으면 유전 될 확률이 50% 이상이라는 보고가 있다. 그러나 건선은 전염되거나 감염되지 않는다.

건선이 유발되는 원인은 다양한데 스트레스, 상기도 감염(목감기), 물리적 손상, 계절적 요인(자외선), 술, 담배, 약물, 약물 중에도 특히 먹는 호르몬제는 일시적으로 호전 되는 듯하지만 점점 악화된다. 정신과 약물 (리튬), 비스테로이드성 소염제(아스피린, 타이레놀 등), 무좀약, 항말라리아제 등과 같은 약물도 있다. 특히 과체중이면 건선이 악화되는 경향이 있다. 또한 최근에 건선이 있으면 심혈관 질환이 악화된다는 보고가 계속 되고 있으므로 조심해야한다. 2012년, 건선 환자들의 HDL-콜레스테롤이 감소하고 HDL의 기능이 저하되고 염증이 증가하였음이 보고되었다.

건선의 발생

1. 유전적 소인 | 2. 면역학적 이상 | 3. 환경적 유발요인

병변의 특징

- 은백색의 인설 (각질)
- 발진(홍반)
- 다양한 모양(둥글거나)
- 다양한 크기
- 농포성

호발부위

- 두피(비듬이 심한 것처럼)
- 관절부위(무릎, 팔꿈치)
- 몸통 (등, 가슴)
- 점막 (혀, 입 속)
- 손발톱

얼굴에는 잘 안 생김.
(자외선과 연관이 있음.)

건선은 만성 염증과 연관되어 있으므로 쉽게 뿌리 뽑을 수 있는 질환이 아니며 치료가 장기화 될 수 있다. 고도건선이라면 전신약제나 주사제로 치료하며, 중증건선은 자외선 치료도 가능하다. 그러나 자외선 치료는 금방 효과는 좋은데 장기간 치료 시 부작용이 있으므로 중독되지 않아야 한

다. 건선환자들이 자외선치료를 좋아하는데, 중등도 건선은 연고나 자외선 치료가 가능하다. 연고는 주로 부신피질호르몬이나 스테로이드인데 단기간의 효과는 좋으나 부작용이 많은 것도 사실이다.

건선 치료제로 사용되는 약물 중에서도 스테로이드는 가장 효과적이지만 부작용도 많은데, 피부위축과 모세혈관 확장을 유발하며, 급성 내성을 일으킨다. 따라서 다량 도포 시 전신 부작용이 있을 수 있다. 비타민D 유도체도 안전한 치료제로 널리 사용되는데, 이는 간혹 피부 자극을 일으키며, 자외선A에 의해 변형될 수 있으므로 주로 밤에 도포하는것이 좋다. 스테로이드는 자외선B의 흡수를 방해한다. 건선 치료제로 아토피 피부염 치료제로 개발된 프로토픽도 사용되는데 얼굴이나 목 등 접힘이 있는 부위에 주로 바른다. 그러나 프로토픽과 스테로이드를 동시에 사용하지 않아야 하고, 프로토픽은 면역 억제제이므로 감염이 있거나 상처가 있는 경우에는 사용하지 않는 것이 좋다. 자외선 치료는 전신 광화학요법으로 가장 강력한 치료효과와 가장 긴 재발 방지기간을 가지고 있다. 그러나 장기간 치료 시 피부암 발생 가능성이 높고, 치료를 위해서는 사전에 혈액검사가 필요하다. 자외선B 영역(파장 309~313 nm)이 가장 좋은 치료 효과를 가진다.

쾨브너 현상 → 물리적인 손상을 받는 부위에 건선이 발생하는 현상
(스친 자국에, 주사자국에, 긁힌 부위에)

1.관절부위 (가장 많이 스치고 닿는 부위, 무릎, 팔꿈치

2.팔다리의 바깥쪽

3.엉덩이

4. 의복의 조이는 부위

5. 때밀이

비타민A(레티노이드)는 고도건선 치료에 사용되는데, 표피의 과도증식을 정상화하는 작용을 한다. 그러나 태아 발생에 영향을 주어 기형아 발생

건선을 유발하는 원인

- 스트레스
- 상기도 감염(목감기)
- 물리적 손상(의복, 운동, 목욕 : 뜨거운 물, 때밀기는 해로움.)
- 계절적 요인(자외선)
- 술, 담배
- 약물 : 먹는 호르몬제(일시적으로 호전되는 듯 하나, 상태를 점점 악화시킴.)
- 정신과 약물(리튬)
- 비스테로이드성 소염제(아스피린, 타이레놀 등)
- 무좀약
- 항말라리아제

이 가능하므로 가임기 혹은 수유기의 여성은 사용을 자제해야한다. 비타민A는 완전히 배출되는데 2년 정도가 필요하다는 보고가 있다. 마지막으로, 권장할만한 치료 방법은 아니지만 항암제인 MTX(methotrexate)도 사용할 수 있는데 세포분열을 막는 작용을 한다. 효과는 우수하지만, 간독성이 심각할 수 있다.

건선의 관리 치료

- 건선은 뿌리 뽑을 수 있는 질환이 아님.
- 치료가 장기화 될 수 있음
- 고도건선 : 전신약제, 주사제
- 중증 건선 : 자외선 치료 (장기간 치료 시 부작용)
- 중등도 건선 : 연고, 자외선 치료
- 경미한 건선 : 연고
(부신피질호르몬, 스테로이드, 가장 효과적이면서도 부작용도 많음)
- 특히 최근에 건선이 있으면 심혈관 질환이 악화된다는 보고가 계속 되고 있으므로 조심해야한다

※ 2012년, 건선환자들의 HDL-콜레스테롤이 감소하고 HDL의 기능이 저하되어 있고 염증의 증가가 있음이 보고 되었다.

이상에서 건선의 유발원인과 치료 방법들에 대하여 알아보았는데, 건선은 발생 후의 치료보다 발생 전의 관리가 더 중요한 피부 질환이다. 따라서 에몰리언트 등으로 보습을 해주며 오메가-3 등의 좋은 리피드를 많이 섭취하고, 평소 운동으로 HDL의 기능을 향상시키는 노력이 중요하다. 피부질환과 리피드 그리고 HDL이 이렇게 밀접하다니 놀랍기만 하다.

48.
피부암과 리피드 : 식물성 기름의 함정

피부암은 흔히 사마귀로 불리는 양성 물혹과 치명적인 악성 종양으로 구분된다. 양성 물혹은 멜라닌생성세포(melanocyte)가 과도하게 증식하여 형성되는 것으로 어린이, 청소년기에 많이 나타났다가 색소침착이 되는데 그 경계가 분명하고 균일한 색을 띠는 것이 특징이다. 이러한 특징은 어른이 되면서 사라지는 경우가 많으므로 큰 문제가 되지 않는다. 그러나, 악성 종양은 심각하여 다양한 형태로 분류되는데 크게 4가지로 기저세포암(basal cell cancer), 상피세포암(squamous cancer), 악성 흑색종(malignant melanoma), 카포시 육종(kaposi sarcoma)이다.

기저세포암은 가장 흔한 악성 피부암으로 일광 노출로 인해 주로 생긴다. 그래서 자외선 노출이 축적되는 중년이 되어 햇빛 노출 부위에 주로 생기는데 신기하게도 귀에는 잘 생기지 않는다. 기저세포암은 천천히 자라는 농포나 결절이 형성되는데 궤양으로 발전한다. 수술로 제거할 수 있고, 종양 부위가 크면 방사선 치료를 할 수 있다.

상피세포암은 두 번째로 흔한데, 치료하지 않으면 기저세포암보다 더욱 급성으로 진행한다. 역시 일광화상과 연관성이 커서 중년 이후에 나타나

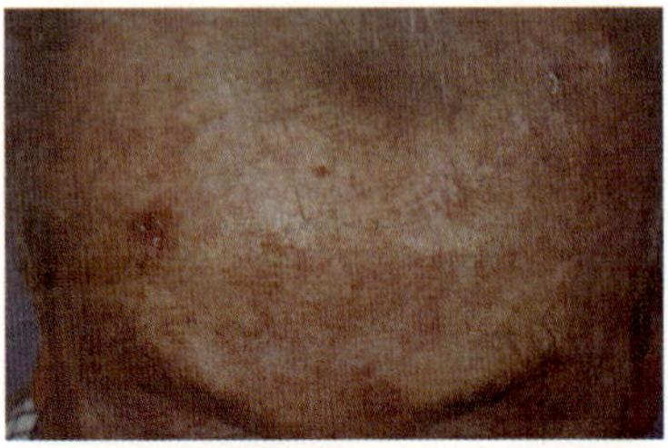

일광 각화증. 검버섯

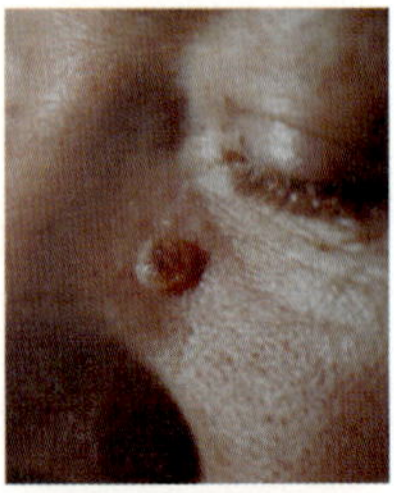

기저세포암

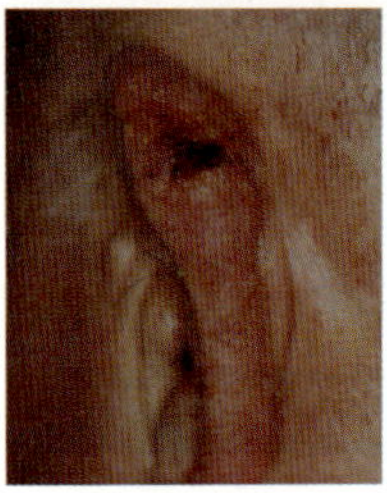

상피세포암

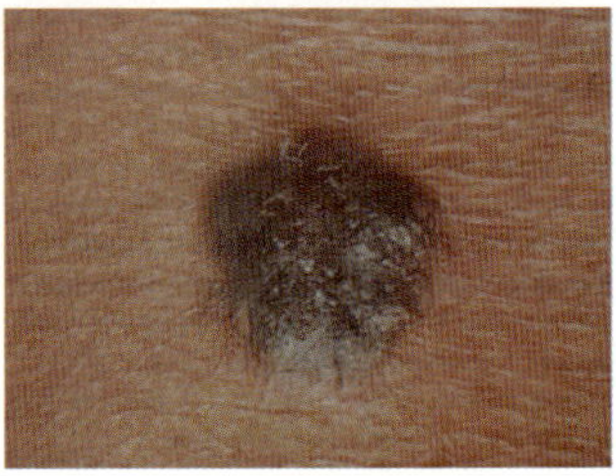

악성흑색종 결절

고, 루푸스 같은 만성 염증 질환이 있으면 발병 확률이 높아지고, 남자 환자가 여자보다 3배 더 많다. 궤양성 결절이 매우 빨리 성장하며, 신기하게도 아랫 입술이나 귀에 잘 생긴다. 수술이나 방사선 치료로 제거할 수 있지만 긁어내는 것은(curettage) 피해야 한다.

악성흑색종은 피부암 중에서 피해가 가장 심각하며, 전이가 빠르고 전 연령대에서 발병 가능하나 특히 젊은 연령대에서 잘 걸리며 사망률도 높다. 하지만 조기에 발견하면 완치율도 높다. 어린 시절부터의 일광노출 시간이 흑색종 발달 정도와 연관 있으며, 신체 어떤 부위에도 생길 수 있는데 여자는 하반신에, 남자는 등과 몸통에 주로 발생한다. 그런데 인종 간에 발병 빈도가 차이가 있어 백인에게 많고, 흑인은 백인에 비해 발병 확률이 1/20밖에 되지 않는다고 한다. 초기에는 사마귀 근처의 양성 물혹처럼 생기는 경우가 많아 진단이 어려운 경우가 많고, 림프나 혈액을 따라 다른 조직으로 전이되기도 한다. 미국에서 흑색종을 진단하는 기준인 ABCDE는 다음 표과 같다.

ABCDE 진단 기준	해설
Asymmetry of mole	반점의 비대칭
Border irregularity	경계가 불분명
Color Variegation	색깔이 얼룩덜룩 잡색
Diameter 〉6 mm	크기가 6 mm 이상
Elevation	피부 표면보다 돌출 되어 있음

이외에도 글라스고우 7 확인 포인트 (Glasgow 7-point checklist)도 사용되고 있다.

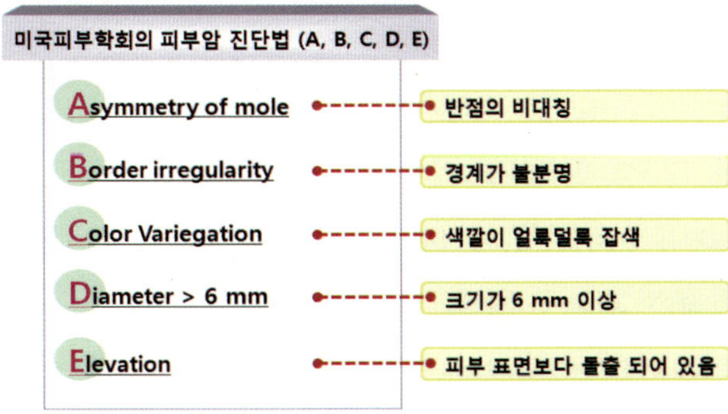

카포시육종은 혈관이나 림프의 내피세포에 생기는 종양으로 주로 피부에 자주빛의 결절이나 플라크 덩어리가 생기는데 모든 장기에서 발생 가능하다. 카포시육종의 발병 유형에는 다음과 같이 네 가지 유형이 있다.

Glasgow 7–point checklist		해설
Major	Change in size	반점 크기의 변화
	Change in shape	반점 모양의 변화
	Change in colour	반점 색깔의 변화
Minor	Diameter 〉6 mm	크기가 6 mm 이상
	inflammation	염증의 지속
	Oozing and bleeding	반점에서 분비물 혹은 출혈
	Mild itching or altered sensation	가벼운 가려움 혹은 감각 변화

1. **고전적인(자발적인) 카포시육종**: 노인들에게서 호발. 주로 동유럽 유대인들에서 발견되는데 매우 느리게 자라고 발이나 다리 아래 쪽에 생기지만 심각한 문제를 일으키지 않는다.
2. **풍토성 (endemic) 카포시육종**: 중앙아프리카 흑인들에게서 호발하는데 풍토병과 같은 성격으로, 고전적인 카포시육종과 유사한 형태이나 진행과 침범이 빨라 전신으로 전이될 수 있고 반점 부종이 가장 흔한 형태이다.
3. **면역억제 관련 카포시육종**: 장기 이식 등으로 면역억제 치료를 받는 환자에게서 발생하며 만성적으로 천천히 진행되고, 면역억제제를 줄이면 호전되기도 한다.
4. **에이즈 연관 카포시육종**: 중기 이후의 에이즈 환자에게서 연자주색 구진형태로 나타나며, 얼굴, 가슴, 허파, 눈, 입 안의 점막 등에서 발생한다. 빠른 진행을 보이며 전신으로 모든 장기로 퍼진다.

위의 모든 유형의 카포시육종은 헤르페스바이러스 8형이 주된 원인의 감염 바이러스이고 치료방법은 방사선 치료, 면역 치료, 화학적 치료 등이 있다.

피부암의 주요 특징을 정리하면 다음과 같다. 장기간 치료되지 않는 문드러짐, 시큰거림, 출혈, 농양 등이 생기는 반점 혹은 딱지가 특징이며 코르티손 크림이나 보습제 처리에도 효과가 없고, 환부가 커지기만 한다. 환부의 선명한 모양은 주변의 피부와 구별되고, 질감이나 색이 다르다.

2002년도 통계에 의하면 미국에서 발생한 암의 50%는 피부암이었고 만명 이상이 죽었다. 우리나라에서는 아직 위암과 폐암이 가장 많지만, 서구화된 식사의 확대와 더불어 피부암은 점점 늘어가고 있다. 피부암을 예방하는 식생활은 무엇인가? 호주 연구진의 보고에 의하면 오메가-3 유지가 풍부한 생선을 소비한 인구에서 흑색종의 발병이 40% 감소하였다고 한다. 서구에서도 1900년대 초에 비해 흑색종이 가파르게 증가하고 있는데, 그 이유 중 하나로 식물성 유지의 소비증가가 지목되고 있다. 왜냐하면, 1900년대 초에 사람들은 지금처럼 대량으로 정제된 식물성 유지를 거의 소비하지 않았고, 정제기술이 발달하면서, 콩이나 옥수수에서 정제된 식용유를 소비하게 되었다. 그런데 대부분의 정제된 식물성 유지 제품들은 거의 100% 오메가-6로 가득 차 있다. 오메가-6가 풍부한 유지는 면역 염증을 일으키는데 관여하고, 특히 옥수수유(리놀레익산-오메가-6가 풍부)는 피부암의 발생과 성장을 촉진하는 것으로 보고되었다. 특히 오메가-6와 3의 비율이 피부암의 발생에 중요한데, 오메가-6의 비율이 높을수록 피부암 발생은 높아진다.

가장 이상적인 오메가-6와 오메가-3의 비율은 1:1이 좋다. 그런데 현재 서구인의 식사에서는 그 비율이 15:1로 오메가-6가 매우 높아 좋지 않다. 일본의 장수마을에서는 그 비율이 3:1이다. 이는 등푸른 생선의 섭취와 밀접한 관련이 있다.

흔히 화장품 광고에서 식물성 제품은 맑고, 깨끗한 피부와 연관있는 것으로 묘사되어 시청자들을 현혹한다. 그러나 식물성 제품(오메가-6가 풍부한) 의 소비와 섭취는 면역 염증의 증가를 일으키는 것으로 잘 알려져 있다. 그런데 왜 업자들은 식물성 제품에 대한 환상을 심어주는 광고를 만들까? 대량 재배 가능한 유전자 변형 옥수수를 값싸게 사들여 비싸게 팔 수 있기 때문이다. 우리는 여기에 속지 말아야하고, 식물성이면 무조건 좋다는 허상을 버려야 한다.

피부암의 주요특징

1. Open sore, any size, that bleeds, oozes, crusts.
   - 이 증상들이 3주 혹은 그 이상 지속될 수 있음.

   ⇒ 장기간 치료되지 않는 문드러짐이 피부암의 초기 증상
2. Reddish patch or irritated area의 지속
   - cortisone 크림이나, 보습제 처리에도 효과 없음.
3. 특정 영역으로 표피가 성장, blemish를 형성
   - 성장하여 커지지만 절대 치료되지 않음.
4. Shiny bump or nodule, 매끄럽고 부드러운 표면처럼 보이지만, pink red white, brown, purple 등 색이 다양함.
   - 두더지처럼 보이지만 질감이나 색이 다름.
5. White patch of skin, smooth and scarlike texture.
   - 팽팽하고 선명한 모양은 주변의 피부와 구별됨.

49.
아크릴아미드와 피부 노화, 세포독성

식물성 기름의 위험성과 연관하여 피부와 건강에 좋지 않은 것이 바로 아크릴아미드 일 것이다. 감자튀김이나 프렌치프라이에서 많이 발견되는 아크릴아미드는 포도당이 많은 식재료를 기름에 튀길 때 반응하여 생성된다. 특히 우리가 즐겨먹는 패스트푸드들에 많이 들어있는데 이들은 대부분 콜라, 사이다 등의 탄산음료와 같이 제공된다. 아크릴아미드는 원래 공업용 부산물로 플라스틱 생산에 사용되는데 발암물질로 의심되며, 신경독소로 잘 알려져 있다. 그런데 왜 식품에서 생성되고 발견 되는 것일까? 스

아크릴아미트의 생성 : 포도당과 아스파라긴 산이 가열되면 생성

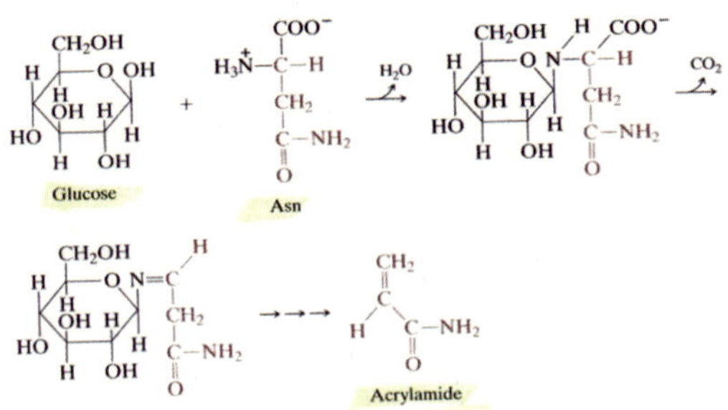

웨덴의 과학자들이 포도당과 특정한 아미노산(아스파라긴산)이 고온에서 가열되어 생성됨을 알았다. 포도당과 아스파라긴산이 풍부한 식재료가 바로 감자, 채소, 곡물들이다. 그래서 프렌치프라이에 아크릴아미드가 많을 수밖에 없는 것이다.

아크릴아미드의 형성은 식품의 풍미 향상을 위해 사용되는 메일라드 반응에 의해 일어나는데, 이 반응은 설탕을 열을 가해 녹이면 갈색으로 변하고 식으면 딱딱해지는 현상이다. 그래서 바삭바삭하고, 달고 맛있는 제품들에는 아크릴아미드가 많게 마련이다. 공교롭게도 아래와 같이 우리가 좋아하는 음식들에는 모두 아크릴아미드와 트랜스 지방이 많다고 알려져 있다.

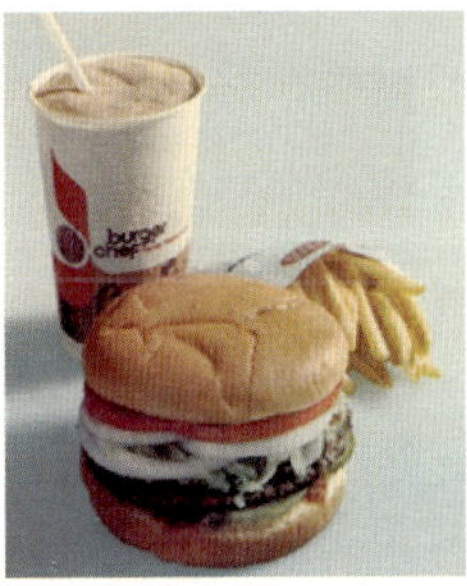

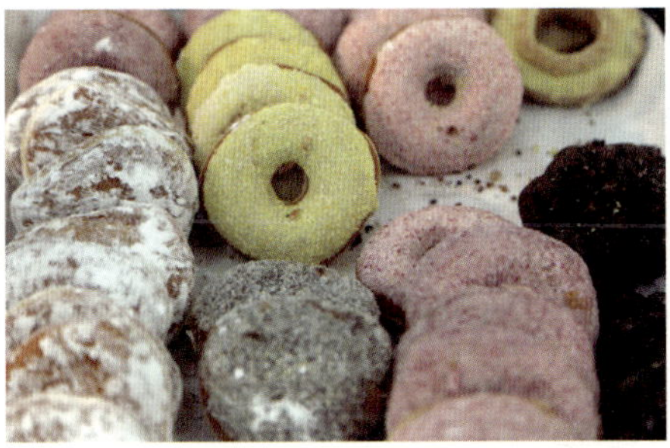

아크릴아미드는 원래 접착제, 플라스틱 등의 공업용 제품 생산에서 발생하는 부산물로 피부 장벽을 쉽게 통과할 수 있으며 신경독성을 유발하는 발암물질로 알려져 왔다. 피부에 대한 독성이 커서 접촉부위는 탈색, 표피의 박리, 낙설(落屑)을 일으킨다. 신경증상으로는 다발성신경염, 소뇌실조성, 운동장애, 지각이상, 이상발한, 언어장애가 있다. 전신 증상으로는 권태감, 피로감이 있으며 오심(惡心) · 구토 · 설사 · 복통 등을 수반한다.

저자는 아크릴아미드가 피부 장벽을 쉽게 통과할 수 있다는 것에 주목하고 그 메커니즘을 찾기 위해 연구해왔는데, 최근의 연구에서 아크릴아미드가 피부세포에 대한 강한 독성과 피부 노화를 촉진함을 밝혔다.

아크릴아미드는 과당에 의한 당화 속도를 증가시켜 HDL을 더 빨리 변형시키고, LDL의 산화를 촉진하는 변형을 일으켜 다양한 면에서 해로운 역할을 할 수 있다. 특히 아크릴아미드가 존재할 때 동맥경화성 세포의 형성이 더욱 촉진되었다. 피부섬유세포에 아크릴아미드를 처리한 경우 세포의 사멸이 심각하였고, 피부세포의 노화를 촉진하였다. 인슐린을 분비하는 췌장 베타세포(INS-1)에 아크릴아미드를 처리하면 인슐린의 분비 능력이 현저히 감소하고 염증이 증가하였다.

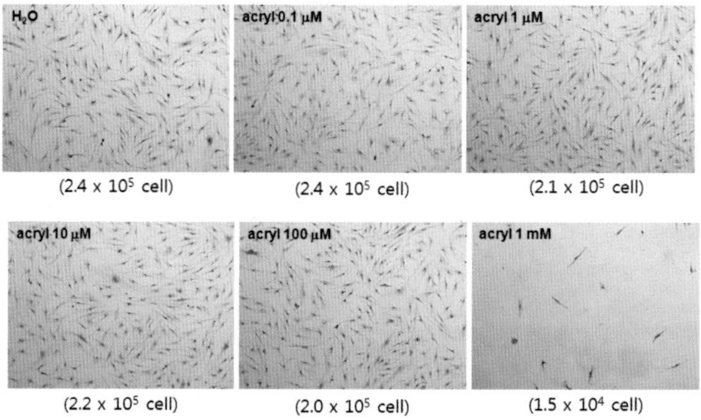

저자의 연구진은 최근 연구를 통해 제브라피쉬의 피부와 근육에 아크릴아미드를 투여하면 정상적인 조직 재생 능력이 감소함을 발견하였다. 피부세포의 노화를 제브라피쉬 모델에서 관찰하기 위해, 아크릴아미드가(최종 농도 150, 300ppm) 녹아 있는 물에 제브라피쉬를 넣고 관찰하였다. 150ppm이 녹아있는 물에서는 50시간만에 모든 제브라피쉬가 사망하였고, 300ppm이 녹아 있는 물에서는 25시간만에 사망하였다. 제브라피쉬의 피부 노화 정도를 비교해 본 결과, 300ppm 아크릴아미드에 노출된 제브라피쉬가 푸른색의 염색이 가장 강하여, 피부노화가 심각함을 보여주었다. 저자는 선행연구에서 과당이 피부세포의 노화를 촉진함을 보고하였고, 패스트푸드를 즐겨먹는 현대인들은 대부분 아크릴아미드와 과당을 동시에 섭취하게 됨을 알렸다. 따라서 두 가지의 노화 촉진이 빨라질 수 있다.

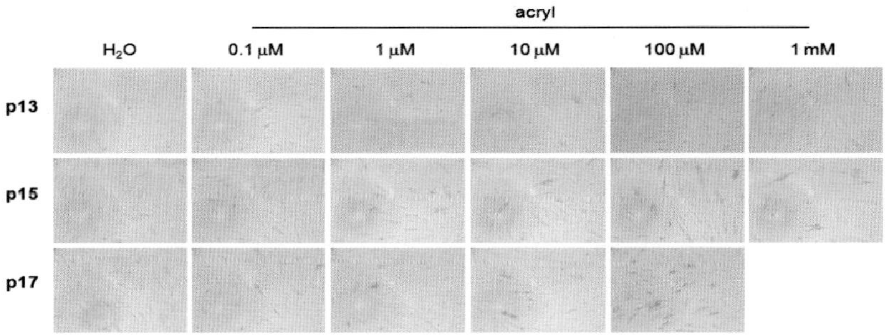
acryl
H2O
0.1 μM
1 μM
10 μM
100 μM
1 mM
p13
p15
p17

50.
화장품과 피부자극

남녀 불문하고 미용과 피부 관리를 위해 가장 많이 사용하는 제품이 화장품일 것이다. 아마 인류 역사상 여성들에게 가장 사랑 받고 있는 제품이 아닐까 한다. 그런데 화장품에는 피부에 좋은 성분과 나쁜 성분이 공존하는데, 일반인들은 성분에 대해 잘 모르기 때문에 별다른 거부감 없이 사용한다. 바르는 화장품에는 많은 다가알코올들이 첨가되는데, 대표적인 것이 프로필렌글리콜인데, 이는 피부 내에서 젖산으로 대사 분해되어 산성화되고 붉은 반점을 일으킨다. FDA는 제품 내에서 농도가 50%이하 일 경우에 인체에 무해한 것으로 인정하고 있다. 부틸렌 글리콜은 다가알코올이지만 보습제로도 사용되고, 피부자극과 독성이 상대적으로 적다.

계면 활성제는 화장품의 여러 가지 성분들을 잘 섞이도록 하기 위해 첨가하는데, 대개 피부에 좋지 않은 영향을 미친다. 그중에 sodium lauryl sulfate (SLS)는 합성 계면 활성제로 비누, 치약, 샴푸 등의 제조에도 사용되는데, 수용성 물질과 지용성 물질을 잘 섞이도록 할 수 있기 때문이다. 그러나 피부의 피지를 빼앗기 때문에, 피부를 건조하게 하며 점막 자극을 일으킨다. 최근 화장품에는 이것의 사용을 자제하고 있지만, 여전히 발포제로 치약이나 샴푸에 사용되고 있다. 또한 이것은 천식이나 앨러지를 유발하는 것으로 알려져 있다. 저자의 전공과목인 생화학에서는 SLS를 SDS(sodium dodecyl sulfate)라고도 부르는데, 단백질의 비가역적인 파괴 즉, 변성을 일으켜 기능을 상실하게 하기 때문이다. 따라서 피부에 SLS(혹은 SDS)가 닿아 좋을 것은 하나도 없다.

클렌징, 마스카라, 파운데이션, 스킨, 로션, 면도거품 등에 주로 들어가는 성분인 triethanolamine(TEA)는 3가 알코올로서 에멀젼을 만드는 데 사용된다. 이는 강한 염기성으로 화장을 지우는 데는 효과가 좋지만, 아질산과 반응해 nitrosoamine 물질을 형성하는데 이는 강한 발암 물질이고 피부와 점막을 자극한다. 따라서 triethanolamine(TEA)이 화장품에 첨가하는 것을 자제해야하는데도 불구하고 여전히 사용되고 있다. triethanolamine(TEA)의 용도는 세탁 계면활성제, 식기세척용 세제, 손세정제, 광택제 등이다.

이외에도, 화장품의 자극성분은 다양한 용도를 위해 첨가된다. 색소, 착색료는 타르에서 유래한 색소들로 적색 O호, 청색 O호, 황색 O호 등으로 불린다.

향료는 알레르기를 유발할 수 있고, SLS와 유사한 합성 계면 활성제는 과도한 세척력으로 피지를 빼앗아 피부 상재균의 생존이 중단 되고 악성균이 번식, 여드름과 아토피의 원인이 된다.

화장품의 보존기간을 늘려주는 목적으로 항균제로 첨가되는 파라벤은, 유해성의 논란이 많은데, 유방암 조직에서 발견되어 발암성의 우려가 있고, 에스트로겐과 유사한 효과가 있어서 10대 초반 소녀들의 성조숙증과 연관 있는 것으로 보고되고 있다.

파라벤의 대체품인 페녹시에탄올이 방부제 대신에 첨가되는 경우가 많고, 무파라벤 화장품으로 광고되기도 한다. 그러나 2008년 미국 FDA는 페녹시에탄올이 중추신경계에 나쁜 작용을 하여 구토와 설사를 일으키고,

유아의 탈수 현상을 일으키는 것이라고 경고하였다.

산화 방지제로 첨가되는 BHT(Butylated hydroxytoluene)는 항산화력이 강해, 식품의 보존을 위해 사용되기 시작하였고 다양한 공업적 용도로도 널리 사용되고 있다. 그러나 이미 1970년대부터 BHT는 어린이에게 과잉 행동장애를 일으킬 수 있는 것으로 보고되었고, 발암물질로 의심되기도 하였다. 일부 식품회사에서는 자발적으로 사용을 금지하기도 하였으나, 여전히 사용되고 있거나, 혹은 BHA(butylated hydroxyanisole)로 대체되고 있는 식품회사들이 많다. 그러나 BHA는 BHT보다 상대적으로 연구되어 있지 않아, 잠재적 위험성에 대한 추가 연구가 필요다. 동물 모델에 따라 논란이 있지만, BHA는 발암성이 있는 것으로 보고되고 있고, 미국 캘리포니아주에서는 발암물질로 규정하고 있으므로 조심해야 한다.

위에서 살펴본 바와 같이, 화장품에는 좋은 성분과 나쁜 성분이 혼재하고 있으므로, 피부 자극을 줄이기 위해 라벨의 성분표를 확인하는 습관이 필요하다.

51.
리피드를 이용한 질병 치료 : 오메가-3와 ceramide

이제까지 우리는 리피드가 질병과 관계가 깊음을 알아보았는데, 리피드도 종류에 따라 질병의 근원이 되는 염증을 일으키는 지방산도 있고, 염증을 억제하는 지방산도 있다. 오메가-3는 염증을 억제하고, 오메가-6는 염증을 유발한다고 한다. 오메가-3란 무엇인가? 오메가는 그리스어로 맨 끝을 의미한다. 지방산의 맨 끝 탄소에서 3번째 탄소에 이중결합이 존재할 때 오메가-3라고 하는데, 이는 생선유, 아마씨유, 카놀라유 등에 많고 여러 반응을 거쳐 몸에 좋은 EPA나 DHA가 된다. 맨 끝 탄소에서 6번째 탄소에 이중결합이 존재할 때 오메가-6 지방산이라 하는데, 옥수수유, 해바라기유, 홍화유 등에 존재하고, 이들은 아라키돈산이 되어 여러 생화학 반응을 거쳐 프로스타글란딘 등의 염증 유발 물질이 된다. 동물실험에서 오메가-6 지방산이 피부암을 증가시킨다는 보고가 있었고, 다양한 암의 발생과 연관있음이 오래 전부터 발표되어 왔다.

저자의 연구실에서는 오메가-6와 오메가-3의 생리적 효과를 비교하기 위해, 고밀도지단백질 내에 오메가-6와 오메가-3를 같은 분자비로 포집하여 세포 모델과 제브라피쉬 배아모델에서 염증 유발 정도를 비교해 보았다. 대표적인 오메가-6 지방산이 리놀레익산(linoleic acid)이고, 탄소 18개에 이중결합이 2개인 지방산(C18:2 으로 표시)이다. 대표적인 오메가-3 지방산은 리놀레닉산(linolenic acid)이고 탄소는 18개에 이중결합이 3개인 지방산(C18:3 으로 표시)이다. 이름까지 매우 유사하지만 엄연히 서로 다른 두 개의 지방산을 대상으로 생리적인 효과를 비교실험 하였다. 먼저 혈관 대식세포에게 아세틸화된 LDL을 처리하여 동맥경화의 초기 단계인 염증반응을 유발시키고, 오메가-3가 포함된 HDL(오메가-3-HDL) 혹은 오메가-6가 포함된 HDL(오메가-6-HDL)을 각각 처리하였다. 그 결과 오메가-6-HDL이 가장 많은 염증 유발을 의미하는 가장 진한 빨간색을 보였고, 오메가-3-HDL은 빨간색이 거의 보이지 않아 염증 유발을 오히려 억제하는 것을 알 수 있었는데, 이는 매우 대조적인 결과이다.

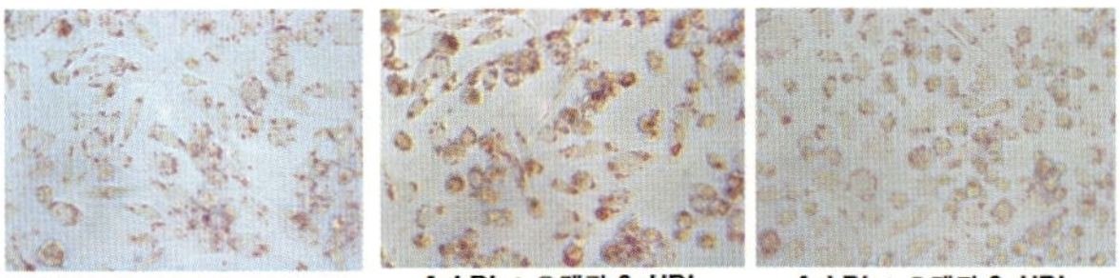

AcLDL + Native-rHDL　AcLDL + 오메가-6-rHDL　AcLDL + 오메가-3-rHDL

위의 세포 모델에서 오메가-3의 염증 억제 효과를 살아있는 척추동물 모델에서 조사하기 위해 제브라피쉬의 배아에게 염증을 일으키기 위해 산화된 LDL(oxLDL)을 주입하고, 동시에 오메가-6 혹은 오메가-3 지방산들을 주입하여 염증 억제 능력을 비교하였다.

그 결과, 아래 그림처럼 오메가-3가 포함된 HDL은 oxLDL의 염증유발을 억제하고 정상적인 배아의 발달을 유도하는데 비해, 오메가-6가 포함된 HDL은 오히려 염증을 악화시키고 배아의 발달 속도를 느리게 하였다. 이는 오메가-6 지방산이 염증의 유발에 좋지 않은 영향을 준다는 것을 의미한다.

종합적으로 세포모델과 제브라피쉬모델에서 오메가-3의 염증 억제 능력을 잘 보여준다. 사실 아래 그림처럼 오메가-3와 오메가-6는 매우 유사

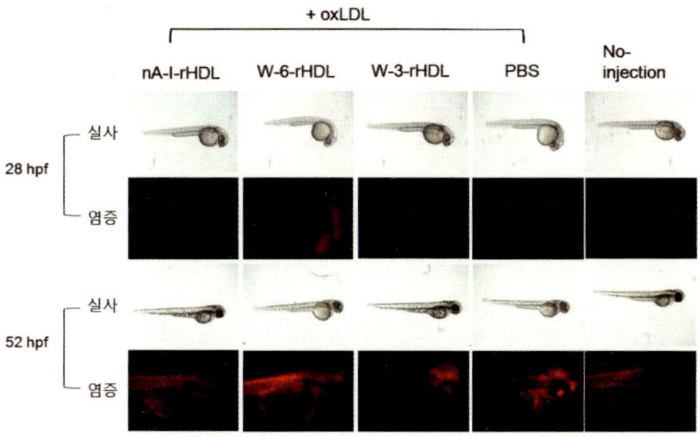

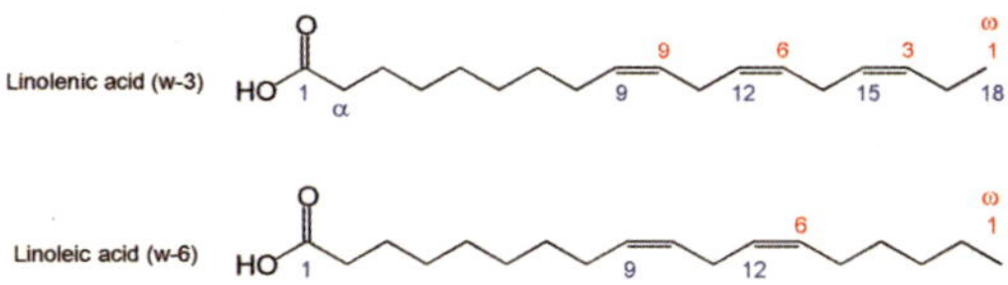

한 구조를 가지는데도 이중 결합의 위치와 개수에 따라 매우 큰 생리적 차이를 보인다.

신기하지 아니한가?

일본에서 60세 이상의 노년 인구를 대상으로 스타틴 단독 투여군과 스타틴+EPA 병행투여군을 비교하였더니 EPA를 병행투여 했을때, 심혈관 질환이 19%나 낮아졌다는 보고가 있다. 또한 적혈구의 막 내에 존재하는 리피드 지방산 중에 EPA+DHA의 비중이 높을수록 심혈관 질환의 발생 위험이 낮고, 염증도 완화된다. 또한 혈중 중성지방이 높은 사람은 오메가-3 지방산을 섭취하여 중성지방을 낮출 수 있다. 적혈구에 EPA+DHA의 함량이 높으면 심근세포에도 비례하여 증가함이 보고되었다.

그렇다면 이렇게 몸에 좋은 EPA+DHA를 매일 1g씩 섭취하는 방법은 무엇일까? 바로 생선(특히 등푸른)이다. 연어, 정어리, 고등어 등이 가장 좋은데, 기호에 따라 생선을 싫어하는 사람은 어유 캡슐 제품을 섭취할 수 있다. 이때 환경오염, 바다오염이 걱정된다면, 연어보다 몸집이 작은 생선,

그래서 먹이사슬의 하위에 있는 정어리 등으로 만든 제품을 선택하면 된다. 그 외에 대구간유를 섭취하면 비타민D 와 비타민A까지 같이 섭취할 수 있다. 물론 우리몸에는 리놀레닉산으로부터 EPA와 DHA를 만들 수 있는 효소를 가지고 있다. 그러나 linolenic acid에서 EPA+DHA로 전환되는 비율은 10% 내외 밖에 되지 않는다. 따라서 음식으로부터 섭취하는 것이 가장 좋다. 이들 생선이 약간 비린 맛이 있지만 두뇌에 좋고, 시력에 좋고, 염증 억제에도 좋다.

항암제로 사용되는 리피드에는 ceramide가 있다. 우리는 이미 46장에서 살펴본 바와 같이 ceramide가 아토피 등의 피부질환에도 좋은 효과가 있음을 보았다. 뿐만 아니라 이 암세포의 증식을 억제할 수 있다. 모든 세포는 필요할 때 죽어야 하며, 세포가 죽지 않으면 암이 된다. 사실 암이란 죽지 않는 세포의 끝없는 증식으로 인해 정상 조직이 죽는 것이다. 우리 몸에서 세포가 죽는 방법은 두 가지 인데 괴사(Necrosis)와 고사(apoptosis)가 있다. 괴사는 세포가 외부의 공격에 의해 죽는 것인데, 세포가 부풀어서 소화효소가 방출되어 세포 내 소기관이 모두 파괴된다. 이는 이웃 세포에게도 위험을 줄 수 있는데, 세포의 기능이 정지된다. 고사는 예정된 세포의 죽음으로 어떤 프로그램에 의해 작동된다. 이때 어떤 특정 신호 전달(리피드 메신저)에 의해 죽음이 조절되는 것으로 알려져 있다. 괴사와는 정반대로 세포가 수축하며 세포 내 소기관이 온전히 보존되어, 이웃의 세포들이 사용할 수 있다.

이때 리피드 메신저로 ceramide가 작용하는데, 이는 스핑고리피드 (스핑크스의 수수께끼처럼 잘 모른다는 의미의 리피드)의 일종이다. 정상세포는 ceramide(세라미드)의 농도가 매우 낮게 유지되는데, 예정된 세포 죽음이 시작되면 ceramide의 농도가 세포 내 10%까지 증가하여 세포의 제일 바깥 막에 존재하면서, 세포막의 함몰을 유도하여, 세포의 찌그러짐을 유발하는 것으로 알려져 있다. 만약 ceramide가 부족하여 세포 고사가 일어나지 않으면 그만큼 암세포의 증식이 늘어날 수 있다.

가장 좋은 항암제란 무엇인가? 바로 정상세포를 죽이지 않고, 암세포만 죽이는 것이다. 이것이 가능하다면 제일 좋겠지만 아직 이런 약물은 없다. 그러나 희망은 있다. 아직은 더 연구되어야 하지만, ceramide의 전달 혹은 농도 상승으로 암세포의 고사를 유발하는 방법이 개발 중이다.

그러나 세포 고사가 너무 활발해도 좋지 않다. 관절염, 치매, 파킨슨씨병과 같은 퇴행성 신경질환은 apoptosis가 너무 과다하여 정상세포가 대량으로 고사하여 발생하므로 ceramide의 농도를 조절하여 불필요한 세포 고사를 방지하는 것이 필요하다.

암세포의 억제에 다시 오메가-3가 사용되는데 특히 EPA는 암세포의 성장을 촉진하는 단백질인의 발현을 억제하여 특정 항암제로 작용할 수 있음이 최근에 밝혀졌다. EPA는 우울증, 정신분열증과 같은 두뇌, 정신질환뿐만 아니라 심혈관 질환을 치료할 수도 있음이 밝혀졌다. EPA는 LDL과 VLDL을 분해 할 수 있어서 혈청 중성지방 농도를 낮출 수 있는데, EPA+DHA를 하루에 6g 이상 섭취하면 혈청 중성지방 농도를 40% 이상 낮출 수 있다는 보고가 있다. 또한 혈압을 낮추는 효과도 보였는데, 하루에 3.7g을 섭취하면 2mmHg의 수축기 혈압이 낮아진다는 보고가 있다.

비만과 염증이 관련성이 높은 것은 비만을 일으키는 주범인 패스트푸드와 탄산음료와 같은 서구화된 식사 때문에 오메가-6의 섭취가 늘어나고 있기 때문이다. 특히 1960년부터 1985년까지 피부세포에 존재하는 오메가-6 지방산의 함량이 2배 증가하였다는 보고가 있다. 곡물의 대량 생산이 가능해지고, 값싸게 식물성 유지의 대량 생산이 가능해진 시점과 각종 패스트푸드가 범람한 시점이 일치하고, 미국을 위시한 전 세계적인 비만 환자가 늘어난 시점과도 일치한다. 특히 오메가-6인 리놀레익산을 섭취하면 체내에서 비만을 유발하는 물질이 생성된다는 메커니즘이 최근에 보고되었다. 과당 및 과당 시럽 등의 과다 섭취와 비만과 당뇨 유발에 대해서는 잘 알려져 있으므로, 오메가-6와 과당을 동시에 섭취할 경우에 일어나는 비만과 당뇨가 더욱 복잡하고 상승적으로 유발될 것으로 추측된다.

이렇게 다양한 리피드들이 중요한 질병의 치료에 사용되고 있다.

항암제 ceramide

- 아토피 등의 피부질환에 좋음, 암세포의 증식을 억제할 수 있음.
- 세포는 필요할 때 죽어야 함.
- 암이란 죽지 않는 세포의 끝 없는 증식으로 인해 정상 조직이 죽는 것.

세포가 죽는 방법 두 가지

Necrosis(괴사)	Apoptosis(고사)
• 세포가 외부의 공격에 의해 죽음. • 세포괴사. • 세포가 부풀어 소화 효소가 방출 • 이웃 세포에게 위험 세포의 기능이 정지 • 세포 내 소기관이 모두 파괴됨. • 이웃 세포가 위험	• programmed cell death • 예약된 죽음, 세포자살, 세포고사 • 특정 신호(리피드 메신저)에 의해 죽음이 조절됨. • 세포 내 소기관이 모두 파괴됨. • 이웃의 다른 세포가 이용가능

가장 좋은 항암제는 정상세포를 죽이지 않고
암세포의 증식을 막는 것!

- 새로운 항암제 : Ceramide의 전달 혹은 농도 상승으로 암세포의 apoptosis를 유발하는 방법이며, 안전한 치료.

- 관절염, 치매, 파킨슨씨 병과 퇴행성 신경계 질환은 apoptosis가 너무 과다하여, 정상세포가 대량으로 고사하여 발생하므로, ceramide의 농도를 조절하여 불필요한 apoptosis를 방지한다.

52.
리피드와 약물 치료

리피드의 좋은 기능을 오래 유지하기 위해서는 보관에 유의해야 하는데, 단백질이나 탄수화물보다 민감하여 더 쉽게 변질 될 수 있기 때문이다. 특히 식품 속의 리피드는 저절로 분해가 일어나기 쉬우며 지방산의 과산화로 라디칼이 형성되어 반응성이 증가할 수 있다. 생선과 견과류의 리피드가 산패하면 영양 가치가 상실되고 해로운 반응을 일으킨다. 다중 불포화지방산이 특히 산패에 민감한데 빛과 고온에 의해서 더욱 촉진되므로 냉암소에 보관하는 것이 좋겠다. 산패란 산화반응에 의해 활성산소가 형성되는 것인데, 종합적인 산화 스트레스가 증가하여 세포 신호 전달에 영향을 주고 단백질과 DNA를 파괴하여 돌연변이를 일으킬 수 있다. 특히 활성 산소종(Reactive Oxygen Species, ROS)은 만병의 근원으로 각종 종양과 동맥경화, 당뇨, 치매를 일으키는데 총체적인 노화의 원인이다. 우리 몸은 미토콘드리아에서 호흡을 하는 부산물로 ROS가 생길 수 있고, 산패된 리피드의 섭취로 인해 ROS가 생길 수 있다. 다행히 우리 몸에는 ROS를 제거하기 위한 방어기작이 잘 발달해 있는데, SOD(superoxide dismutase) 와 catalase, GPX(gutathione peroxidase) 등의 효소가 있고, 멜라토닌과 같은 간에서 형성되는 호르몬이 있다. 멜라토닌은 항산화제로서의 효과도 강력하지만, 체온을 떨어뜨려 수면을 유발하는 기능도 있다. 그러나 유럽과 우리나라에서는 처방전이 있어야 구입 가능하다. 쉽게 구입할수 있는 항산화제는 바로 비타민 C이다.

약물의 전달 방법을 개선하는 것은 신약을 개발하는 것만큼이나 중요한 일인데, 효율적인 약물 전달체로서 리피드는 매우 좋은 기능을 보인다. 그 이유는 리피드는 양친성 물질이며, 생체물질과 잘 어울리고, 생분해되므로 안전하기 때문이다. 또한 리피드는 다양한 크기로 형성 가능하고, 피부나 뇌세포의 전달 장벽을 쉽게 넘을 수 있기 때문이다. 각질층에 의한 피부 장벽은 우리 몸을 보호해주는 훌륭한 역할을 하지만, 필요할 때 약물이 전달되지 못하게 하는 불편함도 있다. 응급상황에서 이 피부 장벽을 통과하여 약물을 전달할 수 있다면 신속한 효과를 통해 환자의 생명을 살릴수 있을 것이다. 예를 들어 쇼크사가 진행 중인 당뇨 환자에게 피부나 콧구멍 안에 인슐린을 스프레이하여 조직으로 즉시 전달되게 하면 목숨을 살릴 수도 있는 것이다.

이렇게 약물 전달체로서 리피드 혹은 지단백질은 자연의 원리를 이용하는 좋은 방법이다. 흔히 의사들이 임상에서 어떤 약물로도 호전되지 않는 임종 직전의 환자를 살리기 위해 사용하고 싶은 가상의 약물을 “마법의 탄환(Magic bullet)”이라고 부른다. 마법의 탄환이 되기 위해서는 효과 약물을 표적 병소에 정확히 전달해야하는데, 항체와 리간드를 이용하여 리피드로 포장한 형태로 만들고자 하는 개발 노력이 진행 중이다.

이렇게 만든 리포솜-약물이 주사 되었을 때, 우리 몸 혈액에서 외부물질로 인식되어 항체가 형성되거나, 백혈구에 의해 잡아먹히면 소용이 없으므로, 목표지점에 도달하기 전까지는, 가급적 노출되지 않도록 '스텔쓰화' 화하는 것이 필요하다. polyethylene glycol(PEG)을 리포솜의 외부표면에

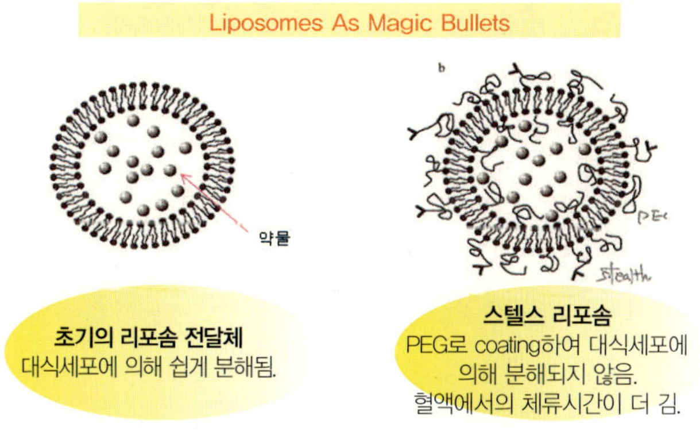

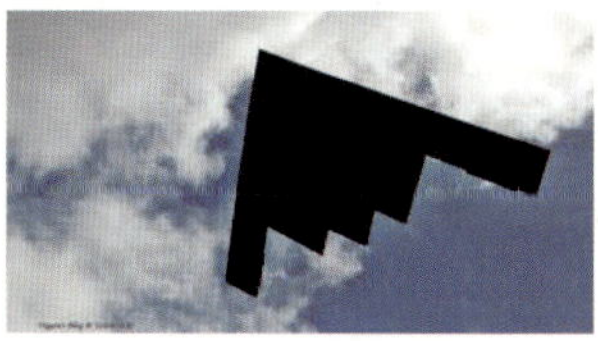

코팅하여 스텔쓰화 하는데 사용한다. 전투기 중에도 적의 레이더에 잡히지 않게 만드는 스텔쓰 전투기가 공격에 요긴한 것과 같다.

효율적인 암 치료와 종양 제거를 위해 리피드로 감싸는 리포솜으로 제형을 만들고 온열치료를 하는데, 암 조직에 열을 가하면 암세포의 혈관이 열리고 리포솜이 쉽게 안으로 전달될 수 있도록 한다. 이는 암세포가 약물을 쉽게 흡수할 수 있도록 하기 위함이다. 이러한 방법은 리피드의 이중막이 쉽게 열려 약물이 쉽게 방출되는 원리를 이용하는 것인데 오메가-3와 같은 불포화 지방산이 많을수록 효과가 크다. 항암제-리포솜은 체온보다 조금 더 높은 온도(39~42°C)에서 막이 잘 열리는데 방출 효율이 백만 배 증가한다. 리포솜은 유방암 치료 등에서 우수한 효과를 보이고 있지만, 암의 위치를 정확히 알아야 사용할 수 있다.

저자는 유전자 전달체로서 리피드 구조물-고밀도지단백질(HDL)을 연구해 왔는데, 아데노바이러스를 포장하는 HDL기술을 개발하여 논문을 게재한 바가 있다. 원래 아데노바이러스는 유전자 전달체 기능을 위해 개발되었고, 좋은 전달 능력을 보이지만, 여전히 개선해야 할 부분이 많다. 실온에서 보관시 기능이 급격히 쇠퇴하고, 혈액 주사시에 아데노바이러스의 활성이 급격히 감소하며, 백혈구 등에 잡아 먹혀 전신으로의 전달에 문제가 있었다. 우리 연구진은 아데노바이러스를 인지질-아포지단백질 A-I으로 포장하여, 폐암세포, 간암세포, 뇌세포 등에 처리하여 유전자 전달 효율이 두배 이상 증가함을 증명하였고, 척추동물인 제브라피쉬의 근육에 주사하여 전달 효율이 10배 이상 증가함을 증명하였다.

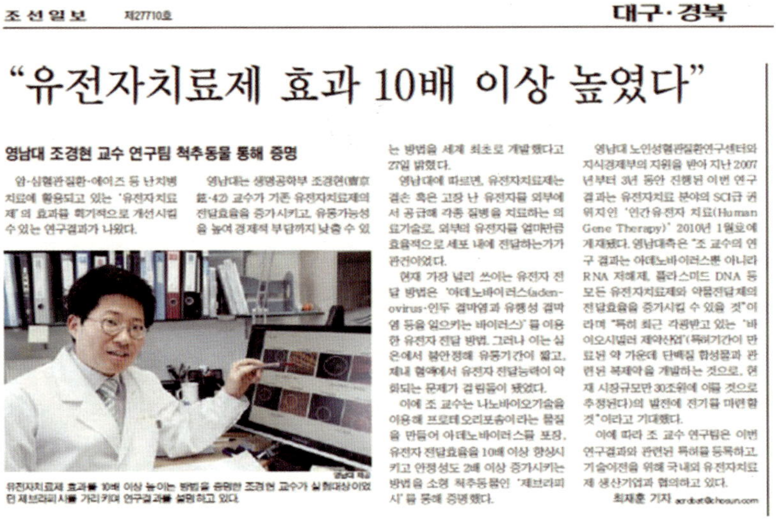
조선일보 제27710호 대구·경북

"유전자치료제 효과 10배 이상 높였다"

영남대 조경현 교수 연구팀 척추동물 통해 증명

암·심혈관질환·에이즈 등 난치병 치료에 활용되고 있는 '유전자치료제'의 효과를 획기적으로 개선시킬 수 있는 연구결과가 나왔다.

영남대는 생명공학부 조경현(曺京鉉·42) 교수가 기존 유전자치료제의 전달효율을 증가시키고, 유통가능성을 높여 경제적 부담까지 낮출 수 있는 방법을 세계 최초로 개발했다고 27일 밝혔다.

영남대에 따르면, 유전자치료제는 결손 혹은 고장 난 유전자를 외부에서 공급해 각종 질병을 치료하는 의료기술로, 외부의 유전자를 얼마만큼 효율적으로 세포 내에 전달하는가가 관건이었다.

현재 가장 널리 쓰이는 유전자 전달 방법은 '아데노바이러스(adenovirus·인두 결막염과 유행성 결막염 등을 일으키는 바이러스)'를 이용한 유전자 전달 방법. 그러나 이는 실온에서 불안정해 유통기간이 짧고, 체내 혈액에서 유전자 전달능력이 약화되는 문제가 걸림돌이 됐었다.

이에 조 교수는 나노바이오기술을 이용해 프로테오리포솜이라는 물질을 만들어 아데노바이러스를 포장, 유전자 전달효율을 10배 이상 향상시키고 안정성도 2배 이상 증가시키는 방법을 소형 척추동물인 '제브라피시'를 통해 증명했다.

영남대 노인성혈관질환연구센터와 지식경제부의 지원을 받아 지난 2007년부터 3년 동안 진행된 이번 연구 결과는 유전자치료 분야의 SCI급 권위지인 '인간유전자 치료(Human Gene Therapy)' 2010년 1월호에 게재됐다. 영남대측은 "조 교수의 연구 결과는 아데노바이러스뿐 아니라 RNA 저해제, 플라스미드 DNA 등 모든 유전자치료제와 약물전달제의 전달효율을 증가시킬 수 있을 것"이라며 "특히 최근 각광받고 있는 '바이오시밀러 제약산업'(특허기간이 만료된 약 가운데 단백질 합성물과 관련된 복제약을 개발하는 것으로, 현재 시장규모만 30조원에 이를 것으로 추정된다)의 발전에 전기를 마련할 것"이라고 기대했다.

이에 따라 조 교수 연구팀은 이번 연구결과와 관련된 특허를 등록하고, 기술이전을 위해 국내외 유전자치료제 생산기업과 협의하고 있다.

최재훈 기자 acrobat@chosun.com

영남대 제공

유전자치료제 효과를 10배 이상 높이는 방법을 증명한 조경현 교수가 실험대상이었던 제브라피시를 가리키며 연구결과를 설명하고 있다.

리피드 나노튜브는 탄소로 이루어진 나노튜브이며, 탄소 6개로 이루어진 육각형들이 서로 연결되어 관모양을 이루고 있는 탄소복합체이다.

탄소나노튜브는 그 구조에 따라 금속성을 띠거나 반도체 성질을 나타내기도 하는데, 반도체 성질을 나타내는 탄소나노튜브를 이용해 컴퓨터의 핵심부품인 중앙처리장치(CPU)에 들어가는 트랜지스터를 개발하고 있다.

탄소나노튜브의 새로운 용도로 용액의 수송에 관한 역할이 기대되고 있다. 튜브 속에는 수백억분의 1리터에 해당하는 수용액이 수송 가능하다. 실제로 이정도의 양은 세포와 세포 사이에 일어나는 물질 수송량에 해당하는데, 이 정도면 세포생물학, 생화학 연구에 아주 적합하다.

리포솜과 나노튜브를 연결하여 튜브를 따라 물질의 수송이 가능하고, 리포솜 간의 다양한 연결을 통해 필요에 따라 여러 가지의 물질을 방출할 수 있다. 탄소나노튜브에 리포솜을 부착하여 물질을 전달하고, 필요에 따라 약물의 느린 방출(서방형 약물)을 위해 만들기도 하고, 선박의 물에 잠기는 부분에 이끼나 조류가 자라는 부착 현상(fouling 현상)을 막기 위해 사용된다.

이러한 리피드 약물 전달체가 요긴한 이유는 모든 약물이 수용액 환경에서 특정 장벽을 넘어 소수성 혹은 친수성 환경으로 수송되어야 하기 때문이다. 우리 몸은 외부의 침입자가 중요한 장기에 쉽게 들어오지 못하게 하기 위해 세 가지의 장벽을 가지고 있는데, 소장/대장의 장내벽, 피부장벽, 혈관-두뇌 장벽이다. 따라서 어떤 약물이 목표 지점에 도달하려면 아래와 같은 장벽을 넘을 수 있어야 한다.

• 약물전달방법 :	경구투여	정맥투여	피하투여
• 통과장벽 :	장내벽	혈액 – 뇌장벽	피부벽

1. 경구투여는 장내벽을 넘어 혈관으로 흡수되어야 함.
2. 정맥주사는 BBB(blood brain barrier) 넘어 두뇌로 전달되어야 함.
3. 피하투여는 피부벽을 넘어 전달되어야 함.

특히 혈액-두뇌 장벽(blood-brain barrier, BBB)은 두뇌를 보호하기 위해 혈액과 뇌를 경계 지어 혈액에 존재하는 세균이나 오염 물질들이 두뇌로 들어가지 못하게 하는 중요한 역할을 한다. 사실 우리의 혈액은 많은 감염과 오염 물질에 노출되어 있으므로 두뇌를 보호하기 위한 보호장치가 있어야 한다. 따라서 두뇌에 작용해야 하는 약물들(진정제, 진통제, 수면제)은 BBB를 넘어야 효과가 발휘된다. 그런데 BBB를 넘어가기가 쉽지 않으므로 약물 개발에 문제가 있었다.

최근 발표에 따르면 BBB를 넘어서 약물을 전달할수 있는 방법으로 HDL과 apoA-I을 이용할 수 있다. 특히 인터페론 알파를 apoA-I과 같이 발현시켜 BBB를 통과시켰다는 결과와 올리고뉴클레오타이드들을 apoA-I으로 코팅하여 BBB를 통과시켰다는 보고가 있었다.

또한 뇌척수액에서 HDL과 apoA-I이 발견되므로, 생리적으로도 HDL은 두뇌 조직과 혈관 속으로 들어가 존재할 수 있으며 HDL로 두뇌-혈액 장벽을 넘어 약물을 전달할 수 있는 방법이 개발될 것으로 보인다.

많은 약물들이 소수성이므로 친수성인 혈액 내에서 혹은 장액에서 녹지 않는다. 아무리 좋은 약이라도 목표 지점에서 녹지 않으면 소용이 없다. 이것이 바로 제형화가 필요한 이유이다. 따라서 약물이 고체이거나 너무 빨리 분해되거나, 목표 조직까지 전달 거리가 너무 멀면 적절한 포장이 필요한데 이때 리피드 나노튜브 혹은 HDL 전달체가 필요하다. 특히 느리게 방출 되도록 조절해야하는 방출에는 더욱 그러하다.

효율적인 약물전달체로서 리피드

- 이유 : 리피드는 양친성 물질, 생체물질과 잘 어울리고, 생분해 되므로 안전. 또한 리피는 다양한 크기로 형성가능하고, 피부나 뇌세포의 전달 장벽을 쉽게 넘을 수 있음.

- 각질층에 의한 피부 장벽은 우리 몸을 보호해 주는 훌륭한 역할을 하지만, 필요할 때 약물이 전달되지 못하게 하는 불편함도 있음. 응급상황에서 이 피부 장벽을 통과하여 약물을 전달할 수 있다면 신속한 효과를 통해 환자의 생명을 살릴 수 있을 것임.
- 예를 들면 쇼크사가 진행중인 당뇨환자에게 피부나 콧구멍 안에 인슐린을 스프레이 하여 조직으로 즉시 전달되게 하면 목숨을 살릴 수도 있음.

따라서 물에 녹지 않는 약물을 물에 잘 녹도록 만들어주는 것도 중요한 약물 전달 기술이 된다. 특히 대부분의 효과가 좋은 약물들은 물에 녹지 않아서 활용성이 감소하여 제한이 있는 경우가 많다. 예로 라파마이신을 들 수 있다. 라파마이신은 원래 항진균제로 1970년대에 개발되었으나 지금은 면역 억제제 등으로 다양하게 쓰이고 있는데, 2009년에 생쥐에게 라파마이신을 먹였더니 수명이 연장되어 노화 억제물질로 Nature에 보고되면서 각광을 받게 되었다. 저자는 이 논문에 감명 받아 라파마이신을 공부하였는데, 노화억제 효과가 있는 약물이지만, 물에 녹지 않기로 악명이 높다는 것을 알게 되었다.

라파마이신은 아래 복잡한 구조처럼 물에 잘 녹지 않게 생겼다. 그래서 라파마이신을 등장액에 녹일 수 있는 방법을 개발하면 좋겠다는 생각을 하게 되었다. 이미 저자의 연구실에서는 아데노바이러스를 고밀도지단백질로 포집하여 성공한 경험이 있었으므로, 라파마이신도 어렵지 않게 녹일 수 있을 것으로 예상하였다.

라파마이신은 물에 녹지 않는 소수성 물질이므로 콜레스테롤과 유사한 성질을 가질 것으로 보고, 고밀도지단백질을 재합성하면서 콜레스테롤 대신에 라파마이신을 넣어 보았다. 역시 예상대로 녹는 것을 확인하였고 0.1 mg/mL의 농도까지 등장액 내에 녹일 수 있었다.

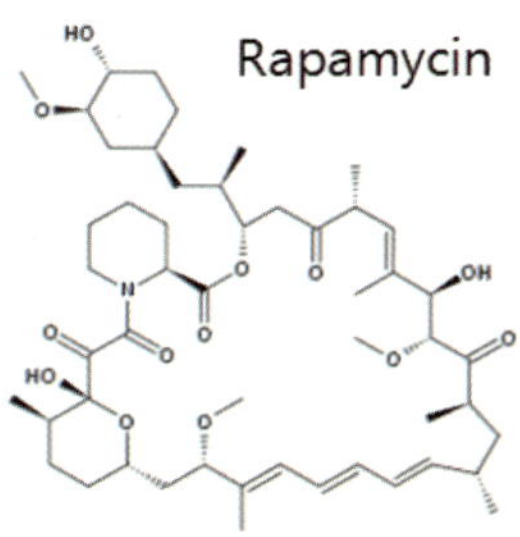

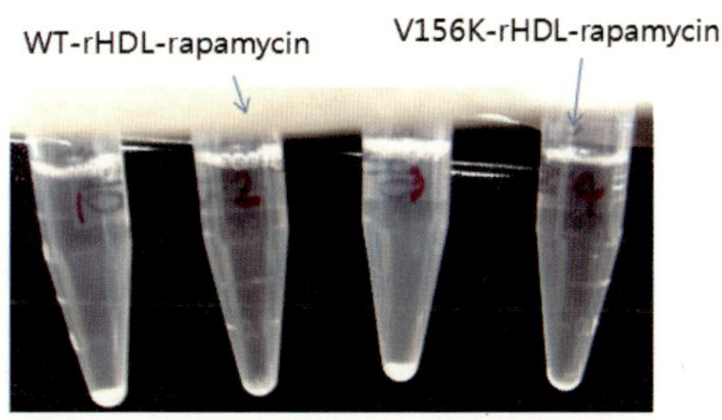

이 물질을 등장액에 바로 녹이면 1번, 3번 튜브처럼 녹지 않고 바로 침전되어 버리나, 고밀도 지단백질을 이용하여 녹이면 2번, 4번 튜브처럼 녹일 수 있고, V156K-rHDL을 사용하면 더 깨끗하게 녹일 수 있다.

이렇게 난용성 약물을 녹이는 방법과 결과에 대해 논문을 작성하여 미국노화과학회지(J. Gerontology)에 투고하였더니 수월하게 게재 승인을 받을 수 있었고, 2011년 12월에 게재되었다.

논문이 게재되고 약 두 달 뒤에 Cell Cycle저널의 편집장에게서 편지가 왔는데, 편지내용을 읽기 전에 저자는 잠깐 혼란에 빠졌다. 왜냐하면 저자가 한 번도 투고해 본 적이 없는 저널이었기 때문이었다. Cell Cycle과 같은 유명한 저널의 편집장이 왜 내게 편지를 보냈는지 의아하였지만 내용을 읽어보니 라파마이신을 녹일 수 있는 방법에 관한 논문을 읽고 감명 받아, 그 방법을 자기의 저널인 Cell Cycle에 소개하고 싶으니 짧은 editorial feature를 작성해달라는 초대 편지였다. 너무나 기분이 좋았다. 아마 많은 과학자들이 같은 심정이리라. 보통 편집위원장으로부터 받는 편지는 "안타깝지만 교수님이 투고하신 논문을 무슨 이유로 승인 거절할 수밖에 없습니다"라는 것이 대부분인데, 논문 작성 초대 편지를 받다니! 그만큼 라파마이신을 녹일 수 있는 기술은 해당분야의 과학자들에게 임팩트가 크다는 것을 의미한다. 특히 저자는 0.1mg/mL의 라파마이신 용해도가 크지 않다고 생각했는데, 이 분야의 유명한 과학자들은 모두 획기적이라는 반응이었다.

Journal of Gerontology: BIOLOGICAL SCIENCES
Cite journal as: J Gerontol A Biol Sci Med Sci. 2011 December;66A(12):1274–1285
doi:10.1093/gerona/glr169

Advance Access published on September 28, 2011

Enhanced Delivery of Rapamycin by V156K-apoA-I High-Density Lipoprotein Inhibits Cellular Proatherogenic Effects and Senescence and Promotes Tissue Regeneration

Kyung-Hyun Cho[1,2]

아래에 Cell Cycle feature 전문을 소개하고자 한다.

Rapamycin in lipoprotenis for enhanced delivery

Kyung-Hyun Cho
School of Biotechnology : Yeungnam University; Gyeongsan, South Korea and Research Institute of Protein Sensor; Yeungnam University; Gyeongsan, South Korea

While rapamycin was discovered as a fungicide in 1975, it is now famous for its ablilty to suppresses mammalian cell aging[1], [2] and to extend lifespan in mice.[3], [4] Rapamycin is an oral immunomodulatory agent approved to prevent rejection in human organ transplantation. It also exerts an antitumor activity as well as an anti-restenosis activity, when used in drugeluting stents. In addition, rapamycin has neuroprotective effects in traumatic brain injury models, with increased neuron survial and recovery of brain functions. Nevertheless, there has been a practical limitation in performing physiologic studies with rapamycin, because rapamycin has very poor water solubility and bio-availability.[5] To maximize the research and clinical application of rapamycin, it is advantageous to dissolve rapamycin in a physiologic and isotonic solution. To overcome this limitation(poor water solubility), we solubilized rapamycin in isotonic buffer using reconstituted high-density lipoprotein containing V156K-apoA-I (V156K-rHL).[6] Apolipoprotein(apo) A-I is a principal protein component of HDL and is known to perform a beneficial role in the reverse cholesterol transport pathway through its antioxidant and antiinflammatory activities. HDL have atheroprotective effects with potent antioxidant, antiinflammatory, anti-disabetic acctivities. Recently, we showed that rHDL containing V156K-apoA-I, had a potent antioxidant activity and was more resistant to glycation, with more enhanced tissue regenration activity as a HDL-therapy. More resistance to glycation is advantageous to develop a protein-based drug for both anti-atherosclerotic and anti-diabetic agents. These results suggest that V156K-rH이 could be applied to facilitate facultative regeneration in agingrelated complications.[7] There has been several nanobiotechnology applications of rHDL to encapsulate doxorubicin, amphotericin and adenovirus. Our research group recently reported and the stability of the adenovirus (Ad) were significantly enhanced when Ad is incorpoprated with rHDL containg WT-or V156K-apoA-I in cellular and zebrafish models.[8] The report raised the feasibility that rHDL can be used as a formulated vehicle for viral and gene/drug delivery. We should a new method to solubilize rapamycine for better delivery across several barriers, such as blood-brain barrier and skin barrier. Rapamycin (final 0.1mg/mL) was solubilized in rHDL containing either wild-type (WT) or V156K (1 mg/mL of protein). V156K-rHDL containing rapamycin (V156K-rapa-rHDL) had a slightly larger particle size than WT-rHDL containing rapamycin (WT-rapa-rHDL). V156K-rapa-rHDL had enhanced antioxidant ability and anti-atherosclerotic activity. Treatment of V156K-rapa-rHDL resulted in attenuated senescene in human cells, with increased cell survival compared with WT-rapa-rHDL or rHDL alone, indicating that V156K-rapa-rHDL has various applications for suppression of cellular senescence and tissue regeneration activites in the zebrafish model. Incorporation of rapamycin into rHDL containing apoA-I, especially its V156K variant, can promote sell survival and suppress senescence through enhanced antioxidnat ability. V156K-apoA-I has been developed by site-directed mutagenesis by our research group and has been shown to have more potent antioxidant and anti-inflammatory activities in vivo and in vitro, as well as an in vivo anti-atherosclerotic effect. In conclusion, the enhanced solubility of rapamycin in rHDL particles may be applicable to the development of numerous types of therapeutics. Because cardiovascular disease and type 2 diabeters are age-related diseases, chronic metabolic disease progression with senescence may be linked to target of rapamycin (TOR) signaling. Rapamycin and rHDL possess independent therapeutic activites, and the benefical activities of rHDL were not impaired by incorporation of rapamycin. New agents can likely be developed from rapa-rHDL to treat aging, cardiovascular and brain disease, as HDL can penetrate the blood-brain barrier. These same protocols can be applied to solubilize other hydrophobic drugs for a wide range of therapeutic applications.

References

1. Demidenko ZN, et al. Cell Cyde 2009; 8:188895; PMID:19471117; http://dx.doi.org/10.4161/cc.8.12.8606.
2. Leontieva OV, et all. Aging (Albany NY) 2010;2-92435; PMID:21212465.
3. Harrison DE, et all. Nature 2009; 460:392-5; PMID:19587680.
4. Anisimov VN et al. Cell Cyde 2011; 10:42306; PMID:22107964; http://dx.doi.org/10.4161/cc.10.24.18486.
5. Napoli KL, et al. Ther Drug Monit 2011; 23:559-86; PMID:22107964; http://dx.doi.org/10.1097/00007697-200110000-00012.
6. Cho KH. J Gerontol A Biol Sci Med Sci 2011; 66:1274-85; PMID:21964553; http://dx.doi.org/10.1093/gerona/glr169.
7. Yoon JH, et al. Rejuvenation Res 2012; 15:31321; http://dx.doi.org/10.1089/rej.2011.1246; PMID:22530728.
8. Park KH, et al. Hum Gene Ther 2010; 21:57987; PMID:20038214; http://dx.doi.org/10.1089/hum.2008.207

*Correspondence to : Kyung-Hyun Cho; Email : chok@yu.ac.kr
Submitted : 06/13/12; Accepted : 11/16/12
http://dx.doi.org/10.4161/cc.22926
Comment on : Cho KH, et al J Gerontol A Biol Sci Med Sci 2011; 66:1274-85; PMID:2196-4553; http://dx.doi.org/10.1093/gerona/glr169.

53.
리피드와 나노바이오테크 : 진단센서

우리는 이제까지 리피드를 먹는 식품영양성분, 바르는 화장품 성분의 관점에서 살펴보았는데, 미래의 산업적인 응용범위는 훨씬 더 넓어지고 있다. 과거에는 비록 식품산업과 화장품산업에서 계면활성제, 윤활제, 거품 형성제 등으로 사용되었지만, 리피드는 soft한 성질과 hard한 성질을 동시에 가지므로, 생체 거대구조를 만들기에 유리하다. 따라서 가까운 미래에는 약물 전달, 유전자 전달, 유전자 수리, 표면센서, 생물학적 컴퓨터, 나노와이어, 나노엔진, 나노펌프 등을 만드는 데 사용될 것이다.

리피드 막을 이용한 미래기술, 나노바이오테크의 범위는 점점 늘어나고 있는데, 그중에 가장 발전된 분야 중의 하나가 나노센서의 개발일 것이다. 생체 센서는 정상상태에서 비정상상태로 변할 때 생기는 물리적, 화학적 신호를 감지하고 증폭하는 것인데, 질병 상태로의 변화를 검출하는데 사용한다. 리피드 막을 이용한 센서로 항생물질의 농도 측정, 특정 병원균의 농도 측정, 극저 농도에서 DNA, 단백질, 약물의 검출에 사용되어, 의료, 환경 산업 뿐만 아니라 미래의 컴퓨터 산업에도 사용되고 있다.

저자의 연구실에서도 고밀도지단백질이 변화하는 모습을 모니터링 하여 노화와 노화관련 질환의 진단 마커로 사용하고 진단 키트로 개발하여 국제학술지에 논문 게재하여, 언론에 소개된 적이 있다. 바로 20세 청년과 70세 노인의 혈액에 존재하는 고밀도지단백질을 분리하여, 랩온어칩 미세 채널에서 이동시켜 본 결과 다음과 같이 차이나는 현상을 발견하였다.

아래 그림과 같이 노화에 따라 단백질의 쇠퇴가 일어나 부러짐 현상이 증가하고 전하량이 변화함을 알아냈고, 이러한 구조적·기능적 차이 때문에, '랩온어칩'(lab-on-a-chip)에서의 이동성이 노화 정도에 따라 다르게 검출된다는 것을 입증하였다.

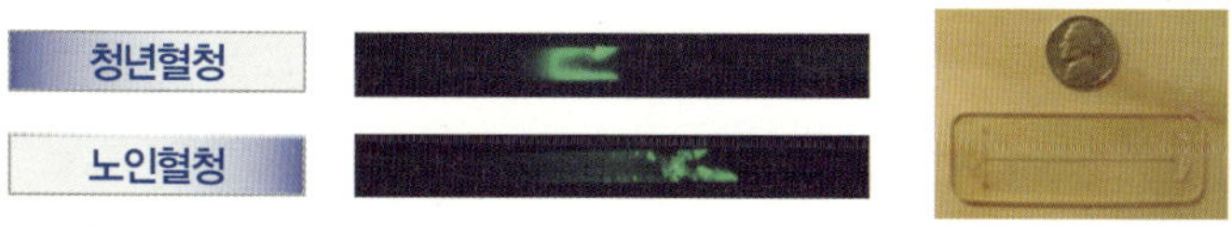

※ '랩온어칩'(lab-on-a-chip) : 분석에 필요한 여러 가지 장치들을 마이크로 머시닝 기술을 이용해 집적시킨 화학 마이크로프로세서. '칩 위에 실험실을 올려놓았다'는 의미로 플라스틱이나 유리 소재를 사용해 나노(10억분의 1)리터 이하의 미세 채널을 통해 극미량의 샘플이나 시료만으로 실험을 할 수 있다. 제약 산업의 신약 탐색 분야에서 이용될 뿐만 아니라 의료 진단 장비, 가정이나 병상에서의 건강검진기기, 화학이나 생물 공정 모니터링, 휴대 가능한 환경오염물질 분석기기, 화생방용 무인 화학/생물 작용제 탐지 장치 등의 다양한 분야에 응용될 수 있는 핵심 기반 기술이다.

그림과 같이, 청년혈청의 단백질은 이동 밴드가 짧고 선명한데 반해, 노인 혈청의 단백질은 이동 밴드가 길고, 밴드가 흐릿하다.

이 기술을 이용하면 동전과 유사한 크기의 진단 칩(위 그림)만으로 가정이나 병원에서 손쉽게 노화의 정도뿐만 아니라 당뇨, 동맥경화의 위험도까지 자가 진단할 수 있게 된다. 특히 이번 연구 결과, 노인혈청의 단백질과 과당에 의해 변형된 단백질이 공통적인 성질과 이동성을 보임을 밝혀냈다.

다. 국민들의 보건수준 향상을 위해 우리나라에서도 적극적으로 인공감미료 연구를 진행해야 한다"며 연구의 중요성을 강조했다. 조 교수의 연구활동은 학계에서도 인정받아 2012 과학기술우수논문으로 선정되었으며 최근 미국 식약청에서도 이번 연구를 근거논문으로 채택하는 등 그의 연구성과가 국내·외적으로 빛을 발하고 있다.

노화 관련 연구의 메카, 단백질센서연구소

최근 조 교수는 우리나라 2대 질병인 당뇨병 및 당뇨합병증뿐 아니라 노화와 관련된 질병을 부작용 없이 효과적으로 억

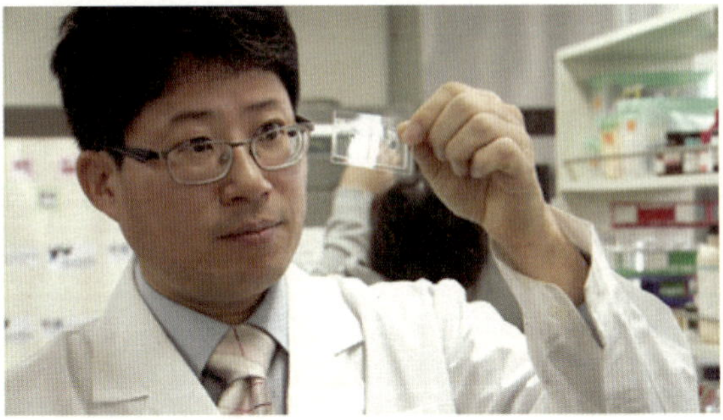

다. 특히 이곳에서는 당뇨 및 동맥경화 치료제를 만드는 연구를 지속적으로 해

70~80년대 학교에서 공부 꽤나 한다는 인재들은 대부분 과학자의 길로 들어섰

54.
생명체의 진화와 콜레스테롤의 변화

지구의 탄생이 약 45억 년 전이고, 거의 30억 년 전까지는 산소 분압이 매우 낮아 생명체의 출현이나 분화가 거의 이루어지지 않았다고 한다. 그러나 그 이후에 진핵세포가 출현하고 미토콘드리아가 진핵세포 내로 들어가게 되면서 대량 에너지를 얻는 고등세포가 20억 년 전쯤에 출현하게 된다. 약 10억년 전쯤에 산소가 많아지고 진핵세포가 분화되고 고등동물이 출현하는 현생대에 이르기까지 증가된 산소의 양이 진화에 얼마나 중요한지를 알 수 있다.

그런데 신기하게도 콜레스테롤도 같은 진화의 양상을 거쳐 모습이 변화해왔다. 산소가 부족했던 시대에는 복잡한 고리구조가 완성되는 스쿠알렌 단계를 거쳐, 산소가 증가하면서 고리구조가 완성되는 라노스테롤을 거쳐

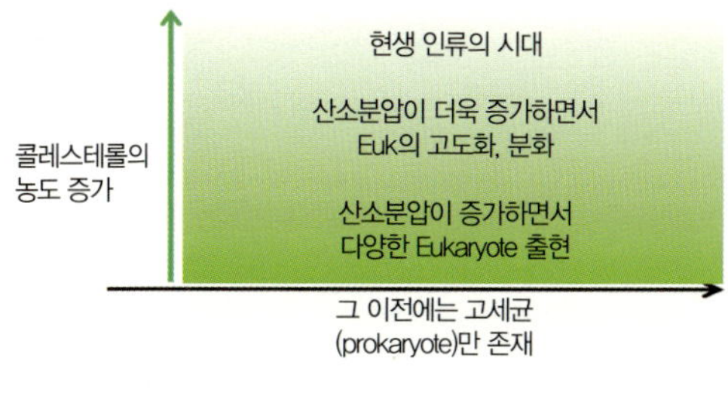

로페놀(Lophenol)로 변환되고, 현생대에 와서야 최종적으로 콜레스테롤이 완성된다.

이러한 스테로이드 구조의 변화는 그것을 사용하는 생명체의 모습이 변화하는 것과도 직접적인 연관을 보였다.

예를 들면, 스쿠알렌은 세균, 고세균 등에서 주로 발견되고, 라노스테롤은 선충류, 흡충류, 촌충류 등의 기생충(연충류)에서 발견된다. 라노스테롤과 콜레스테롤은 생긴 모습이 유사하지만 세 군데에서 결정적인 차이를 보인다. 라노스테롤은 탄소가 30개인데 비해 콜레스테롤은 27개이고, 4번 자리에 두 개의 탄소가 14번 자리에 한 개의 탄소가 추가로 붙어있다. 그래서 아래 그림과 같이 콜레스테롤이 좀 더 날씬한 형태를 띠게 된다.

라노스테롤로부터 탄소 세 개가 없어져서 날씬해진 콜레스테롤은, 훨씬 많은 좋은 기능을 담당하게 된다. 콜레스테롤은 항빙제로 작용하게 되어 추운지방과 심해에서 생명체가 살아갈 수 있는 견고한 세포막 형성에 도움을 주며, 세포막 내에서 리피드 분자들이 더욱 질서있게 정렬할 수 있도록 도와주어, 세포막의 진화가 일어나도록 한다. 세포는 막 구조를 통해 외부로부터 보호되고 각종 신호를 전달 받고 물질을 수송하므로 세포막의

콜레스테롤의 진화

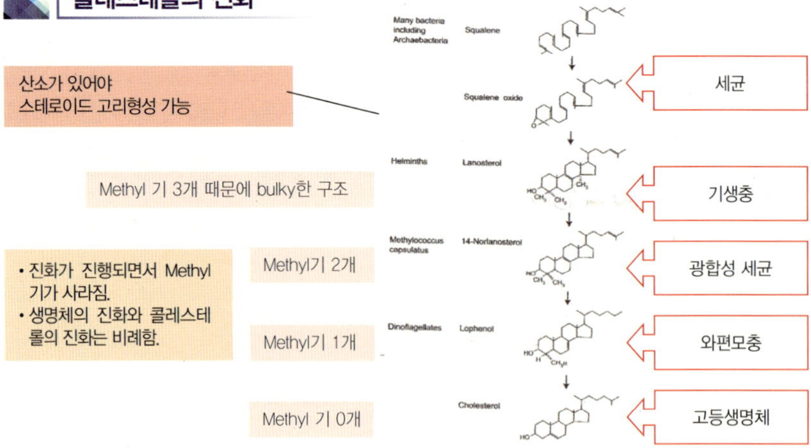

진화와 생명체의 진화는 밀접한 관계가 있다. 즉, 하등 생명체는 막 구조가 단순하고 원시적인데 고등한 생명체일수록 막 구조가 정교하고 특별한 기능을 가지게 된다.

이러한 정교한 기능과 구조의 하나가, 지질 뗏목(Lipid Raft)구조라고 알려진 특별한 Raft 구조이다. 지질 뗏목(Lipid Raft)은 세포막의 특정 영역인데, 아래 그림처럼 일반적인 세포막보다 조금 더 두꺼운 영역이며 콜레스테롤과 스핑고리피드의 함량이 높고, 단백질도 밀집되어 있다. 아직 래프트의 정확한 기능은 모르지만 각종 신호전달, 세포의 성장과 상호작용에 관여 할 것으로 기대하고 있다.

흥미롭게도 라노스테롤은 지질 뗏목 구조를 만들기 어려우나, 콜레스테롤은 쉽게 형성한다. 아마도 라노스테롤은 탄소가 30개인 구조라서 조금 더 울퉁불퉁한 구조인데 비해 콜레스테롤은 탄소가 27개라서 조금 더 날렵하기 때문에 이중막 사이에 잘 끼어들어갈 수 있기 때문인 것으로 추측된다.

Cholesterol

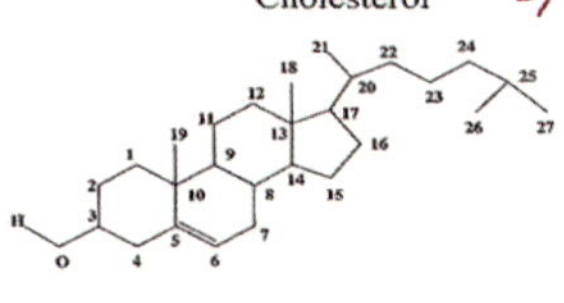

• 콜레스테롤은 lipid raft 를 형성할 수 있음.

Lanosterol

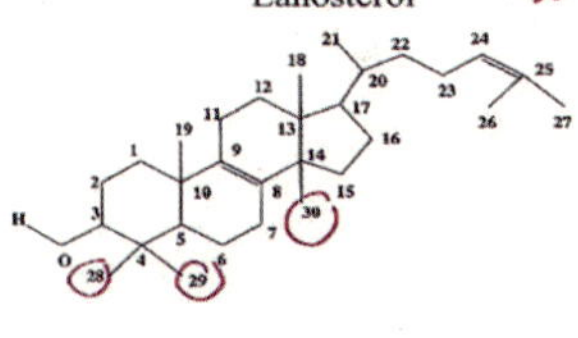

• 라노스테롤은 lipid raft 를 형성할 수 없음.

• Raft는 리피드분자와 단백질이 조밀하게, 더 두껍게, 질서 있게 정열된 특별한 막 구조.
• 콜레스테롤, 스핑고리피드의 함량이 높음.
• 계면활성제(Trition X-100)의 처리에도 쉽게 파괴되지 않으며 특별한 기능을 수행

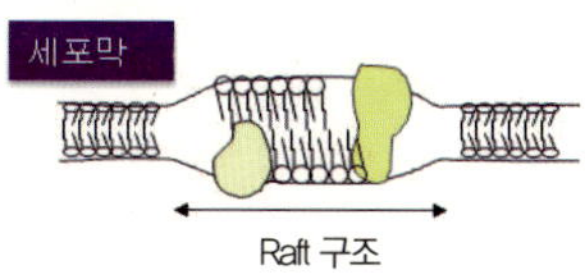

게다가 라노스테롤에 비해 콜레스테롤은 여러 가지 생리적인 장점을 가지고 있는데, 세포막의 어는 점을 낮추고 세포막을 견고하게 해주며, 막 내에서 리피드 분자를 더욱 빼곡하게 정렬될 수 있도록 해준다. 심해 어류,

추운 지역의 동물들이 생존할 수 있는 이유가 세포막에 콜레스테롤이 있기 때문이다. 또한 콜레스테롤은 세포막으로부터 알코올을 제거하는 능력이 있어서, 콜레스테롤이 많으면 알코올에 취하는 속도가 느려진다. 참 고맙지 아니한가?

55.
임신 능력과 리피드 : 정자운동

임신과 리피드가 무슨 연관인지 고개가 갸우뚱해질 수도 있을 것이다. 그러나 임신과 리피드는 매우 밀접한 관련이 있다. 특히 정자와 리피드의 관계는 매우 밀접하다.

임신을 하기 위해서는 정자의 운동 능력이 활발해야 하고 소위 정자 수정 능력(sperm capacitation)이 발달해야 한다. 여기에 막의 리피드, 특히 콜레스테롤이 중요한 역할을 하는 것으로 알려져 있다. 이러한 정자의 발달에 도움을 주는 것이 고밀도지단백질의 apoA-I으로 알려져 있다. 혈청 중성지방이 높거나 VLDL이 많으면 임신 능력이 급감한다. 특히 대사 증후군이 있는 환자의 임신능력이 상대적으로 감소하는 보고가 있다.

6개월에서 2년 동안 장기간 아나볼릭 스테로이드를 복용한 보디빌더 들은 정자의 생산 능력이 매우 감소하고, 임신 능력이 감소하며, HDL-콜레스테롤이 감소하면서 심혈관 질환의 위험이 급증하는 것으로 보고되었다.

현대인들의 불임인구가 늘고 있는 이유 중 하나가 대사증후군의 증가와 연관 있을 것이라고 한다. 대사 증후군은 발기부전과도 연관 있는 것으로 알려져 있다.

많은 동물실험에서 당뇨가 유발되면 발기 능력이 감소하고, 고지방 고설탕 식이를 제공 받은 쥐에게서 발기부전과 관상동맥내피세포의 기능 이상이 동반됨이 보고되었다. 발기부전은 40세 이상의 남자에게서 흔한 임상 증세의 하나인데, 주된 원인으로는 당뇨와 고혈압, 고지혈증, 비만, 우울증 등의 질환과 운동부족 및 하부요로 증상이 지목되고 있다. 하부요로 증상은 전립선비대증과 연관 있으며, 소변이 가늘어지는 증상이다.

발기부전은 5천년 이상 된 이집트의 벽화에서도 묘사되어 있을 정도로 인류 역사와 오래 함께 해온 질병이다. 그렇게 오랫동안 인류를 괴롭혀 왔지만 경구용 치료제는 1998년에야 처음으로 시장에 나왔는데, 바로 비아그라(화이자사)라고 알려진 sildenafil citrate이다. 비아그라의 효과로 많은 발기부전 환자들이 치료를 받고 인생의 능력이 회복되었다고 한다. 비아그라의 작용원리는 의외로 간단한데 일산화질소(NO)의 방출을 유도하여 혈관 평활근의 이완을 도와주는 것이다.

발기부전의 주된 발병 나이는 40대 이상이지만, 40대 이전의 연령에도 1~10%의 발기부전이 있다고 하며, 40~49세 사이에는 2~9%가, 60~69세의 연령층에는 20~40%, 70대 이상에서는 50~100% 정도라고 한다. 전 세계적으로 2025년까지 3억2천2백만 명이 발기부전에 시달릴 것으로 예상하고 있다.

여러 가지의 병리학적 연구에서 발기부전은 심혈관질환(CVD)의 주된 마커가 되기도 한다. 특히 심혈관 질환의 전조 증상으로 발기부전이 먼저 오기도 하는데, 혈관 내에서 같은 크기의 동맥경화가 형성되어도 음경동맥(직경 1~2mm)이 심장 관상동맥(3~4mm)보다 내강이 더 작으므로 같은 크기의 동맥 병변에 의해 막힐 가능성이 더 크기 때문이다. 또한 여러 가지 측면에서, 심혈관 질환(CAD)과 발기부전(ED)은 같은 육체적·심리적인 위험인자를 공유한다.

신경계 손상	중추신경계 손상, 다발성 경화증, 척수손상; 말단신경 손상
내분비적	당뇨, 성선기능 저하증, 고프로락틴혈증
혈관질환	동맥: 거대혈관, 미세혈관경화, 죽상경화 정맥: 정맥폐색 섬유화
약들에 의한 우울증	고혈압치료제, 항우울제, 항남성호르몬제, 신경안정제, 흡연, 알코올중독, 마리화나, 헤로인 중독
전신질병	간, 신장, 호흡기, 심혈관계질환
국소적 음경 장애	섬유화, 음경만곡증, 음경 파열

1. 발기부전의 육체적 원인

2. 발기부전의 심리적 원인

1) 내적원인 : 과거의 트라우마 경험, 육체적·정신적 장애

소　　인 : 엄격한 가정교육 혹은 단체 훈육, 부족한 성교육

2) 촉발요인 : 급성 대인관계 문제발생, 가족과 사회적 압박, 생애 중요 사건 발생(임신, 출생, 실직)

3) 유지요인 : 대인관계 문제, 정신적. 육체적 장애, 다양한 치료방법에 대한 지식 부족

위와 같이 심혈관 질환(AD)과 발기부전(ED)은 같은 위험인자를 공유한다. 위의 육체적, 심리적 유발 요인들 이외에도, 아래와 같이 무심코 사용

Anti-androgens (항남성호르몬제)	성선자극호르몬 아고니스트 (leuprolide, goserelin) 화학치료, Flutamide, Ketokonazole
고혈압치료제	베타-차단제 칼슘채널 차단제 Thiazide diuretics
Anti-arrhythmics (항부정맥제)	Digoxin, Amiodarone Disopyramide
스타틴	Atorvastatin
Psychotropic drugs	Tricyclic Antidepressants 선택적 세로토닌 재흡수 저해제 Phenothiazines
마약류	마리화나, 양귀비, 코카인, 니코틴, 알코올

하는 약물들 중에서 발기부전을 유도하는 것들도 있다.

ED(발기부전)의 위험인자

- 나이
- 운동부족, 정신건강장애
- 생활습관, 앉아서 생활, 비만, 흡연, 알콜중독, 마약
- 대사장애 : 당뇨, 고혈압, 고지혈증, 성선기능저하증

ED의 치료방법에는 다음과 같은 기본적인 원리가 있다.

1. 심리적 치료 : ED를 일으키는 심리적 요인을 분석하고 성교육의 추가 및 성적 만족도 향상, 상담과 대인 관계의 개선을 통해 과거의 트라우마를 극복한다.

2. 생활습관 변화 : 흡연, 음주를 줄이고, 비만을 개선하고, 운동량을 증가하면 효과가 있는데, 30년 동안 매일 한 갑씩 흡연한 사람에게 금연을 통해 ED개선효과가 나타났다는 최근 보고가 있다. 하지만 알코올 소비와 ED의 관계는 아직 불명확하다. 110명의 ED 비만 환자에게 2년 동안 체중감량과 운동을 통해 ED가 개선된 것을 확인하였다.

3. 경구용 PDE-5저해제 : Phosphodiesterase type5를 저해한다. 작용원리는 평활근에서 cGMP의 분해를 촉진하고, cGMP의 활성이 오랫동안 유지되면서, 세포내에 칼슘농도가 낮아지고, 평활근의 이완이 지속되어 발기를 유지할 수 있다. 아래 표와 같이 현재 5종이 시판 중이다.

4. 테스토스테론 : 남성호르몬을 추가 투여하는 대체 방법으로, 테스토스테론결핍이 확인된 사람에게만 투여가능하다. PDE-5 저해제와 병행투여 가능하다. 그러나 아직 정확한 메커니즘은 모른다.

5. 음경 해면체에 직접주사 : Alprostadil (prostaglandin E1), papareuine 등을 주사하거나, 약물 투여 할 수 있는데 첫 번째 치료 방법이 효과가 없을 때 두 번째 치료책으로 사용 가능하다. 10분 이내에 효과를 볼 수 있고,

PDE-5 저해제 약물 복용에 의한 두통 등의 부작용을 최소화 할 수 있지만, 본인과 파트너가 28~30gauge의 미세 바늘을 사용하는 주사기술을 배워야 한다.

PDE-5 저해제들

	Sildenafil (viagra, 화이자)	Vardenafil (Levitra, Bayer)	Tadalafil (Cialis, Lilly)	Udenafil (Zydena, 동아제약)	Microdenafil (Mvix, SK chemical)
투여 용량 (mg)	25,50,100	2.5,5,10,20	2.5,5,10,20	100	50, 100
초기 투여량	50	10	10		
하루 최대 허용량 (mg)	100	20	20	200	100
onset (효과발휘시간)	30~60분	30분	45분	30~60분	30~60분
효과	〉65%	〉65%	〉65%	〉65%	〉65%
부작용	두통, 홍조, 소화불량	좌동	홍조, 등통증, 근육통	안면홍조, 코막힘, 안구충혈, 두통	안면홍조, 두통, 안구충혈
사용금지사유	질소포함약물 심혈관질환 유발	좌동	좌동		
식품, 약물과의 상호작용	굶는 동안에는 식품과 알코올과의 상호작용은 없다.	좌동	식품이나 알코올과 상호작용 없다.	없다.	알코올과의 상호작용은 없다. 식품과의 상호작용은 모른다.

56.
정신질환과 리피드

현대인에게 가장 일반적이면서도 심각한 정신질환 중의 하나가 우울증일 것이다. 사실 대부분의 사람들은 자기가 우울증에 걸린 줄도 모르고 행동장애를 보이기도 한다.

우울증과 심혈관 질환은 상관성이 매우 높은데, 혈청 콜레스테롤이 낮고, 특히 HDL-콜레스테롤이 낮은 것과 연관성이 크다. 특히 3년 이상 우울증이 계속된 환자들에게서 대조군에 비해 HDL이 20% 정도 감소해 있음을 발견하였다. 특히 자살 시도율의 증가는 낮은 콜레스테롤 농도와 연관이 많은데, 기분장애, 인성장애, 공황장애, 거식증, 공황장애, 정신분열증의 발생과도 연관이 깊은 것으로 보고되고 있다. 따라서 영양실조를 치료하는 것이 우울증과 연관된 정신질환을 치료하는 것이다. 그리고 대부분의 정신질환과 콜레스테롤의 연관성은 남자에게서 보고되었는데, 여자에 대한 연관성의 연구도 필요하다.

자신이 우울증세가 있는지는 아래의 자기 평가 방법으로 확인할 수 있다. (16장의 표와 동일)

우울이 있는 사람은 갑작스런 화냄과 조울 같은 감정의 기복 변화를 보이기도 한다. 성격이 불같고 버럭거리는 사람은 심혈관 질환의 위험이 높다.

우울증이 있는 노인에게 대사증후군이 같이 있다면 염증의 증가가 수반된다는 보고가 있었고, 이 염증의 증가는 심혈관질환의 위험을 더욱 높인다.

콜레스테롤 농도 개선에서 더 나아가 지단백질의 개선이 항우울제의 약물치료를 성공시킨다는 보고가 2011년 독일에서 발표되었는데, 우울증 환

나의 우울증 정도는?

우울증 진단

- □ 1. 지금 슬프거나 신경과민이다.
- □ 2. 예전에 좋아했던 활동이 지금은 흥미 없나.
- □ 3. 예전보다 더 많이 먹어서 체중이 들었거나, 더 작게 먹어 체중이 줄었다.
- □ 4. 예전보다 잠을 더 자거나, 덜 잔다.
- □ 5. 거의 늘 힘이 없고 매우 피곤하다.
- □ 6. 불안해서 앉아 있을 수 가 없다.
- □ 7. 내가 죄책감이 들고, 쓸모 없는 존재 같다.
- □ 8. 집중하기 힘들고 무슨 결정 내리기 힘들다.
- □ 9. 죽음, 자살에 관한 생각이 멤돌고, 자살계획이 있거나 실행에 옮긴 적 있다.
- □ 10. 최근에 아무 희망이 없다.
- □ 11. (기혼자인데도) 성생활에 관심을 잃었다.
- □ 12. 두통이 자주 있고, 소화 잘 안되고, 약한 통증 등으로 몸 전체가 편하지 않다.

진단 : 1,2 중의 하나를 포함하여 5개 이상 체크되면 우울증 심각,
그 이하는 약한 우울증 증세

화, 성냄 진단

(전혀 아님 = 1점, 가끔 = 2점, 자주 = 3점, 거의 항상 = 4점)

1. 나는 성미가 급하다. [ ]
2. 나는 성격이 불 같다. [ ]
3. 나는 쉽게 열을 받는다. [ ]
4. 다른 사람의 실수 등으로 내가 방해 받거나 느려질 때 못 참고 화낸다. [ ]
5. 내가 한일이 다른 사람에게 인정 못 받을 때 신경질 난다. [ ]
6. 평상시에도 격노할 때가 있다. [ ]
7. 성나면 막말해 버린다. [ ]
8. 다른 사람 앞에서 비난 받을 때 분노한다. [ ]
9. 좌절할 때 남을 때리고 싶다. [ ]
10. 난 잘했다고 생각하는데 평가가 만족스럽지 않으면 화가 난다. [ ]

총 점 : [ ]

진단 : 22-40 = 성잘냄, 15-21 = 조금, 평균. 10-14 = 온순

자들은 혈청 총콜스테롤이 정상인에 비해 12% 감소하였지만, 중성지방은 오히려 20% 증가하였다. 더욱 흥미로운 것은 매우 유의적으로 HDL-콜레스테롤이 건강인에 비해 25% 감소하였고, HDL의 주된 단백질인 apoA-I의 농도가 16% 감소하였다는 점이다. 우울증 환자들에게서는 LDL-콜레스테롤도 감소하였지만 HDL-콜레스테롤 감소만큼 유의성이 높지 않았다. 이는 총콜레스테롤의 감소도 우울증 유발에 중요하지만 HDL의 변화와 apoA-I의 변화가 더욱 중요함을 보여준다. HDL에 변형이 생기면 육체적인 질병과 노화뿐만 아니라 정신적인 장애까지도 발생함을 알 수 있다.

정신분열증은 최근에 가장 빠르게 늘어나는 정신질환 중의 하나이며 빠른 사망률의 증가를 보이는 정신질환이다. 공교롭게도 정신분열증 환자들은 심혈관 질환에 의해 조기 사망하는 경우가 많아, 이들 환자의 리피드 프로필 연구가 관심을 끌고 있다. 정신분열증은 흔한 질병이며, 인구 1000명당 7명의 환자가 있을 것으로 추정되며, 천천히 만성적으로 진행되어 사회적으로, 언어적으로 노출되기가 쉽지 않은 측면이 있다.

미국 성인 인구의 16%가 우울증을 가지고 있다는 보고가 있는데 이들은 정신 분열증으로 발전하는 경향이 강하다. 우울증 환자의 특징은 에너지 활력이 없고, 죄책감이 들며, 집중을 못하고, 식욕이 없으며, 죽음이나 자살에 대한 생각이 끊이지 않는 증상을 보인다. 2005년도에 미국에서만 2천 7백만 명이 항우울제 치료를 받았다고 한다. 가장 일반적이고 효과적인 치료제는 세로토닌 재흡수 저해제들(citalopram, escitalopram, fluoxetine, fluvoxamine, paroxetine, setraline, serotonin)과 노르에피네프린 재흡수 저해제들(desvenrafaxine, duloxetine, venlafaxine)이다.

정신분열증 환자들은 정상인들보다 기타의 질병으로 인해 병원 신세를 지는 일이 많고, 사망률도 높아서 기대수명이 정상 인구보다 20% 정도 짧다고 한다. 흥미로운 것은 정신분열증 환자들의 사망원인이 자살인 경우가 가장 많지만, 심혈관 질환도 중요한 사망원인이라는 것이다. 정상인이 심혈관 질환으로 사망할 확률이 33%인데 비해, 정신분열증 환자가 심혈관 질환으로 사망할 확률은 50~75%에 해당한다. 이들의 기대수명은 평균 61세(남자 57세, 여자 65세)로 정상인의 76세(남자 72세, 여자 80세)보다 15년이나 짧다. 정상인구가 자살로 사망할 위험 확률이 1%인데 비해 정신분열증 환자들은 10%가 된다고 한다.

심혈관 질환과 정신분열증의 위험인자는 거의 동일한데, 흡연, 고혈압, 고지혈증, 당뇨, 비만, 가족력 등이다. 신기하게도 정신분열증 환자들은 흡연율이 높고, 비만율이 높다. 미국 통계를 보면, BMI 27이상인 과체중/비만인 비율이 정상 인구에서는 27%이나, 정신분열증 환자군에서는 42%이다. 정신분열증 환자는 고지방이면서, 섬유질은 부족한 식사를 하며 운동량은 많이 모자라, 매우 좋지 않은 생활습관을 가지고 있어, 실제로 당뇨 발생 비율이 일반인에 비해 1.5~2배 이상 높다. 정신분열증과 심혈관 질환/대사증후군 관련위험의 증가는 이러한 잘못된 생활 습관 이외에도, 항우울제 약물의 사용도 있다는 보고가 있으나, 우울증의 정도에 따라 달라 더욱 연구가 필요하다.

특히 우울증 치료 약물과 이상지질혈증과의 연관관계에 대한 연구가 최근 보고되고 있는데, 우울증 치료 약물을 복용하는 그룹에서 정상그룹보다 1.56배 더 높은 이상 지질혈증을 보였다고 한다. 우울증 치료 약물 복용 그룹 4070명을 대상으로 조사한 결과 약물 치료 초기에는 제2형 당뇨로 진단된 사람들이, 치료 후기에는 39% 정도가 제1형 당뇨로 진단되었다고 한다. 우울증 치료 약물이 췌장의 베타세포 활성에도 영향을 미친다는 것을 암시하는 대목이다.

많은 연구에서 낮은 콜레스테롤과 폭력의 연관성이 높은 것으로 보고되었는데 160mg/dL 이하의 낮은 혈청 콜레스테롤을 가진 그룹에서 자살, 폭력연관 사망률이 6배 이상 높다고 미국에서 보고되었다. 그런데 흥미로운 것은 HDL이 낮은 사람의 자살 시도가 더 많고, HDL이 높으면 폭력 발생빈도가 감소한다는 것이다.

사실 몸의 건강만큼이나 중요한 것이 정신건강이다. 왜냐하면 정신이 건강하지 않으면 몸의 건강을 지킬 수 없기 때문이다. "건전한 신체에 건전한 정신이 깃든다"도 맞는 말이지만, 저자는 "건강한 정신이 육체의 건강을 지킨다"라고 하고 싶다. 정신질환, 혹은 정신 장애의 원인에는 다양한 원인이 있다. 생물학적 원인으로는 해부학적, 유전적 원인 등이 있는데, 유전자, 신경전달물질 분비에 장애가 생기는 것이다. 해부학적 원인으로 뇌 용량의 크기, 신경세포연결 변형(뇌손상 혹은 퇴행성질환에 의한) 등이 있다. 두뇌의 크기가 정상보다 10~20% 작은 경향을 보이는 어린이들(윌리엄 증후군)은 평균 IQ가 50~70 정도로 낮다. 그러나 두뇌의 크기가 크다고 좋은 것만은 아니라는 분석이 있는데, 자폐증이 있는 환자는 정상인보다 두뇌가 더 크다는 보고가 있고, 네안데르탈인은 현대인보다 두뇌용량이 더 컸지만 두뇌가 더 발달하지는 않았다. 크기도 중요하지만 두뇌 속의 뉴런 연결이 지능 발달에 더 중요하다는 것이다.

유전적 원인으로는 뇌를 구성하는 단백질, 신경전달물질 발현 장애 등이 있다. 신경전달물질이란 뉴런에서 생산되어 자발적·비자발적 신경신호를 전달하는 신호 물질로 심박수, 혈압, 행동, 감정, 기분, 수면, 성적 흥분 등을 조절한다. 정신질환은 부적절한 신경전달 물질 조절 혹은 과도한 분비가 원인이다. 이외에도 환경적 원인으로 가족관계, 나이, 성별, 인종문화, 사회·경제적 상황 등이 생물학적 원인에 영향을 줄 수 있다. 남성과 여성의 성별에 의한 원인은 성별에 따라 더욱 민감해지는 정신장애인데, 기분장애(우울, 걱정 불안 장애, 섭식장애는 여자가 우세, 반사회적 외향적 장애, 약물 탐닉은 남자가 우세) 등이 있다. 연령적인 원인도 있는데 어릴 때 잘 일어나는 주의력 결핍 및 과잉행동장애(ADHD)는 7세 이전에 주로 발병하고, 퇴행성 질환 (치매, 알츠하이머, 헌팅턴씨 병)은 노년에 주로 발생한다.

그런데 트랜스지방이 집중력의 상실과 학습 능력의 상실, 행동장애, 10대 우울증과 무관심, 자살 등과 관련 있음이 속속 밝혀지고 있는데, 특히 주의력 결핍 및 과잉행동장애(ADHD)발병과 밀접하다. 그런데 대부분의 정신질환에는 다음과 같은 공통적인 경고증상이 있다.

정신질환의 경고 증상

• 난폭	• 우울	• 환청
• 섭식, 수면 습관 변화	• 우울과 도취의 반복	• 약물, 마약 의존
• 혼동	• 극도의 공포	• 자살 생각
• 학업, 근무성적 하락	• 육체적 질병에 대한 잦은 불만	• 친구와 가족으로부터 격리

57.
중성지방과 췌장염

일반적인 급성 췌장염의 10% 이상이 고중성지방혈증과 연관 있고, 특히 임신 중의 췌장염 50% 이상이 고중성지방혈증과 연관 있다. 특히 혈청 중성지방이 1000 mg/dL 이상이면 췌장염의 발병위험이 매우 높은데, 대부분 지단백질 분해효소(Lipoprotein lipase) 혹은 apoC-II의 유전적인 결핍에 기인하는 경우가 많으나, 환경 영향 혹은 생활습관과 유관한 경우도 많다. 고중성지방혈증의 이차적인 연결 장애는 비만, 당뇨, 임신장애, 알콜 중독 등이 있다.

고중성지발혈증의 치료 방법

1. Apheresis: 성분 선택적 헌혈. 공혈자로부터 나오는 혈액중 환자가 필요로 하는 성분(예: 혈소판, 백혈구)만을 채혈하고, 나머지는 공혈자에게 다시 공급하는 헌혈방식이다. 가장 효과가 빠른 방법이나 췌장염으로 인한 사망률을 감소시켰다는 결과가 아직 축적되지 않았고, 상대적으로 비싼 치료방법이며, 시술할 수 있는 센터나 병원이 많지 않다는 단점이 있다.

2. 인슐린/헤파린 치료

인슐린은 LPL을 활성화 시켜 킬로미크론(chylomicron, 식후에 급격히 증가하는 중성지방 전달체, 식후 두 시간 이후에 대부분 사라진다)의 분해를 촉진하여 중성지방의 농도를 낮춘다. 헤파린은 혈관 내피세포에서 LPL의 분비를 촉진한다. 따라서 인슐린과 헤파린 모두 고중성지방 혈증을 낮출 수 있으나, 인슐린에 의한 치료가 조금 더 효과적이다. 그러나 효율 면에서 낮다.

3. 경구용약물

① 피브레이트류

중성지방을 낮추고 HDL-콜레스테롤을 증가시킨다. LPL의 활성을 증가시키고, 간에서 유리지방산(free fatty acid)의 합성을 감소시키며, 콜레스테롤 역수송경로를 활성화시킨다. 혈청 중성지방 농도를 40~60% 감소시킨다. 제일 먼저 선택되는 치료 방법이다.

② 오메가-3 지방산

간에서 중성지방의 합성을 감소시키고, 지방의 분해를 촉진하며 LPL을 활성화시키고, 지방세포에서 LPL의 발현을 증가시킨다. 오메가-3 지방산의 섭취로 고중성지방혈증 환자의 농도를 45% 이상 감소시키고, 특히 VLDL과 킬로미크론의 농도를 감소시킨다.

③ 니코틴산과 그 유도체

VLDL의 분비를 억제하고 LDL과 HDL의 프로필도 긍정적으로 변화한다. 최근에 니코틴산 수용체가 새롭게 발견되어 작용 메커니즘이 활발히 연구 중이다. 약 30~50%의 중성지방 농도 감소가 있어 효과는 긍정적이지만, 얼굴이 붉어지는 홍조현상이 있어 사용이 제한적인데, 최근에는 홍조

현상의 발생 원인을 알아내 낮출 수 있는 방법이 개발되고 있다.

④ HMG CoA 환원효소 저해제.

고중성지방 혈증을 치료하기 위해 제일 먼저 선택될 수 있는 약물은 아니다. 원래는 콜레스테롤 합성을 저해하는 목적이므로 간접적으로 고지혈증을 개선할 수 있다. 그러나 피브레이트류(특히 gemfibrozil)와 같이 복용하면 근육염 혹은 근육통의 위험이 높다.

⑤ 중간 길이 중성지방 (Medium chain triglycerides, MCT)

킬로미크론의 생산을 감소시키고, 미토콘드리아에서 지방산의 분해를 촉진하여, 중성지방을 낮춘다. MCT 복용으로 임신 중에 일어날 수 있는 고중성지방혈증에 의한 췌장염을 예방하는데 효과적이라는 보고가 있다. 최근에는 오메가-3와 MCT를 같이 복용하면 고중성지방혈증을 치료하는데 효과적이라는 보고도 있다.

58.
장수와 식사

사람들은 건강하게 오래 살기 위해 많은 노력을 하는데, 그 중 하나가 소식일 것이다. 흔히들 평소의 식사량보다 10~30%를 적게 먹어 칼로리를 제한 하는 것을 CR(Calorie restriction)이라고 한다. 1935년에 최초로 제기된 CR 방법은 설치류를 모델로 한 많은 연구에서 장수에 도움이 되는 것으로 보고되어 왔고, 소식하면 더 젊게 오래살 수 있는 것으로 70여 년 동안 사람들은 생각해왔다.

식사량 제한 혹은 열량 제한(Calorie Restriction, CR)은 장기적인 식생활 개선 방법으로 칼로리의 흡수는 줄이지만 영양실조는 피해야 한다. 지난 30년 동안 매일 음식 섭취량의 10~30%를 줄이면 수명이 증가하였다는 보고가 효모, 선충, 파리 등의 하등동물들을 모델로 한 실험들로 잘 알려져 왔다. 이들보다는 상대적으로 고등동물이라고 할 수 있는 쥐와 생쥐를 대상으로 한 열량제한 실험에서 종양발생이 감소하였다는 보고가 1988년에 최초로 있었다. 따라서 한동안 소식이 장수에 도움이 될 것으로 추측되어 왔다. 적어도 2012년 이전까지는 말이다.

그러나 2012년 9월에 원숭이를 대상으로 한 실험에서 CR이 장수에 도움이 되지 않는다는 결과가 Nature에 발표되면서 학계에 큰 파장을 일으켰다. 미국국립노화연구소에서 1987년부터 원숭이에게 CR을 20년 이상 실시하였으나, 대조군에 비해 수명 연장 효과를 보이지 않았을 뿐만 아니라, 종양 발생과 심혈관 질환의 발병 빈도도 큰 차이가 없었다.

그런데 재미있는 것은 이 발표가 있기 이전에는 몇 십 년 동안이나 학계에서도 혹은 많은 일반인들도 적게 먹는 것이 도움이 된다고 당연한 듯이 알고 있었다는 것이다. 그동안 쥐를 모델로 한 동물실험 연구들이 소식이 장수에 도움이 되는 것처럼 보였던 것이다.

설치류에서 수명연장 효과가 있었던 CR 방법이 왜 영장류에는 효과가 없는 것일까? 여러 가지 이유가 있겠지만, 아마 인지기능과 정신적인 측면이 크게 작용하지 않을까 추측해본다. 스트레스를 받으며 소식하는 것보다는, 행복감을 느끼며 충분히 먹는 것이 더욱 장수에 도움이 될 수 있다는 의견이다.

또한 설치류와 영장류는 혈청 리피드의 양상이 매우 다르다. 쥐의 혈청 콜레스테롤은 평균 90~100mg/dL 내외이지만 원숭이는 평균 120~140mg/dL로 쥐보다 더 높고, 쥐는 대부분이 HDL-C이지만(90%이상) 원숭이는 HDL-C가 낮아(25% 내외) 사람과 매우 유사하다. 전체적인 지단백질의 분포가 사람과 가장 유사한 영장류를 대상으로 한 결과가 사람에게 적용될 수 있을 것이다.

다만, 소식을 한 원숭이들에게서 심장병이나 당뇨병과 같이 노화 관련 질병 증상은 소식한 원숭이에게서 일반 원숭이보다 늦게 나타나 소식이 신진대사에는 긍정적인 영향을 주는 것으로는 해석되고 있다. 소식이 염증 유발의 감소와 연관 있기 때문이다.

우리가 식사량에 의해 노화되는 이유는, 과도한 식사를 하게 되면 체내 백색지방조직(WAT, white adipose tissue)이 증가하게 되고, 백색지방의 과도한 축적과 기능 이상으로 리피드에 의한 염증 신호전달이 증가하고,

염증은 몸 전체에서 증가하고 다시 신호인자에 의해 증폭되어 다양한 질병의 근원이 되며, HDL양이 감소하게 되고 산화물 혹은 당화물의 증가로 대사 이상이 생기고, oxLDL이 증가하고, 종양신생물, 심혈관질환, 치매 등이 증가하게 되기 때문이다.

노화 스트레스에 의한 노화 과정은 아래 그림에서 설명되고 있다. 산화, 당화, 흡연, UV, 공해물질들이 염증을 일으키고 단백질 손상, 유전자 손상을 거쳐 노화와 노화 관련 질환을 일으켜 죽음에 이르게 된다. 특히 혈청에 늘 존재하는 지단백질은 노화 스트레스에 민감하게 반응한다. 사람들의 개인 노력에 따라서, 햇빛(UV)이나 공해물질, 바이러스, 세균 등 감염원에 노출되는 것은 어느 정도 피할 수 있지만 산화와 당화 스트레스는 피한다고 해결되지 않는다.

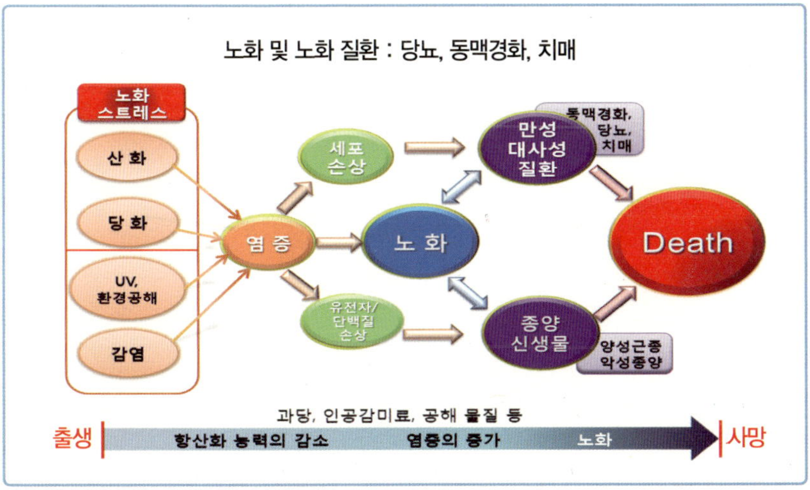

위의 그림에서 보듯이 결국 노화에 의한 죽음의 표면적 원인은 중대한 질병들(동맥경화, 당뇨, 종양) 의 악화에 의한 것으로 보이지만 근본적인 원인은 단백질과 유전자의 손상, 그것을 촉진하는 염증에 있고, 염증의 근본에는 산화와 당화가 있다. 산화는 미토콘드리아에서 산소를 소비하여 에너지를 만드는 과정에서, 당화는 탄수화물을 섭취해야 에너지를 만들

수 있는 과정에서 필요한데, 둘 다 사람의 생존을 위해 필수적이다. 따라서 당화와 산화를 막을려고 음식섭취를 과도하게 줄이는 것보다, 산화와 당화 스트레스로부터 우리를 보호하는 메커니즘을 강화하는 것이 더 현명하다. 다행히 우리 몸에는 이러한 보호 메커니즘이 잘 갖추어져 있다. 예를 들면 superoxide dismutase와 catalase, glutathione reductase, glutathione peroxidase 등의 항산화 효소체계와 혈액 속의 항산화 단백질 HDL이 있다. 이들의 효과를 최대화 할 수 있는 생활습관을 가지고 식생활을 한다면 장수할 수 있다. 진시황은 이것을 몰랐던 것이다!

59.
흡연과 리피드

흡연의 해로움이야 잘 알려져 있고 담배 갑에도 경고 문구가 있지만, 사람들은 대부분 무심하게 지나가고, 안다하더라도 단순히 암을 일으키는 정도로만 알고 있다. 그러나 담배의 해악은 발암성에서 그치는 것이 아니라, 심혈관 질환, 면역 질환에까지 나타나며, 리피드 대사를 망친다.

저자는 흡연자들의 혈액에서 지단백질을 분석하여 보고한 적이 있다. 일단 흡연자들은 채혈과정에서부터 다른 양상을 보여준다. 3년간 하루 10개피 내외의 흡연 경력이 있는 20대 초반의 대학생들과, 비흡연자 대학생들과 비교하였다. 두 그룹은 혈액 색깔부터 다른데 비흡연자들의 경우, 혈액색이 밝은 붉은색, 선홍색을 띠는데 비해, 흡연자들은 검붉은 색을 띠고 있다. 피의 붉은 색은 헤모글로빈에 결합된 철 때문인데, 흡연에 의해 철의 색 변화가 있음을 알 수 있다. 아마 산화 정도와 관련 있을 것으로 보인다.

청년 흡연자(평균 24세)들의 혈청을 분석한 결과 유의적으로 총콜레스테롤이 증가하고, HDL-콜레스테롤과 비율이 감소하였고, 혈당이 감소하였다. 이들의 지단백질은 산화물이 증가하고, 항산화력이 감소하였고, 당화물이 증가하였다. 흡연이 당화를 촉진하는 메커니즘에 대해서는 아직

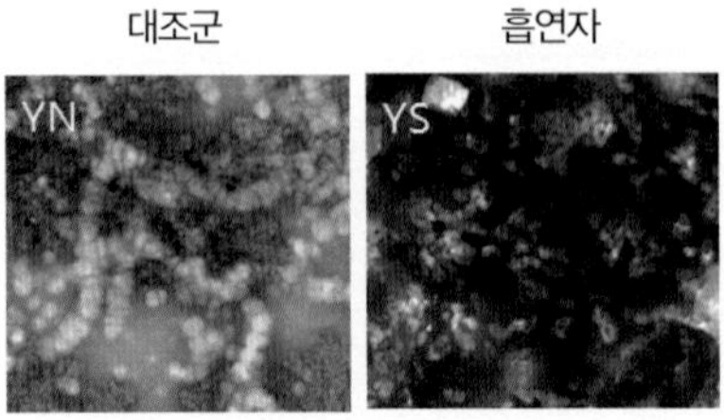

HDL$_2$ (1mg/mL)

연구 중이지만, 전자 현미경으로 HDL의 모습을 촬영해 본 결과, 대조군에 비해 입자의 수는 비슷하지만, 아래 사진처럼 입자의 모양이 선명하지 않고 윤곽이 흐릿함을 알 수 있었다.

흡연자의 HDL에 산화물이 많고 당화가 많이 일어나므로, 흡연이 사람 피부세포에 어떤 영향을 주는지를 알아 보기 위해, 사람 피부 섬유세포에 같은 농도로 처리 해보았다. 그 결과 아래 그림처럼 피부세포의 노화를 더욱 촉진함을 알 수 있었다. HDL$_2$ 보다 HDL$_3$를 처리 하였을 때 피부세포의 노화가 더 심하게 나타났는데 이는 의외의 결과였다. 왜냐하면 일반적으로 HDL$_3$가 HDL$_2$보다 항산화 능력이 더욱 강하여 피부세포의 노화를 억제할 것으로 기대하였는데, 흡연자의 HDL$_3$는 오히려 더 노화를 촉진하였기 때문이다. 흡연 스트레스로 인해 변형된 HDL은 좋은 기능만을 상실하는 것뿐 아니라 더욱 나쁜 역할로 악화될 수 있음을 보여주는 것이다.

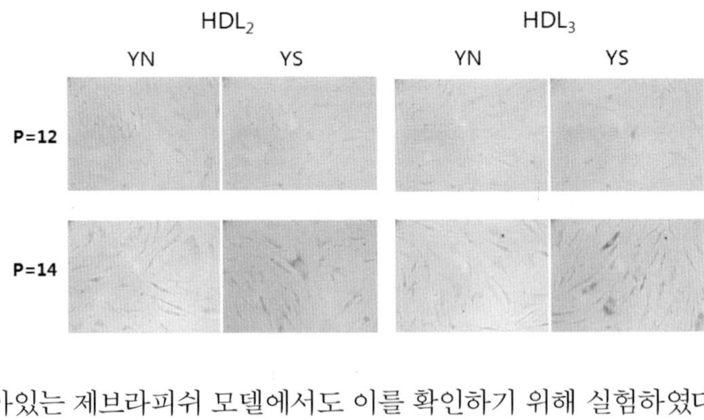

살아있는 제브라피쉬 모델에서도 이를 확인하기 위해 실험하였다. 제브라피쉬의 배아에 HDL을 주입한 결과에서도 흡연자의 HDL이 주입된 배아에서 사멸이 더 많이 일어났고 배아의 발달 속도가 느렸다. 아래 사진에서와 같이 흡연자의 HDL이 주입된 경우 염증의 유발이 가장 많음을 알 수 있는데, 이 결과들은 피부세포의 노화 악화와도 잘 일치한다.

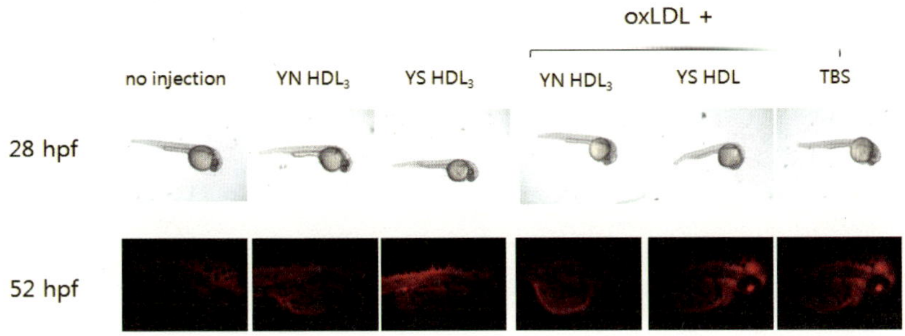

60.
가습기 살균제와 리피드

2011년 봄에 우리나라에서는 원인모를 폐렴으로, 5년간 472명이 사망하였다는 기사가 전국적인 이슈가 되었다. 특히 임산부나 영유아가 주로 사망하였다는 보도와 특발성 간질성 폐렴이 주된 원인이었다는 보고 등으로 전국이 막연한 공포에 떨었다. 급기야, 그해 7월에 공정거래위원회는 인체에 해로운 가습기 살균제를 판매하면서 제품 용기에 안전하다고 허위 표시한 옥시레킷벤키저, ㈜홈플러스, ㈜버터플라이이펙트, 아토오가닉 등 4개 업체와 대표이사를 검찰에 고발했다. 이들 업체가 제조한 가습기 살균제는 2011년 8월 31일 이후 판매가 중지됐으며, 현재 모든 가습기 살균제는 의약외품으로 관리되고 있다.

그렇게 뒤숭숭한 봄과 여름이 지나고 늦가을인 11월에 질병관리본부는 역학조사와 동물실험등을 거쳐 가습기 살균제의 주성분인 PHMG와 PGH가 폐 손상과 인과 관계에 있음을 발표하였다. 결국, 가습기 살균제가 공기 중에서 흡입되면서 폐 손상을 일으켰다는 것이다. 발표 이후에 시민위원회 등은 확인된 가습기 살균제 피해는 모두 174건으로 사망자가 52명에 이른다며, 2012년 살균제 제조업체와 공급업체들을 과실치사 혐의와 허위 표시 혐의 등으로 고발하였다. 2012년 9월에 서울중앙지방검찰청은 '가습기 살균제 피해대책 시민위원회' 와 '환경보건 시민센터' 가 가습기 살균제 제조업체와 공급업체 10곳을 고발함에 따라 수사에 착수하였다.

저자는 폐섬유화증으로 사망하는 일이 급증하였다는 보도를 보고, 분명히 리피드 대사에도 영향을 줄 것이란 생각을 하였는데, 폐 기능과 인지질, 아포지단백질의 기능이 연관되어 있는 것으로 이미 보고되어 있었기 때문이다. 또한 급작사를 일으키려면 허파의 기능 손상이외에도 심장 기능 손상이 수반되어야 하기 때문에 가습기 살균제가 단순히 폐 기능에만 영향을 주었을 것 같지 않았다. 이런 가설을 증명하기 위해 시중에서 두 종류의 가습기 살균제 (옥시싹싹, 세퓨)를 구입하여 지단백질과 사람세포 모델, 제브라피쉬 모델에서 테스트하였다. 옥시싹싹은Polyhexamethyleneguanidine phosphate(PHMG)가 주성분이고, 세퓨는 oligo-[2-(2-ethoxy)-ethoxyethyl) -guanidinium-chloride가 주된 성분이다. 이들이 시중에 유통된 양의 80%를 차지한다고 한다.

주성분 물질	구조	특성	용도
oligo-[2-(2-ethoxy)-ethoxyethyl)-guanidinium-chl-oride (PGH)	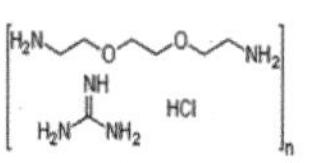	▶ cefu 제품의 주성분 물질 ▶ 유해미생물에게 강력한 효과를 보이지만 인체와 동물에게는 무해하다고 알려져 있음 ▶ 구아니딘 계열의 화합물	가습기 살균제 손 세정제 섬유 항균제 다목적 제균제
Polyhexamethylene guanidine phosphate (PHMG)	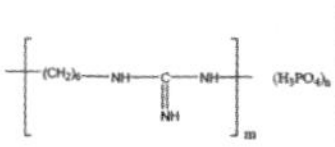	▶ 옥시싹싹 제품의 주 성분 물질 ▶ 국내에서 유독물질로 등록되어 있지 않음 ▶ 구아니딘 계열의 화합물	가습기살균제 방향제 탈취제

해당 제품들을 구입하여 혈관 대식세포에 처리해본 결과 PHMG는 권장 사용량인 최종 농도 0.3%에서 독성이 강하여 모든 세포가 죽었다. 그래서 10배 더 희석하여 0.03%를 만들어 대식세포에 처리하였더니 산화된 LDL의 탐식을 더욱 촉진함을 알 수 있었다. 특히 EDEA나 Gnd-HCl을 단독으로 처리 하였을 때보다, 혼합된 형태인 PGH를 처리하면 빨간색이 강해져 LDL 의 탐식이 최대가 됨을 알 수 있었다. LDL의 탐식은 동맥경화의 주요

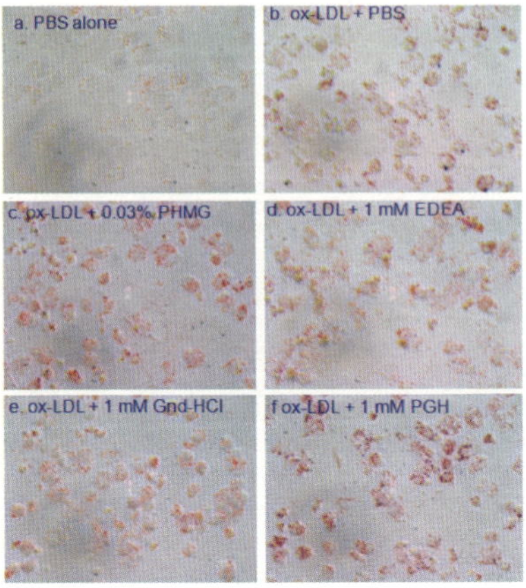

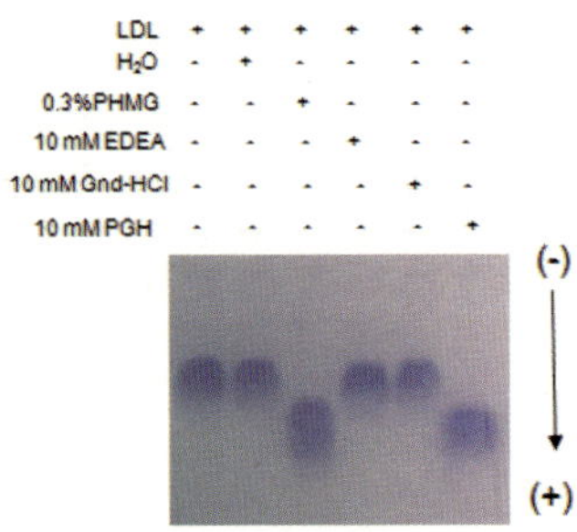

0.5 % agarose gel

한 시작 반응인데, LDL의 변형이 더욱 유발되는지를 알아보기 위해 가습기 살균제들과 그 성분들을 LDL에 처리하여 비교하였다. 그 결과 아래 그림처럼 PHMG와 PGH를 처리하였을 때 LDL의 변형이 심하고, 그중에서도 특히 PGH를 처리하였을 때 가장 심함을 알 수 있었다. 이 결과들은 위의 대식세포 실험 결과에서 LDL의 탐식이 늘어나는 것과 잘 일치하였다. 혈관 속의 대식세포에 좋지 않은 영향을 준다면, 사람의 피부에도 좋지 않은 영향을 줄 가능성이 크고, 특히 가습기 살균제는 사용자의 손에 묻을 가능성이 크다. 특히 PHMG와 PGH는 가습기 살균제뿐만 아니라, 손세정제, 물티슈 등에도 살균 목적으로 많이 사용되므로 피부에 대한 위험성이 없는지를 확인하는 것이 중요하다. 사람피부 섬유세포에 같은 농도로 PHMG 혹은 PGH를 처리하였더니, 아래 그림과 같이 0.03% PHMG를 처리한 세포에서 가장 심각한 피부세포의 노화(파란색으로 염색)를 보여주었고, 세포의 수도 대조군에 비해 절반가량으로 줄었다. 이는 세포독성이 심각함을 의미한다. 1mM의 PGH를 처리한 세포에서도 노화된 세포의 증가와 세포의 사멸이 심각하여 대조군에 비해 세포가 1/3 이하로 감소하였다.

사람의 지단백질에 처리하였더니 지단백질의 변형을 일으켰고, 사람의 대식세포에 처리하였더니 동맥경화성 세포가 증가하였고, 사람 피부세포에 처리하였더니 세포노화를 일으켰다.

이들 살균제들의 배아 독성을 조사하기 위해 제브라피쉬의 배아에 가습기 살균제를 미세주입 해본 결과, 아래 그림처럼 배아의 발달이 느려지고, 염증이 증가하면서 배아사멸이 현저히 증가하였다. 특히 PGH를 주입하였을 때 가장 느린 배아의 발달과 가장 심각한 염증(빨간 형광)이 발생하였다. 이는 배아 독성이 있음을 의미하므로 임산부나 태아에게 각별히 주의해야하며 자세한 추가 연구가 필요하다.

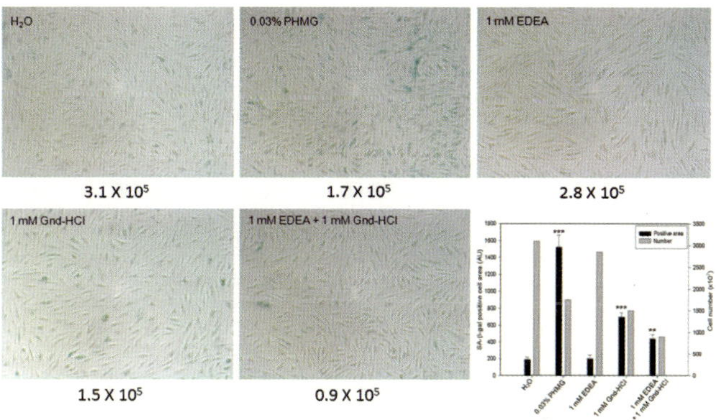

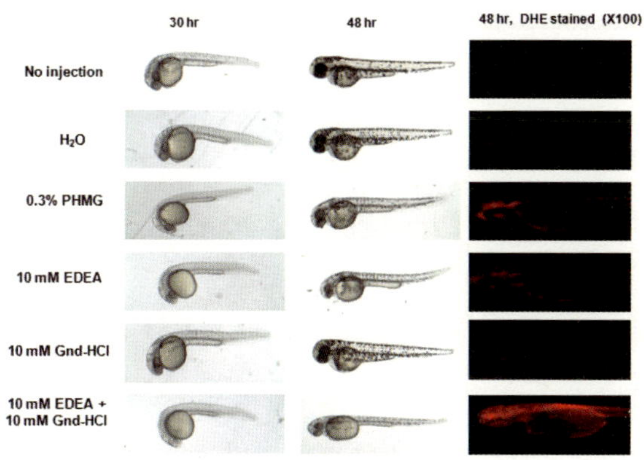

제품에 적힌 대로 사용 설명서에 따라 가습기 물통에 처리하는 만큼의 살균제와 같은 농도로 제브라피쉬 사육수에 처리하여 제브라피쉬를 넣고 생

존을 관찰하였더니 0.3% PHMG가 처리된 군은 75분만에 모든 제브라피쉬가 사멸하였고, 10mM의 PGH가 처리된 군은 65분만에 모든 제브라피쉬가 모두 죽는 놀라운 결과를 보였다. PHMG를 처리한 군에서는 물고기들이 모두 수면 위로 떠오르는 특성을 보인반면 PGH를 처리한 군에서는 힘없이 가라앉는 특성을 보였다. PGH의 급성 독성이 조금 더 심함을 의미한다.

가습기 살균제가 이렇게 강한 독성이 있는데도 버젓이 팔리고 있었다는 말인가? 놀라지 않을 수 없었다. 하루라도 빨리 국제학술지에 보고하기 위해 실험을 서둘렀는데, 사망한 제브라피쉬의 혈청에는 중성지방 농도가 대조군에 비해 두 배 이상 증가하였고, 간 조직을 분석한 결과 심각한 지방간이 유발되었고, 염증이 급격히 증가되었다.

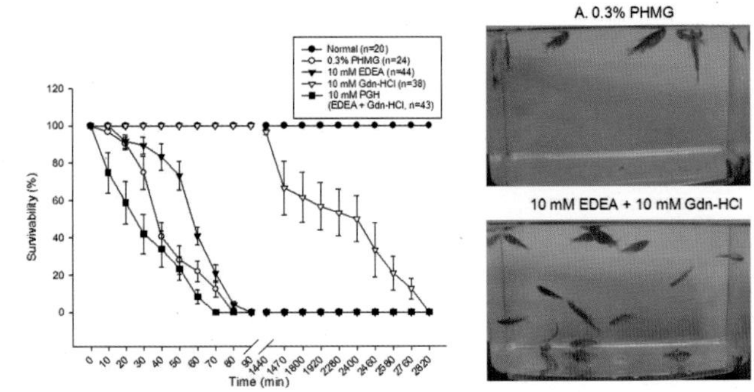

죽은 제브라피쉬의 심장조직을 횡단면으로 분석 해 본 결과, 심장대동맥에 콜라겐 섬유화가 심각히 진행되어 동맥내부가 막혀 있었다. 단시간에 사망한 이유가 심장 대동맥이 막히는 문제 때문이었다. 정부 발표에서 사람의 경우에는 폐섬유화 때문에 사망하였을 것이라고 추측하였지만, 혈청 지단백질의 손상과 심장 동맥의 섬유화가 있었을 가능성이 매우 커졌다. 가능하다면 부검들을 통하여 당시 사망자들의 갑작스런 죽음에 대한 이유를 찾는 것이 매우 중요할 것으로 여겨진다.

본 연구를 마치고, 저자는 우리 몸에 해로운 공업용 생활제품 성분들이

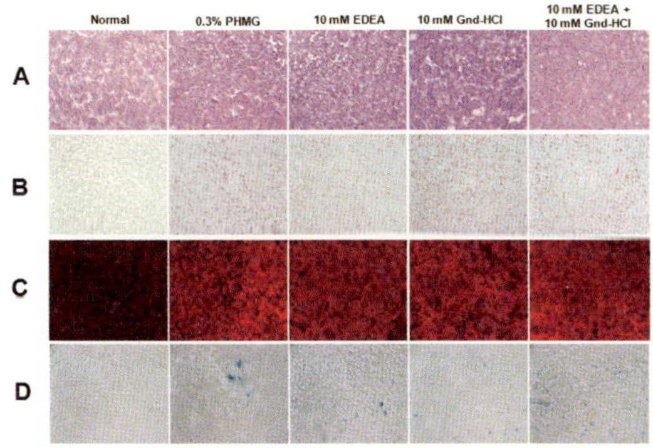

별다른 연구 검증 없이 쉽게 팔리고 있었다는 것에 가장 많이 놀랐다. 외국에는 가습기 살균제라는 제품이 없기 때문에 유사한 사례가 보고되지 않았지만, PHMG나 PGH는 외국에서 개발되어, 다른 용도의 살균제품으로 사용되고 있으므로 이에 대한 정보 공유와 대처가 필요할 것으로 보인다.

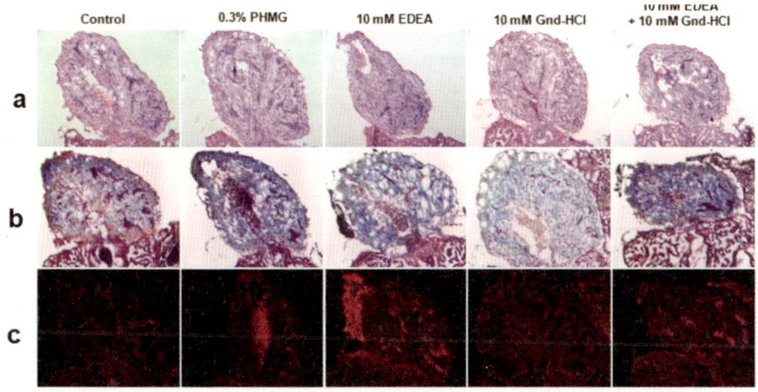

사건이 보도되고 정부에서 제품 수거 명령을 내릴 때까지 가습기 살균제가 1년에 60만 개 정도 생산되어 유통되고 있었다고 한다. 당시까지만 해도 생활용품으로 분류되어 아무런 허가나 제재 없이 누구나 만들어 판매할 수 있었던 것이다. 얼마나 많은 사람들이 부지불식간에 건강을 해치고 있었을지를 생각하면 안타깝다. 사건 이후에 정부에서는 가습기 살균제를 의약외품으로 지정해 식약청이 지정한 기준을 통과해야만 생산 또는 판매가 가능하도록 했다.

약사법에 따르면 의약외품이란 의약품의 용도로 사용되는 물품을 제외한 것으로, 사람 · 동물의 질병 치료나 예방에 쓰이는 섬유 · 고무 제품, 인체에 대한 작용이 경미하거나 직접 작용하지 않으며, 기구 또는 기계가 아닌 것과 이와 유사한 것, 감염병을 막기 위한 살균 · 살충제 등이 포함된다. 식품의약품안전청장에게 제조 허가를 받아야 하는 의약품과 달리, 의약외품은 식품의약품안전청장에게 제조업 신고와 품목별 품목허가 또는 품목신고를 해야 한다.

〈2013년 1월 16일 서울경제신문〉

기 고

생활용품 살균제는 안전한가

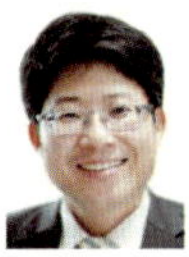

조 경 현

영남대 단백질센서연구소장

생명공학부 교수

지난해 가습기 살균제에 의한 임산부 사망사건으로 전국이 공포에 휩싸였다. 살균제 성분이 폐 섬유화를 일으켰다는 조사발표에 따라 가습기 살균제는 전면 판매금지됐다.

그러나 물티슈·화장품 등 각종 생활용품에 가습기 살균제와 유사한 성분이 포함된 채 그대로 판매되고 있어 소비자들의 불안은 좀처럼 사라지지 않고 있다.

사망사건 당시 시중에 유통된 가습기 살균제 제품의 80% 이상에는 PGH, PHMG 등 구아디닌(guanidine)계열의 공업용 성분이 사용된다는 발표에 따라 필자는 이들 제품과 원료 분석을 위해 해당 성분을 인체 혈관 대식세포에 처리를 해봤다.

처리 결과 생각보다 구아디닌 계열의 살균제가 독성이 강하다는 사실을 알게 됐다. 권장 사용량인 최종 농도 0.2~0.3%에서 모든 세포가 짧은 시간 내에 죽을 정도였다. 10배 이상 희석해 처리했더니 세포의 사멸은 줄었지만 염증이 크게 증가했다. 대식세포는 혈액의 면역력을 담당하는 중요한 세포로 염증이 증가하면 혈관을 타고 동맥경화가 발생하고 급격한 감염이 진행돼 심혈관질환, 패혈증 등 심각한 상황으로 진행될 수 있다.

필자는 또 임산부가 사망했다는 사실에 주목했다. 배아에 대한 독성이 의심스러워 제브라피시(zebrafish)의 배아에 가습기 살균제 성분을 미세하게 주입한 결과, 배아의 발달이 느려지고 염증이 증가하고 배아 사멸이 현저히 증가했다.

가습기 살균제 동일성분 제품 팔려

특히 PGH를 주입했을 때 배아가 가장 느리게 발달하고 반면 염증은 가장 심각하게 발생했다. 이는 배아 독성이 있음을 의미하므로 임산부나 태아에게 각별히 주의해야 하며 아울러 추가적인 연구가 필요하다.

살균제는 손세정제, 물티슈, 살균 스프레이 등 얼굴과 손에 접촉되는 경우가 많아 피부세포의 위험성을 확인해야만 한다.

필자의 실험결과에 따르면 피부세포 노화와 세포 수 감소 등이 발생했다. 제브라피시를 가습기에 첨가하는 동일한 농도의 살균제에 희석해서 넣어본 결과 65분 만에 모두 죽었다. 죽은 제브라피시의 혈청에는 중성지방농도가 2배 이상 증가했고 간조직을 분석한 결과 심각한 지방간이 유발됐으며 염증과 세포노화가 급격히 진행됐다.

심장조직을 분석해보니 심장대동맥에 콜라겐 섬유화가 심각하게 진행돼 동맥내부가 막혀 있었다. 1시간 만에 사망한 이유가 바로 심장대동맥의 폐쇄 때문이었다.

사람의 경우에는 폐 섬유화 때문에 사망했을 것이라고 추측했지만 본 연구 결과에 따르면 혈청 지단백질의 손상과 심장 동맥의 섬유화가 있었을 가능성도 커졌다.

살균제 성분이 이렇게 강한 독성을 지니고 있는데도 물티슈, 화장품, 콘택트렌즈 세정액, 핸드워시, 스마트폰 액정 클리너 등 각종 생활용품에 포함된 채 별다른 검증 없이 유통되고 있다.

극미량으로도 세포가 치명적인 손상을 입을 수 있는데도 살균제 성분이 포함된 제품에는 함유량에 대한 표시를 찾아보기 어렵다. 심지어 제조사는 인터넷 광고 등을 통해 살균제 스프레이로 장난감과 어린이들에게 마음껏 뿌리는 장면을 연출하면서 안전성을 강조하고 있어 심각성을 더해준다.

안전 가이드라인 마련 시급

그런데 어떻게 안전하다고 판정돼 국내에서 허가를 받고 유통되고 있을까. 이는 그동안 선진국의 기준을 맹신하고 지나치게 방심한 것이 가장 큰 원인이다. 유럽에서 개발되고 안전하다고 하면 우리나라에는 별다른 규제를 마련하지 않고 믿고 사용해온 것이 현실이다. 현재 PGH는 유독물로 등록조차 돼 있지 않다.

하지만 외국에는 가습기 살균제라는 제품 자체가 없기 때문에 사망사례가 보고된 적이 없다는 것을 아는 사람은 많지 않다. 독성이 강한 공업용 성분이 들어간 각종 생활제품의 제조와 유통 실태를 파악하고 안전가이드라인을 하루빨리 마련해야 한다.

---

* 외부 필자의 원고는 본지의 편집방향과 일치하지 않을 수도 있습니다.

위의 사례들과 저자의 연구 결과들을 종합해 보면, 생명과학/분자의학 연구가 매우 중요함을 알 수 있다. 또한, 모든 생활 환경적인 제품의 제조와 판매 시에 사람에게 미치는 독성에 관해 철저히 연구해야 함은 아무리 강조해도 지나치지 않을 것이다.

다음은 가습기 살균제의 심혈관 독성에 관한 논문이 발표되고 저자가 서울경제신문의 요청을 받아 기고한 칼럼이다.

가습기 살균제 연구의 새로운 시작

서울경제신문 기고문

2011년 가습기 살균제에 의한 사망 사건 때문에 전국이 공포에 떨었다. 저자는 살균제 성분들이 폐 섬유화를 일으켰다는 발표를 보고, 그렇다면 다른 장기에도 악영향이 있을 수 있겠다는 가능성과 의문을 가지게 되었고, 살균제 성분들의 생리적 독성을 과학적으로 조사하여, 재발 방지에 기여 해야겠다는 생각으로 연구를 시작하였다.

당시 시중에 유통된 살균제 제품들의 80%가 PGH와 PHMG를 사용한다는 발표에 따라 이들 제품과 원료를 구입하여 해당 성분들을 사람 혈관 대식세포에 처리해본 결과 권장 사용량인 최종 농도 0.2~0.3%에서 모든 세포가 짧은 시간 내에 죽을 만큼 독성이 강했다. 그래서 10배 더 희석하여 처리하였더니 세포의 사멸은 줄었지만 염증이 크게 증가하였다. 대식세포는 우리 혈액의 면역력을 담당하는 중요한 세포인데, 여기에 염증이 증가하면 혈관을 타고 동맥경화와 감염의 급격한 진행으로 심혈관질환, 패혈증 등 심각한 상황으로 갈 수 있다.

살균제는 사용자의 얼굴과 손에 접촉되고, 특히 PHMG와 PGH는 가습기 살균제뿐만 아니라, 손세정제, 물티슈, 살균 스프레이 등에도 많이 사용되므로 피부세포에 대한 위험성이 없는지를 확인하였다. 사람 피부섬유세포에 PHMG를 처리 했을 때 가장 심각한 피부세포의 노화를 보여주었고, 세포 수도 대조군에 비해 절반으로 줄었다. 이는 세포독성이 심각함을 의미한다. PGH를 처리한 경우에도 유사한 피부 독성을 보였다. 임산부가 사망하였다는 사실에 주목하여 배아에 대한 독성이 의심스러웠고, 제브라피쉬의 배아에 가습기 살균제 성분을 미세주입 해본 결과, 배아의 발달이 느려지고, 염증이 증가하고, 배아 사멸이 현저히 증가하였다. 특히 PGH를 주입하였을 때 가장 느린 배아의 발달과 가장 심각한 염증이 발생하였다. 이는 배아 독성이 있음을 의미하므로 임산부나 태아에게 각별히 주의해야하며 추가 연구가 필요하다. 가습기 물통에 처리하는 만큼의 살균제와 같은 농도로 제브라피쉬 사육수에 처리하여 생존을 관찰하였더니 65~75분 만에 모두 죽었다. PHMG를 처리한 군에서는 물고기들이 모두 수면위로 떠오르는 특성을 보인 반면 PGH를 처리한 군에서는 힘없이 쓰러지며 죽는 특성을 보였다. 죽은 제브라피쉬의 혈청에는 중성지방 농도가 대조군에 비해 두 배 이상 증가하였고, 간 조직을 분석한 결과 심각한 지방간이 유발되었고, 염증과 세포노화가 급격히 증가되었다.

살균제 성분들이 이렇게 강한 독성이 있는데도 버젓이 팔리고 있었다는 것에 놀라지 않을 수 없었다. 저자가 연구를 시작할 때 충격 받은 것은, 당시에 제조사의 인터넷 광고에는 어린이집에서 살균제 스프레이로 장난감들과 어린이들에게 마음껏 뿌리는 장면과 함께, 그래도 안전하다는 문구였다. 어떻게 안전하다고 판정되어 국내에서 허가 받고, 판매 되었을까? 하루라도 빨리 국제학술지에 보고하기 위해 실험을 서둘렀는데, 죽은 제브라피쉬의 심장조직 분석 결과, 심장대동맥에 콜라겐 섬유화가 심각히 진행되어 동맥내부가 막혀 있음을 알게 되었는데, 이는 1시간 만에 사망한 이유가 심장 대동맥이 막히는 문제 때문임을 보여주는 결과이다. 사람의 경우에는 폐 섬유화 때문에 사망하였을 것이라고 추측하였지만, 본 연구를 통해 혈청 지단백질의 손상과 심장 동맥의 섬유화가 있었을 가능성도 커졌다.

본 연구를 마치고, 저자는 우리 몸에 해로운 공업용 성분들이 생활환경제품에 별다른 검증 없이 쉽게 팔리고 있었다는 것에 가장 많이 놀랐다. 유럽에서 개발되고 안전하다고 하면 우리나라에는 별다른 규제 없이 사용될 수 있는가? 외국에는 가습기 살균제라는 제품이 없기 때문에 사망 사례가 보고된 적이 없다. 그래서 안전하다고 방심했는지도 모른다. 그러나 국내에는 지금도 물티슈, 화장품, 콘텍트 렌즈 세정액, 핸드워시, 스마트폰 액정 크리너 등으로 판매되지만 함유량 표시도 없다. 이들의 제조와 유통 실태 파악과, 사용에 관한 안전가이드라인을 제시할 수 있는 연구가 진행되어야 한다. 본 논문으로 연구가 끝난 것이 아니라, 우리 국민의 건강과 안전을 위해 이제 더 큰 연구가 시작 되어야 한다.

61.
스타틴과 리피드

이 세상에 있는 약품들 중에 현재 가장 많이 팔리고 있는 약물의 종류는 무엇일까? 아마 주저할 필요없이 스타틴류일 것이다. 콜레스테롤의 합성 초기단계에 관여하는 HMG-CoA reductase라는 효소를 저해하는 공통의 작용점을 가진 이 약물군들을 스타틴이라고 부르는데, 리피토르 Lipitor (atorvastain), 조코아 Zocor(simvastatin), 크레스터 Crestor(rosuvastatin), 메바코아(lovavastain) 등의 다양한 형태와 상표명으로 팔리고 있다. 이들 중의 베스트셀러는 화이자사의 리피토르인데 2008년에만 124억 달러(한화 13조6천4백억원)를 팔았다고 한다. 스타틴류의 전체시장이 2009년에는 전 세계에서 약 250억 달러에 달할 것으로 추정되고 있다. 우리나라 전체 의약품 시장이 1년에 1조 2천억 원 정도라고 하는데, 2008년 단일 품목으로 리피토르가 14조에 육박하는 세계 매출을 올렸다니, 참 대단하고 믿어지지 않을 정도이다. 신약 개발은 스마트폰이나 자동차보다 더 큰 매출과 순이익을 올릴 수 있는 고부가가치 산업이다.

대부분의 스타틴들은 LDL-콜레스테롤을 30% 이상 낮추고, 총콜레스테롤을 20% 이상 낮추는데 효과적이고 심장질환 사망률을 20% 이상 감소시킬 수 있는 것으로 보고되었다. 그런데 모든 스타틴이 모든 환자에게 똑같이 효과를 나타내는 것이 아니고, 제품마다 주성분과 조성분이 다르므로 자기에게 맞는 스타틴을 찾아야한다. 좋은 의사를 만나야하는 필요성이 여기에 있다.

스타틴류는 각자 부작용을 가지고 있는데, 가장 대표적인 것이 허벅지와 허리의 근육이 분해되면서 생기는 근육통이다. 특히 고용량 투여할 경우 심해지며, 다른 약물(fibrate 류)과 함께 복용할 때 크게 증가된다. 이외에도 간기능, 신장 기능의 저하를 유발한다. 특히 기형아 출산을 유발하므로 가임 여성은 복용해서 아니 된다. 사실 폐경 이전의 여성은 심혈관 질환의 발병 위험이 낮으므로 스타틴을 복용할 경우가 거의 없기는 하지만 그래도 주의해야 한다. 또 주의해야할 점은, 스타틴 복용자는 포도 섭취를 자제해야 한다는 것이다. 포도와 스타틴을 같이 먹으면 스타틴이 흡수되지 못하고, 혈중 스타틴의 농도가 12배까지 증가한다는 보고가 있다. 최근의 연구 보고에 의하면 스타틴을 복용한 환자들을 10년 동안 추적 조사한 결과, 혈청 빌리루빈의 농도가 감소하였다. 빌리루빈은 헤모글로빈이 분해되어 생기는 산물로 항산화, 항염증 작용을 하고, 혈청 빌리루빈 농도가 낮아지면 대사증후군, 심혈관질환, 당뇨의 위험도가 증가한다.

많은 부작용이 보고되었지만, 스타틴은 수백만의 목숨을 살린 대단한 약물임은 틀림없다. 저자가 석사과정 1학년이던 시절에 스타틴의 임상 시험결과가 처음으로 발표되었고, 당시에 학회마다 스타틴에 대한 연구보고로 가득찼고 발표하는 연사마다, 스타틴은 페니실린과 명약이 될 것이라는 과장 섞인 기대를 하였으며, 특히 제약회사 사람들의 흥분한 모습이 아직도 기억난다. 2010년 집계를 보면, 전 세계에서 3천만 명이 스타틴을 복용하고 있고, 수백만 명이 스타틴 때문에 심근경색 돌연사로부터 목숨을 유지했다고까지 한다.

이렇게 대단한 명약, 스타틴은 언제, 어떻게 만들어 졌을까? 노벨상을 받아야 할만큼 수많은 목숨을 살린 이 약을 누가 최초로 만들었을까?

저자가 가르치는 생화학 교재(레닌저의 생화학 5판)에까지 스타틴의 유래와 개발에 관한 설명이 첨부되어 있을 정도로 스타틴은 인류의 건강에 대단한 기여를 하였다. 어떤 연구 업적이 교과서에 수록된다는 것은 대단한 일이다.

과학의 발달사에서는 가장 먼저 발자국을 남긴 사람이 노벨상을 받듯이, 스타틴의 역사를 이야기 할 때 반드시 제일 먼저 거명되는 사람은 최초의 스타틴을 발견, 분리한 생화학자, 바로 일본의 아키라 엔도(Akira Endo) 교수이다. 그는 1973년 최초로 청록 곰팡이에서 콜레스테롤의 생합성을 저해하는 물질을 분리하였고, ML-263B로 명명하였다. 나중에 이 물질은 compactin 으로 명명되어 Sankyo와 Merck제약회사에서 개발하게 되고, 임상시험에 성공하면서 선진국의 다른 제약회사에서도 새로운 약물로서의 가능성을 깨달았고, 스타틴의 개발이 가속화 되었다.

Endo 교수는 일본의 북부 시골지역에서 1933년 태어났고, 센다이에 있는 토호쿠대학에서 학사부터 박사 학위까지 받았다. 그는 소위 외국 유학파가 아니었다. 그는 대가족 생활을 하는 시골 지역 출신으로, 학부시절에 플레밍의 전기를 읽고 푸른 곰팡이에서 페니실린을 발견한 과정에 감동받아 과학자가 되기를 꿈꾸었다. 1957년 학부 졸업 후 제약회사인 Sankyo에 입사하여 근무 중 대학원에 입학하고, 회사에서 연구능력을 인정받아 박사과정을 지원 받고, 1966년 박사학위를 받았다. 그는 미국 뉴욕 알버트 아인스타인 의대로 연수를 가게 되고, 2년 간 머무르게 된다. 그곳에서 노인들과 비만 인구가 많은 것에 놀라게 되고, 수많은 앰뷸런스가 대부분 심혈관 질환자를 수송하며, 고지혈증환자가 천만 명이 넘는다는 사실에 더욱 놀라게 된다. 엄청난 마켓이 거기 있음을 깨달았던 것이다. (40년이 더 지나, 이제 우리나라에서도 심혈관 질환은 미국 경향을 거의 닮아 가고 있다.)

1968년 일본으로 귀국한 엔도 교수는 콜레스테롤의 생합성을 저해하는 약물을 찾기 위해, 합성효소인 HMG-Co A reductase의 저해제를 다양한 항생물질들에서 찾기 시작하였다. 수년간의 노력 끝에, 마치 플레밍이 페니실린을 찾은 것처럼, mold에서 콜레스테롤 합성 억제제로 citrnin을 찾았다. 이때가 1971년, 그가 찾은 첫 저해제였고, 비록 이미 알려진 물질이었고, 신장 독성이 발견되어 주가 개발은 이루어지지 않았시만, 곰팡이에서 콜레스테롤 합성 억제제를 찾을 수 있다는 희망을 가지게 되었다. 2년동안 6000번 이상의 테스트를 해내는 강행군 노력한 결과 1972년 여름에 마침내 푸른곰팡이로부터 저해제를 찾았고, ML-236B 라고 명명하였고 나중에 컴팩틴(compactin)이라고 불린다.

이와는 별개로 1973년, 미국 텍사스의 브라운 교수와 골드스타인(이분들은 1985년에 노벨생리의학상을 받게 된다) 교수는 LDL-수용체가 결여된 가족성 고지혈증 환자들에게서 HMG CoA reductase의 활성이 더 높아진다는 사실을 밝히고, 이 효소를 억제하는 방법을 강구하다가, 1976년에 발표된 Endo 교수의 ML-236B 논문을 보게된다. 즉시 서로를 알게되고, 공동연구에 착수하게 된다. 이제 스타틴이 본격적으로 개발되기 시작하는 순간이다.

그런데 재미있는 것은 ML-236B의 효과를 동물에서 검증한 최초의 실험이 1974년에 Sankyo의 주도로 이루어졌지만 결과는 실패였다는 것이다. 각고의 노력 끝에 찾아낸 ML-236B가 실패하였으니 얼마나 실망되었을까!

그러나 엔도 교수는 실망하지 않고, 브라운-골드스타인 교수팀과 같이 다시 동물실험을 실시하고, 닭과 개와 원숭이를 사용한 실험에서 성공을 거두게 된다. 이때가 1976년이었다. 아! 과학은 끈질긴 사람이 결국 성공하는구나! 어디 과학뿐이랴? 동물실험 성공에 힘입어 SanKyo에서는 ML-236B에 compactin이란 제품명을 부여하여 본격적인 개발에 착수하게 되고, 1978년 오사카 의대 대학병원에서 가족성 고지혈증 환자를 대상으로 최초로 임상시험하게 된다.

2주간 매일 500mg씩 투여하였을 때 환자의 콜레스테롤이 1,000mg/dL에서 700mg/dL로 감소하는 효과를 보였다. 그러나 2주만에 간 기능수치가 감소하고 근육 분해에 의한 통증이 발견되는 부작용도 보였다. 투여량을 200mg으로 줄였더니 혈청콜레스테롤은 당장 감소하지 않았지만, 5개월 후에 고지혈증에 의해 주로 나타나는 아킬레스 인대 근처의 황색종(xhantoma)은 크게 감소하였다. 6개월을 더 투여하고 나니 혈청콜레스테롤이 초기에 비해 30% 이상 감소하는 장기적인 효과가 있음을 알게 되었다. 이 결과는 1980년에 발표되었는데, 불행히도 같은해에 Sankyo에서는 개발을 중단하게 된다. 아주 높은 투여량(100~200mg/kg 체중)을 받은 개에서 림프종(임파선암)이 발견되었다는 이유 때문이다. 사실 환자에게서는 1mg/kg 체중만 투여해도 효과는 충분한데도, 200배가 넘는 투여량에서 독성이 관찰되었다는 이유로 Sankyo는 포기 결정을 내리게 된다. 어떤 약물도 200배의 투여량을 공급하면 부작용이 있을 수 밖에 없다. 얼마나 땅을 칠 노릇인가? 몇 백억 달러가 날아가는 순간이었다.

비록 Compactin은 사라졌지만 Endo 교수의 연구결과는 많은 제약회사들을 자극하게 되고, Mecrck에서도 compactin과 매우 유사한 구조를 가지는 또다른 스타틴 후보를 발견하고 Mevinolin이라고 이름을 붙이고 개발하게 된다. 후에 Mevinolin은 Lovastatin이라는 상표명으로 바뀌고 첫 번째로 상용화된 스타틴 약물이 된다.

Compactin이 먼저 상품화되었더라면 Sankyo는 돈방석에 앉으며, 지금 머크나 화이자보다 더 큰 회사가 되었을지도 모른다. 과학을 모르는 경영진이 저지를 수 있는 개발포기 결정이 얼마나 가혹한 결과를 가져올 수 있는지를 보여주는 좋은 사례이다. 저자도 개인적인 경험으로 제약회사 특히 우리나라처럼 매출 규모가 작은 회사들은, 투자보다는 포기 결정을 쉽게 내린다는 것을 알고 있다. 특히 경영진의 대부분은 과학과 무관한 전공자들이기 때문에, 항상 손익만을 중요시하는 사고에 빠져 있는 분들이 많다. 그래서 신약개발 연구 투자 보다는 기존의 제품을 더 팔 수 있는 유명 연예인의 광고 모델 선정에 더 신경을 쓰고 있음을 알게 된다.

1981년부터 머크에서는 전 임상시험을 준비하고, 같은 해에 브라운 교수와 골드스타인 교수는 로바스타틴이 간의 LDL-수용체를 증가시킬 수 있음을 발표하게 된다. 그 발표 후 7개월이 지나 일본 가나자와 대학의 Mabuchi 교수 연구팀은 로바스타틴이 가족성 고지혈증 환자의 LDL-콜레스테롤을 감소시킬 수 있음을 발표하였다. 이에 힘입어 1982년부터 대규모 임상시험과 독성 시험을 성공리에 마쳤고, 전혀 종양이 유발되지 않았다. 1987년에 마침내 미국 FDA의 판매허가를 얻게 된다. 그때부터 Merck가 돈방석에 앉게 된 것이다. 2년 전인 1985년, LDL-수용체를 발견하여 콜레스테롤의 배설과 조절경로를 밝힌 공로로 브라운 교수와 골드스타인 교수는 노벨생리의학상을 공동 수상하게 된다. 이 분들이 엔도 교수의 스타틴 업적을 기리는 헌사를 학술지에 게재했는데, 그 제목이 "콜레스테롤을 위한 페니실린의 발견자 아키라 엔도를 위한 헌사"이다. 멋지지 않은가? 노벨상 수상자에게서 헌사를 받다니!

아래는 2013년 4월에 엔도교수님이 학회차 한국을 방문하였을때 같이 찍은 기념사진이다. 휠체어를 타고 계실 정도로 건강이 악화되었지만 사진촬영을 위해 일어서 주셨다.

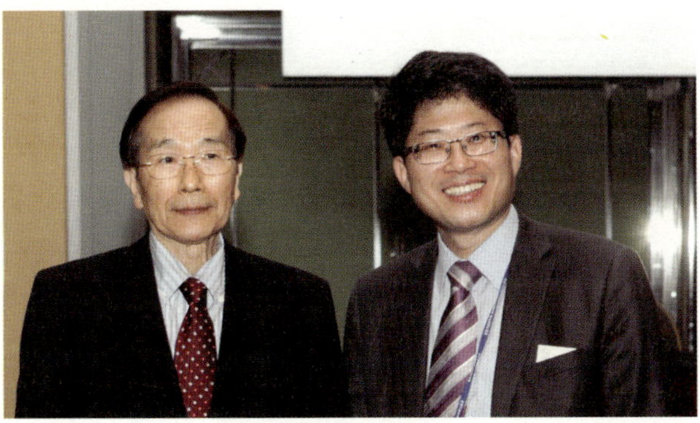

아키라엔도 교수님과

2009년 통계에 의하면 전 세계의 3천만 명이 스타틴을 복용하고 있다고 한다. 스타틴의 출시 이후, 수백만 명이 목숨을 구했고 수명을 연장하였을 것이다. 신약개발이란 그런 것이다. 플레밍의 페니실린이 1928년 발견되어 수많은 목숨을 살렸고, 그 업적을 읽고 감명 받은 일본의 어느 젊은이가 생화학자가 되어, 1972년 스타틴을 처음 발견하고 또 수많은 목숨을 살린다. 아! 얼마나 감동적인 인류의 발달 역사인가? 나도 그런 업적을 이루고 싶고, 다음 세대의 학생들에게 그 감동을 전하고 싶다. 그래서 건강한 수명 연장과 행복을 위한 노력들이 다음 세대로 계속 전달되었으면 좋겠다. 그래야 우리 인류의 문명이 더욱 아름답게 발전할 테니까!

62.
마그네슘과 건강

사람들은 건강보조제라고 하면 대부분 비타민과 오메가-3와 칼슘 등을 떠올릴 것이고, 마그네슘을 떠올리는 사람은 많지 않을 것 같다. 그만큼 우리에게 마그네슘은 모르거나, 잊혀지거나, 무시당해온 것도 사실이다. 마그네슘은 왜 중요한가? 하나의 무기질만을 처방해야 한다면 당신은 무엇을 할 것인가? 라는 질문에 미국 의사들은 너무나 당연히 "마그네슘"이라고 답했다고 한다.

마그네슘은 Mg^{2+}로 존재하며 필수 미네랄로 모든 세포와 조직에 존재하며 필수적이다. 예를 들면 우리 몸의 에너지원 ATP(adenosine triphosphate)도 마그네슘과 결합해야 안정화되며, DNA와 RNA의 합성에도 필수적이다. 한 조사에 따르면 구석기 시대 원시인들은 하루에 800-1500mg의 마그네슘을 섭취하였고, 칼슘과 마그네슘을 1:1의 비율로 섭취하였다고 한다. 그러나 현대인들은 캄슘을 마그네슘보다 5배~15배 이상 더 섭취하는 것으로 조사되어 미네랄의 균형에 문제가 있는 것으로 나타났다. 마그네슘이 부족하면 다양한 질병과 연관되는데 심장 질환 돌연사, 당뇨, 고혈압, 천식, 편두통, 근육 뭉침, 생리불순, 우울증, 두뇌 기능 장애 등이 올 수 있다.

최근에 와서 마그네슘의 중요성과 작용기작에 관해 속속 밝혀지고 있는데, 마그네슘이 심뇌혈관의 발생을 감소시킨다는 보고가 많다. 그 작용 메커니즘은 마그네슘이 칼슘 저해제로 작용하여 혈관평활근 세포를 이완시키고, 알도스테론의 형성을 저해하여 혈압을 강하시키며, 지단백질 분해효소(lipoprotein lipase, LPL)의 활성을 촉진하여, VLDL 감소, 중성지방 감소 등의 좋은 효과가 있다. 스타틴과 같은 작용으로 콜레스테롤의 합성을 저해하며, HDL의 콜레스테롤을 상승시키면서, LDL의 중성지방을 낮춘다. 게다가 염증 유발에 관여하는 인자들(인터류킨 등)의 발현도 감소시킨다.

사람들은 칼슘이 높으면 뼈에 좋으므로 나이가 들면 칼슘 보조제를 섭취해야하는 것으로 알고 있다. 그러나 이것은 착각이다. 혈중에 높은 칼슘 농도는 오히려 뼈를 약화시키고 잘 부러지게 만들며, 마그네슘이 부족한 상태에서 칼슘만 대량으로 섭취하는 것은 뼈의 건강에 좋지 않다.

그런데 왜 우리는 마그네슘의 중요성에 대해 듣지 못했을까? 그 이유는 바로 대규모 광고 등 상업적인 로비가 필요한 업체가 없기 때문이다. 칼슘은 우유, 치즈를 파는 낙농업체가, 섬유질은 시리얼과 곡물회사가, 비타민 C는 열대과일회사가 대대적으로 소비를 선전하고 있다. 그러나 불쌍한 마그네슘은 아무도 권장하는 업체가 없다. 왜냐하면 마그네슘의 중요성을 선전하여 돈을 벌수 있는 상품(우유, 과일, 곡물)이 특별히 없고 업체가 없기 때문이다. 왜냐하면 마그네슘이 아무리 몸에 좋아도, 자연에 존재하는 물질에는 특허를 청구할 수 없기 때문이다.

체내에, 혹은 혈중에 칼슘이 높으면 늘 좋은가? 뼈의 성장과 유지에 많은 칼슘이 필요한 것은 사실이다. 그러나 일정 한도 이상 높아진 칼슘은 오히려 세포에게 위험한데, 이런 일은 칼슘과 마그네슘의 섭취균형이 깨지면 늘 일어난다. 왜냐하면 칼슘은 뼈의 형성에 관여하는 것 이외에도, 세포와 세포의 신호전달, 심장, 두뇌 근육 등의 다양한 조직에서, 전기적 신호의 발생에 관여하기 때문이다. 높아진 칼슘은 이들의 조절을 방해하여 다양한 좋지 않은 일들을 할 수 있다. 따라서 칼슘강화 우유, 칼슘강화 오렌지 쥬스를 통해 과잉 섭취된 칼슘들은 뼈의 형성과 유지에 도움 되지 않는다. 뼈를 만들기 위해서는 칼슘만 필요한 것이 아니다. 칼슘, 마그네슘, 비타민D, 몰리브덴(Mo), 붕소(boron), 인(phosporus), 단백질, 호르몬 등이 다양하게 상호작용하여 조화를 이루어 뼈를 만든다. 많은 사람들이 착각하고 있는 것처럼, 뼈를 만드는데 칼슘만 필요한 것이 아니다.

사실 마그네슘이 중요한 것도 마그네슘이 칼슘을 조절하기 때문이다. 우리 몸에 있는 마그네슘은 50%가 칼슘과 함께 뼈 속에 들어 있다. 그래서 칼슘이 부족한 사람은 자연히 마그네슘도 모자랄 수밖에 없다. 나머지 49%의 마그네슘은 세포 내에서 수백 가지 이상의 화학반응과정의 촉매로 작용한다. 예를 들면, 마그네슘은 근육과 신경의 기능을 유지하고 심장 박동의 리듬을 정상으로 만들며, 에너지 생산에 관여하고, 단백질 합성, DNA, RNA 등의 유전자 합성에도 관여한다. 따라서 마그네슘이 부족하면, 특별한 이유 없이 식욕이 없어지고, 우울해지며, 팔과 다리에 근육이 뭉치고, 쥐가 잘나고, 심장이 불규칙하게 뛰는 부정맥이 발생하기도 한다. 부정맥 환자 100명에게 마그네슘을 투여했더니 염증감소와 부정맥 발작이 완화되었고, 그 중 2명만 병이 재발하였으나, 대조군에서는 21명이 재발하였다는 보고가 있다.

종합적으로 봤을 때, 마그네슘 투여는 부정맥을 개선하고, 혈압을 크게 강하하는 효과(하루 400mg, 2회 복용)가 있고, 염증인자를 크게 감소시키며, 동맥경화 초기반응을 억제하며, 뇌혈관을 보호하여 중풍을 예방하고, 관상동맥 질환을 크게 감소시키는 것을 알 수 있다. 그러므로, 마그네슘을 충분히 섭취해야 겠다.

마그네슘은 정제되지 않은 곡물(통밀, 현미)에 많고, 견과류, 섬유질이 많은 녹황색 채소에 많이 들어있다. 이들은 모두 당뇨나 심혈관 질환에 도움이 되는 음식들이다.

마그네슘의 결핍을 부르는 생활습관 중 가장 나쁜 것이 과음이다. 왜냐하면 술은 마그네슘의 흡수를 차단하고, 신장을 통해 칼슘배설을 촉진하기 때문이다. 그래서 알코올 중독자들은 마그네슘 결핍으로 인해 심한 경련이 발생한다.

다단계로 가공된 식품들은 마그네슘이 매우 적은데, 가공·공정을 통해 마그네슘이 사라지기 때문이다. 탄산음료를 많이 먹으면 마그네슘의 배설이 빨라지고, 무리한 운동을 하면 근육을 수축하기 위해 많은 마그네슘이 소모된다.

칼슘 채널 차단제는 심장질환, 편두통, 고혈압, 천식, 알레르기 콧물 등의 치료를 위해 개발된 약물들인데, 칼슘의 과도한 세포 내 유입을 막는다. 마그네슘은 칼슘 채널의 자연적인 차단제이다. 칼슘 채널 차단제는 아래 표와 같이 단기간에 빠르게 작용하는 것과 장기간에 걸쳐 느리게 작용하는 것이 있는데, 환자의 건강과 질병상태에 따라 적절히 처방하여야 한다.

저자는 마그네슘의 국내 판매 현황을 알기 위해 여러 약국을 방문하여 마그네슘 제품 구입을 문의하였는데, 모든 약국의 공통적인 질문이 "왜 마그네슘 보조제를 찾느냐? 손이 저리냐?" 는 것이었다. 왜 우리나라 약국은 마그네슘에 대해 일부만 알고 있는지 아쉬웠다. 꼭 손발이 저리지 않더라도 평소의 건강을 지키기 위해 마그네슘을 보충할 수 있으면 좋겠다.

칼슘채널 저해제들

- Amlodipine (Norvasc)
- Diltiazem (Cardizem LA, Dilacor XR, Tiazac)
- Felodipine (Plendil)
- Isradipine (DynaCirc CR)
- Nicardipine (Cardene, Cardene SR)
- Nifedipine (Procardia, Procardia XL, Adalat CC)
- Nisoldipine (Sular)
- Verapamil (Calan Verelan, Covera-HS)

그러나 칼슘 채널의 이상은 대부분 세포 내 마그네슘의 결핍에 기인하는 경우가 많은데, 왜 의사들은 마그네슘을 직접 치료에 사용하지 않는 것일까? 왜 의사들은 값비싼 칼슘 채널 저해제를 처방하는 것일까? 그것은 바로 제약회사들이 마그네슘을 특허화하여 돈을 벌 수 없기 때문이 아닐까 한다.

그러나 실제로 미국의 응급실에서는 심장질환자, 천식 연축증, 임신 중독증을 치료하기 위해 많은 의사들이 정맥으로 마그네슘을 주입하는 응급처치를 하고 있다. 마그네슘은 경구용으로도 주사용으로도 모두 섭취 가능하다. 마그네슘 농도가 낮으면, 인슐린 저항증, 당뇨, 고혈압, 중성지방 증가, HDL-C 감소, 비만 등을 부른다. 따라서 마그네슘의 농도를 올리면 위와 같은 질병들과 함께 대사증후군 등도 개선된다.

이뇨제를 복용하는 환자들은 강제적인 배설이 많아 마그네슘 결핍이 될 가능성이 많다. 이 환자들은 포타슘 보충제를 주로 복용하지만 마그네슘의 부족을 해결해 주지는 못한다. 마그네슘은 300가지 이상의 생체 내 효소반응에 관여한다. 우리 몸의 마그네슘 농도는 모자라는 경우가 많지만,

마그네슘이 부족해지는 이유

1. 음식으로부터의 섭취율이 낮다. 어린이들은 25~35%의 마그네슘을 음식으로부터 흡수하지만, 어른들의 섭취율은 겨우 15% 이내에 불과하다.
2. 쉬지 않고 경작하는 땅에서는 마그네슘이 자꾸 고갈되고, 그런 땅에서 생산되는 작물, 채소들의 마그네슘도 결핍될 수 밖에 없다. 왜냐하면 식물들도 광합성을 위해 마그네슘이 필요하기 때문이다. 경작 직후에 땅을 쉬게 하는 것이 매우 중요한데, 경제성이 중요한 인간세계에서는 무시되는 인자이다.
3. 식품가공 과정을 통해 마그네슘이 손실된다. 대신에 나트륨(Na, sodium 소디움이라고도 부른다)의 함량이 증가한다. 나트륨은 혈압을 올리고, 당뇨를 악화시킨다.
4. 리피드를 기피하면 마그네슘이 손실된다. 한 컵의 아몬드에는 마그네슘이 400mg 이상 있지만, 리피드도 167그램 존재한다. 이러한 이유로 사람들은 아몬드를 기피한다. 유제품은 마그네슘이 많지만, 칼슘도 많다. 왜 사람들은 고 칼슘제품을 좋은 것이라고 착각할까?
5. 연수기를 사용하면 마그네슘이 손실된다. 정수기 혹은 연수기 사용이 우리가 먹는 물에서 마그네슘이 손실되는 가장 큰 원인이다. 미네랄이 풍부한 물 대신에 우리는 연수기 혹은 정수기로 마그네슘을 제거하고 대신에 염소(Cl), 불소(F)를 넣어 마시는 것이다.
6. 우리의 잘못된 식사 패턴이 마그네슘을 손실시킨다. 고탄수화물, 저지방 식사가 소변을 통해 마그네슘의 손실을 부른다. 마그네슘의 손실은 인슐린 저항성을 야기하고, 대사증후군을 유발한다.

우리는 마그네슘 보충제를 복용하지 않는다. 우리는 왜 마그네슘의 결핍이 나타나는 것일까? 이유에는 아래와 같이 여러 가지가 있다.

마그네슘을 다시 채울려면?

우리가 마그네슘을 다시 채우는 가장 좋은 길은 더 많은 마그네슘을 섭취하는 것이다. 보조제를 섭취해야 하나? 그러나 신장 질환자나 심장 질환자는 마그네슘 보조제를 섭취하지 않는 것이 좋다. 왜냐 하면 이들은 마그네슘을 빨리 배설하지 못하기 때문에 갑자기 증가된 마그네슘 혈중 농도가 위험 할수 있다. 가장 좋은 방법은 마그네슘이 풍부한 미네랄워터를 섭취하는 것이다. 그런데 이때 주의해야 할 것은 미네랄워터에 같이 존재하는 금속 이온 독성 물질들(알루미늄, 철, 수은 등)이 증가할 수 있다는 점이다. 마그네슘이 풍부한 식품들은 견과류, 씨앗, 유제품, 녹색채소 등이고, 가장 확실한 것은 보조제이다. 하루 300~400mg은 건강에 도움이 되며, 설사가 유발되지 않는다면 인슐린 저항성이 있는 사람은 400~600mg을 권장한다.

어떤 마그네슘이 좋은가?

비싸기는 하지만 킬레이트 된 마그네슘이 더 좋다. 훨씬 더 흡수가 잘 되고, 설사를 유발하지 않기 때문이다. 킬레이트 되었다는 것은 매의 발톱에 잡힌 생쥐처럼 어떤 물질들, 주로 아미노산 등에 마그네슘이 붙잡혀 있다는 의미인데, 그만큼 마그네슘의 안정성과 흡수에 도움이 된다. 킬레이트 제품의 성분을 비교해보면, 100% 마그네슘이 아니라 일부분만 마그네슘인 경우가 많다. 그리고 마그네슘제품을 구입할 때, citrate, malate, aspartate 등과 같이 있는 제품을 구입하면 흡수나 안정성에 더 유리하다.

마그네슘의 혜택

Maintain heart health 심장건강 유지
Strengthen bones 뼈를 튼튼히
Improve respiratory health 호흡을 더 건강히
Reduce incidence of migraines 편두통을 감소
With growth and development 성장과 발달 촉진
Wound healing 상처 재생
Immune system function 면력기능 강화
Regulating blood clotting 혈액응고 조절
Muscle contraction & Relaxation 근육이완과 수축
Maintain a healthy brain and nervous system 두뇌와 신경건강

마그네슘이 부족하면, 아래의 증상 발생
Tetany (shaking) syndrome 수전증
Fatgue Muscle weakness 근육의 피로와 무력화
Palpitation 가슴 두근거림

63.
건강한 두뇌 체조

나는 무엇으로 구성되는가? 몸이 나의 모든 것일 수 없고 영혼이 있어야 사람은 자기만의 정체성을 가지고 타인과 구별될 수 있다. 그러나 영혼만으로는 존재가 불가능하다. 따라서 사람은 몸과 마음 두 가지로 구성된다.

사람은 모두 생각의 산물이다. 마음은 모든 것이며, 사람은 생각한대로 몸을 이룬다. 사람에게 진정한 건강은 육체, 정신, 영혼이 모두 건강한 것이며, 육체와 정신을 지배하는 것이 우리의 두뇌이다. 우리의 두뇌는 정말 대단한 기관이다. 생각할 수 있도록 설계되었고, 문제를 해결할 수 있고, 창작과 도전이 가능하다. 그러나 현대화된 문명에서 사람들은 늘 스마트폰을 손에 쥐고 사는데 이러한 생활은 두뇌를 창조적으로 사용하는 것일까? 혹시 검색에는 능통한데, 사색에는 불통이 아닐까? 특히 나이 들수록 우리는 새로움에 대한 도전보다는 늘 반복되는 일상 속에서 그날그날이 시들하고 나태해지는, 그래서 우리의 두뇌도 시들해지며 사는 것은 아닐까? 그래서는 육체와 정

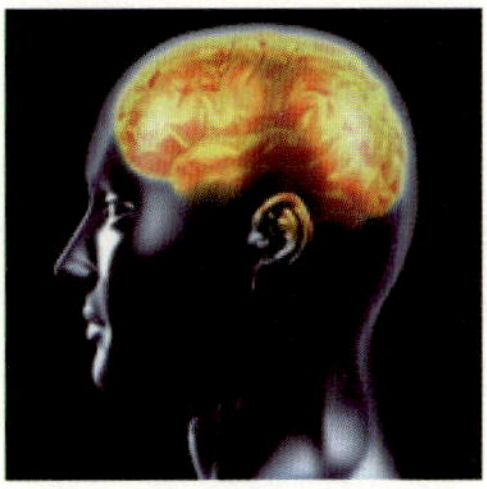

신의 건강이 좋아질 수 없다. 왜냐하면 좋은 생각이 좋은 몸을 만들기 때문이다. 그래서 활기찬 하루하루를 위해서는 적절한 두뇌체조와 영양섭취가 필요하다.

기분 나쁘게 들릴지 모르지만, 우리 두뇌는 기름덩어리이다. 대부분 60% 리피드이고 상당 부분 콜레스테롤과 DHA, EPA, 아라키돈산, 인지질 등으로 구성되어 있다. 그렇다면 이들 리피드는 어디에서 조달되는 것일까? 바로 식품을 통해 흡수된다. 만약 우리가 음식을 통해 충분한 양의 리피드를 조달받지 못한다면 어떻게 될까? 아마 재앙같은 질병이 발생할 것인데, 우울증은 물론이고, 알츠하이머, 다발성경화증, 파킨슨병, 루게릭병들이 발생할 수 있다.

실제로 우리는 콜레스테롤 기피 시대에 살고 있다. 거의 히스테리 증상처럼 계란을 피하고, 붉은색 고기를 피하면서, 콜레스테롤을 줄여야한다는 강박관념에 사로잡혀 있다. 심장병의 위험을 낮춘다는 그럴듯한 구실을 내세워 패스트푸드 업체에서는, 콜레스테롤이 많은 기름인 lard(라드) 대신에, 식물성 기름에 프렌치프라이를 튀긴다고 선전한다. 소비자를 속이기란 얼마나 쉬운가! 식물성 기름에 노콜레스테롤이라니!! 그러나 이제 이 책을 거의 다 읽은 독자들은 깨달았을 것이다. 오메가6가 많은 식물성 기름은 염증을 잘 일으키는데, 특히 식물성 기름을 튀김용으로 몇 시간만 끓이면, 강력한 산화작용을 갖는 과산화물이 엄청나게 생기고, 이들은 아크릴아미드와 트랜스 지방 등으로 범벅이 된다. 그러나 식물성 기름을 사용한다고 선전하는 대형업체들은 지금도 큰 수익을 올리고 있고, 그 이익으로 다시 광고 홍보를 통해 이익을 극대화하고 있다. 그렇다면 왜 패스트푸드 업체들은 식물성 기름을 사용하고 싶어할까? 바로 가격이 싸기 때문이다. 저자가 몇 년 전에 말레이시아를 여행할 때 놀란 것은 고속도로 주변으로 펼쳐진 광대한 팜나무 숲이었다. 분명히 팜 열매 수확을 목적으로 조성된 숲이었지만 아무도 따지 않아 팜 열매는 그대로 땅에 떨어져 뒹굴고 있었다. 그렇게 싸니까 그 많은 라면을 튀기는 기름으로 수입해도 되는구나! 라고 알 수 있었다. 게다가 식물성이라고 선전하면 사람들이 좋은 것이라고 착각하여 매출도 더 오르니 얼마나 유리한가! 그러나 콜레스테롤의 섭취를 줄이면 어떻게 될까? 사람과 영장류를 대상으로 한 실험에서 음식의 콜레스테롤을 제거하면 기분 변화, 우울증, 사회적 격리, 공격적 성향이 증가함이 보고되었다. 이는 콜레스테롤이 뇌세포에서 세로토닌의 재흡수를 막아 기분을 좋게 하고 우울증을 개선한다는 메카니즘 때문임이 오래전에 밝혀졌다. 바로 우울증 치료제인 Prozac도 같은 메커니즘이다.

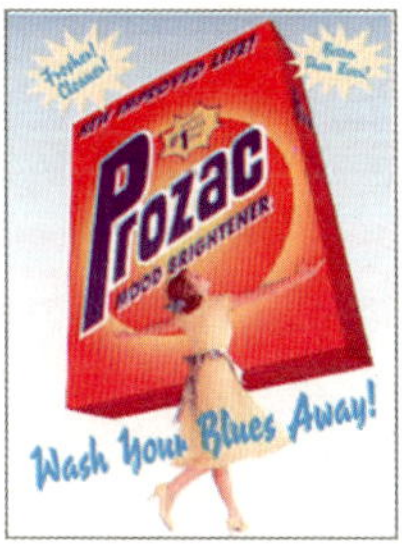

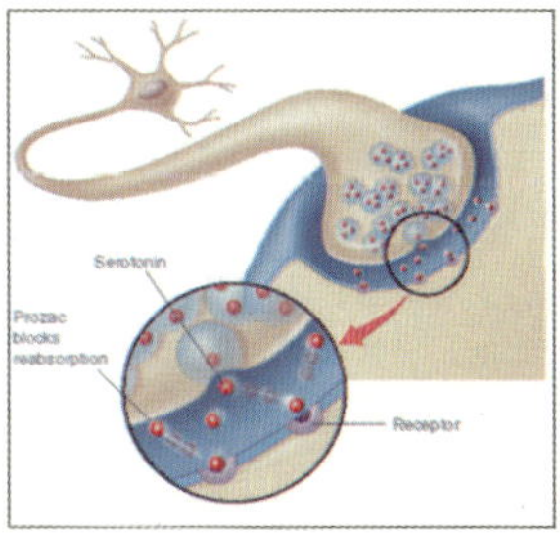

프로작은 항우울증 치료제로서 뇌세포에서 세로토닌의 재흡수를 막아, 우울증, 공포, 걱정 등의 불안정한 기분을 개선한다. 그런데 간경변, 신장질환, 당뇨, 간질, 조울증, 자살시도 경험 등이 있는 사람은 복용하지 않아야 한다.

혈청 콜레스테롤과 심리 및 행동 장애의 관계는 사람 혹은 영장류에서 잘 밝혀져 있는데, 콜레스테롤이 낮으면 폭력에 의한 사망(자살, 살인, 교통사고)이 6배 이상 증가하는데, 특히 160mg/dL 이하의 콜레스테롤 농도를 보이는 사람들의 절반 이상이 폭력에 의한 사망률을 보여주어, 폭력과 낮은 콜레스테롤의 연관 유의성이 더욱 높아진다. 게다가 HDL-콜레스테롤이 낮은 사람은 기억 감퇴, 상실이 늘어나고, 치매의 확률이 높아진다. 역시 총콜레스테롤과 HDL-콜레스테롤 모두 일정 수준 이상을 유지해야 육체적으로 정신적으로 건강해질 수 있다.

그런데 중성지방은 어떨까? 중성지방의 증가는 우울증과 연관 있고, 인슐린 저항성과 연관 있다. 높아서 좋을 것이 하나도 없다. 따라서 정상 범위의 중성지방과 콜레스테롤 농도는 정신건강에 매우 중요하다. 만약 우울 증세를 느끼면 병원가서 프로작을 처방받는 것보다 집에서 계란을 하나 먹는 것이 더욱 좋다는 의사들의 우스개 같은 말이 있다. 우리가 가지고 있는 특정 음식에 대한 막연한 혐오 혹은 공포심을 빗대어 표현한 것으로 보인다.

콜레스테롤 이외에도 두뇌에 중요한 지방산으로 DHA가 있다. 특히 임신 혹은 출산 이후에 극심한 우울증을 겪는 산모들은 대부분 충분한 DHA를 섭취하지 못한 경우가 많다. 특히 산모들은 DHA가 풍부한 음식(냉수어종: 정어리, 고등어, 연어, 청어 등)을 충분히 섭취하여야 우울, 기분장애, 건망증 등을 극복할 수 있다. 일본의 어촌마을에서는 우울증 환자가 인구의 1%인데 비해, 북미나 유럽의 마을에서는 인구의 10%가 우울증을 앓고 있다는 통계가 있다.

우리 마음과 두뇌의 창은 눈이다. 다른 신경기관처럼 눈의 망막세포도 긴사슬 지방산 특히 DHA에 의존성이 큰데, 다른 신경조직보다 더 많은 DHA 함량이 있다. 따라서 임신 중의 태아나 출생 후의 신생아는 반드시 충분한 양의 DHA를 섭취해야 눈의 구조나 시력 발달에 장애가 생기지 않는다. 또한 평생동안 시력 유지를 위해서도 우리는 DHA를 섭취해야 한다. 빛에 만성적으로 노출되거나 라디칼에 늘 노출되면 망막세포에 손상이 생기고 점점 심해지면 백내장 등이 유발된다. 따라서 선글라스를 착용하는 것도 좋은 방법이나 선글라스는 자외선을 100% 차단하지 못하고, 늘 착용하면 우울한 기분이 생길 수 있다.

리피드는 두뇌나 기분 장애 이외에도, 신경전달 체계에도 중요한 작용을 하는데 세포 간의 신경섬유 연결조직인 미엘린 수초의 보호에도 관여한다. 컴퓨터의 중앙처리장치에 복잡하게 연결된 전선이 미엘린 수초라면, 리피드가 전선을 피복처럼 덮고 있다. 리피드는 세포나 조직을 보호하는 역할을 하는데 여기에 문제가 생기는 질병이 다발성 경화증이다.

다발성 경화증은 충추신경계의 축삭을 둘러싸고 있는 절연물질인 수초가 탈락되는 흔한 질병이며, 주로 젊은 층에서 발병하는 만성 염증성 질환이다. 수초란 신경세포의 축삭을 둘러싸고 있는 절연물질인데, 수조가 벗겨져 탈락되면 신경신호전도에 이상이 생기고, 해당 신경세포가 죽게 된다. 마치 전선의 피복이 벗겨지면 전기장치에 문제가 생기는 것과 같다. 임상적으로는 재발과 완화를 반복한다. 초기에는 재발 후 장애 없이 증상이 호전되지만, 시간이 지나 재발이 반복되면 완전히 호전되지 않고 장애가 남는다.

피복이 벗거진 미엘린 수초

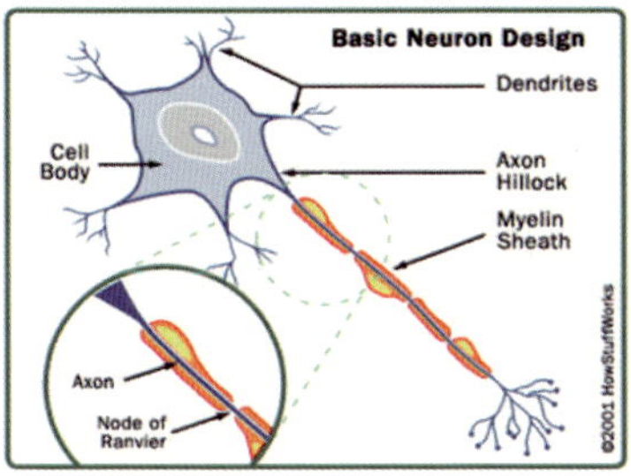

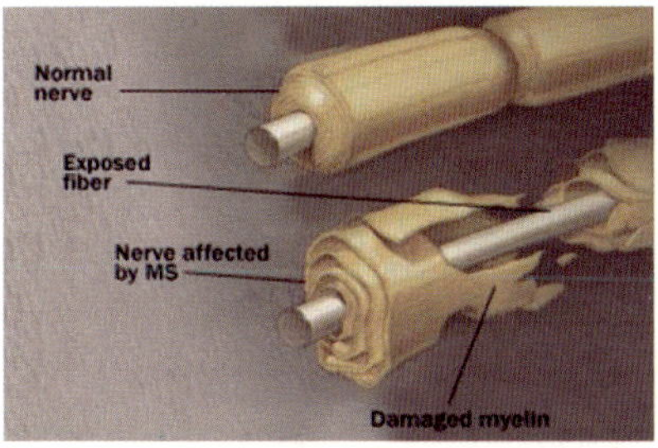

트랜스지방은 세포막에 끼어 들어가면 밀착되어 잘 빠져나오지 않고, 분해되어 배설되기 매우 어렵다. 따라서 다양한 수용체들의 기능을 방해하며 뇌신호 전달과 뇌기능을 방해한다. 따라서 트랜스지방은 비만, 당뇨를 부를 뿐만 아니라 뇌의 기능에도 독으로 작용한다. 특히 수유 중인 여성은 트랜스지방이 신생아에게 전달될 수 있으므로 주의해야 한다. 식사개선을 통해 트랜스지방을 제거하여, 뇌와 신경조직을 개선하는 데 6개월 이상이 걸린다는 보고가 있다.

그러나 우리 몸의 큰 장점은 계속 새로워질 수 있다는 것이고, 건강한 식사로 우리 몸을 계속 개선시킬 수 있다. 따라서 항산화 기능이 풍부한 식품(시금치, 케일, 블루베리, 브로콜리, 토마토 등)을 섭취하는 것이 중요하다.

하지만 영양제나 보조제를 단기간에 게걸스럽게 먹는 것은 그다지 권장되지 않는다. 왜냐하면 단기간에 비타민을 과다 섭취하는 것은 효과도 없지만, CARET 연구(45장 참조)의 교훈처럼 오히려 해로울 수 있기 때문이다. 따라서 평소의 식사에서 충분한 비타민과 영양을 얻는 것이 필요하다.

64.
트랜스 지방의 고지혈증 유발효과

트랜스 지방은 자연에 존재하는 불포화지방산에 인공적으로 수소를 첨가하여 만든 인공적인 지방으로 보존성이 좋고, 식품의 단맛과 풍미를 증진시키므로 식품 업계에서 사용이 늘고 있다. 그러나 트랜스 지방이 비만과 동맥경화, 당뇨 등과 밀접하다는 보고가 계속 발표되면서, 건강에 해로운 물질로 규정되고 있으며, WHO에서는 하루 섭취량을 전체 열량의 1% 이내로 제한 할 것을 권장하고 있다. 우리가 사먹는 맛있는 음식들에는 트랜스 지방의 함량이 표시되어 있으나, 트랜스 지방을 하루에 얼마나 먹는지는 본인에게 달려 있다.

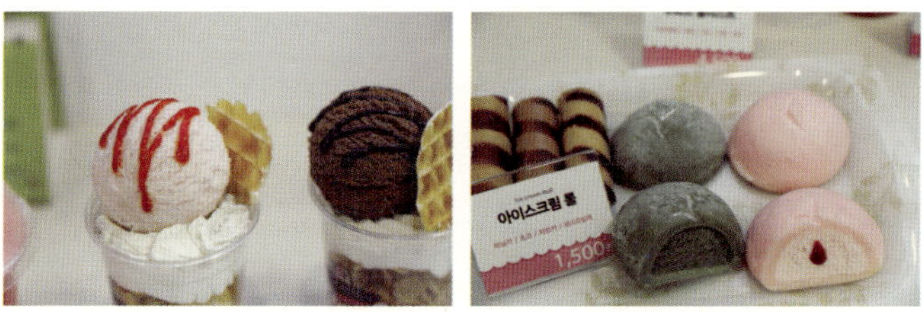

(위의 사진은 맛있는 제품의 관한 것이며 트랜스 지방과는 무관함.)

트랜스 지방이 일으키는 여러 가지 해로운 작용 중에 가장 대표적인 것은 바로 심혈관 질환일 것이다. 심혈관 질환은 전 세계 사망원인의 1위이며, 트랜스 지방의 섭취증가와 비례하여 증가하는데, 그 메커니즘이 속속 밝혀지고 있다. 트랜스 지방은 CETP 활성을 증가시키고, LDL의 콜레스테롤을 증가시키며, HDL-콜레스테롤을 감소시키고, 염증 유발인자들을 활성화시키며, 혈관내피세포의 기능을 저해한다. 트랜스 지방은 대사 이상과도 연관 있는데, 혈관 대식세포의 콜레스테롤 배설 기능을 방해하며, 전체적인 시스템의 염증 증가 및 인슐린 저항성을 일으켜 비만과 당뇨를 유발한다. 트랜스 지방은 발암 위험과도 연관성이 있는데, 특히 유방암과 대장암, 직장암 등과 연관 있다.

불임은 전 세계적으로 늘어나는 문제이다. 부부의 10~15%에 해당하는 인구가 불임이며, 미국 통계에서도 7백만 명의 여성이 임신능력에 장애가 있으며, 2025년에는 7천만 명으로 늘어날 것으로 예상된다고 밝힌 바 있다. 생식기능과 연관된 위험으로 8년동안 26,971명의 여성들을 대상으로 조사한 결과, 불임 여성에게서 트랜스 지방이 증가하였음을 알았는데, 이는 배란장애를 일으키는 것으로 알려졌다. 산모가 TFA를 섭취할 경우 태반을 통과하여 태아에게 전달 될 수 있으므로, 배아 독성이나 기형 유발 우려가 있다.

저자의 연구실에서는 우리 몸에 존재하는 생리적인 지방산들과 트랜스 지방의 역할을 비교하기 위해, 탄소 18개인 스테아릭산(stearic acid, 포화지방산, 18:0), 올레익산(oleic acid, 불포화지방산 18:1 cis), 일라이딕산(elaidic acid, 불포화지방산 18:1, trans)를 고밀도지단백질(HDL) 내에 포집하여 특성을 비교해 보았다. 아래 구조식과 같이 탄소 18개에 이중결합 1개를 가지는 불포화 지방산이라도 이중결합을 경계로 수소의 존재 위치에 따라 cis와 trans구조로 구분되는데, 수소가 같은 방향에 존재하면 cis구조이고, 서로 다른 방향에 존재하면 trans구조이다. 이런 trans구조를 가지는 모든 불포화지방산을 통칭하여 우리는 편의상 트랜스 지방이라고 부른다.

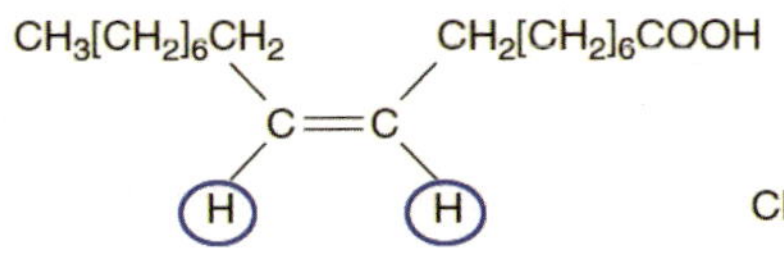

Oleic acid

Cis: 수소가 서로 같은 방향에 존재

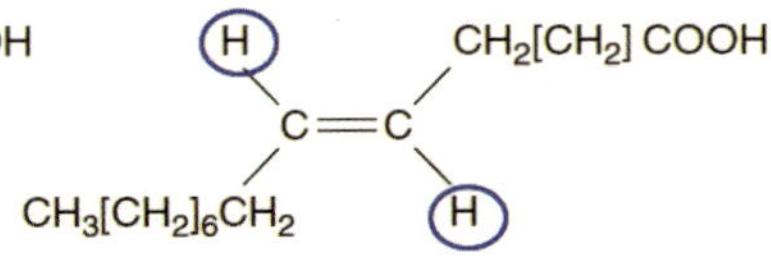

Elaidic acid

Trans: 수소가 서로 반대 방향에 존재

올레익산은 불포화지방산으로 건강에 이로운 작용을 하고 염증을 감소시키는 것으로 알려져 있는데, 트랜스 지방인 일라이딕산은 어떤 작용을 하는지를 알아보기 위해, 탄소 18개를 가지는 세 종류의 지방산을 대상으로 비교 연구하였다. 이들은 모두 물에 녹지 않으므로 녹이기 위해 고밀도지단백질 내로 포집하여 실험에 사용하였다. 고밀도지단백질은 원래 우수한 항산화, 항염증 기능을 가지고 있으므로 지방산의 존재로 인한 기능 변화를 관찰할 수 있다.

이들을 사람 혈관 대식세포에 산화된 LDL을 병행 처리하면서 동맥경화 반응을 유도하여 처리해본 결과, 세 가지의 지방산 중에서 일라이딕산이 포함된 고밀도지단백질을 처리한 경우 가장 많은 콜레스테롤의 탐식이 일어났고, 염증반응도 가장 증가하였다. 이는 혈중의 동맥경화 유발반응이 트랜스 지방으로 가장 심해진다는 것을 의미한다.

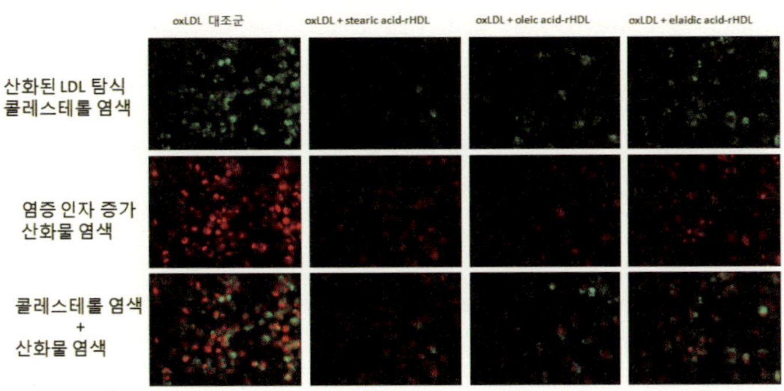

트랜스 지방을 제브라피쉬의 배아에 산화된 LDL과 함께 주입하면, 아래 그림과 같이 정상적인 지방산이 있는 HDL은 산화된 LDL의 독성을 막아주지만, 트랜스 지방이 있는 HDL은 LDL의 염증유발을 더욱 악화시킨다. 배아의 발달 속도도 일라이딕산을 주입한 경우 가장 느렸는데, 이는 트랜스 지방산이 염증유발을 일으키고 배아 발달에 장애를 줄 수 있다는 것을 의미한다.

각 지방산들을 제브라피쉬의 먹이에 0.6%의 무게가 되도록 첨가하여, 20 주 동안 공급, 섭취하게 한 후 생리적인 변화를 관찰하였다. 체중의 증가는 스테아릭산과 일라이딕산을 공급한 경우에 유사한 수준으로 대조군보다 증가하였고 올레익산을 섭취하는 경우에는 체중이 감소하였다. 일라이딕산을 섭취한 경우에 혈청 콜레스테롤과 중성지방이 가장 증가하였고, 간 염증수치가 가장 높았다. 흥미로운 것은 올레익산을 섭취한 그룹에서는 체중 증가가 가장 적고, 콜레스테롤과 중성지방이 가장 낮았고, 간염증이 가장 낮았다는 것이다. 간 조직을 분석한 결과, 일라이딕산을 섭취한 경우 지방간이 가장 심하였고, 스테아릭산을 섭취한 그룹이 두 번째로 심하였다. 정상적인 식사와 함께 트랜스 지방산을 섭취하는 경우보다 콜레스테롤이 많은 식사와 함께 트랜스지방산을 섭취하는 경우가 지방산이 훨씬 더 증가하였다. 올레익산을 섭취한 그룹에서는 지방간과 염증이 가장 적었다.

결론적으로 20주 동안 트랜스 지방의 소비로 인해 나타나는 체중의 증가는 포화지방산 섭취와 큰 차이를 보이지 않았지만, 혈청 콜레스테롤과 중성지방, 염증수치가 크게 증가하였고, 지방간이 크게 증가하였다. 이는 사람의 경우에도 고밀도지단백질의 좋은 기능을 훼손하여 염증을 악화시키고, 동맥경화를 유발하는 트랜스 지방의 나쁜 작용에 대한 설명이 될 것으로 보인다.

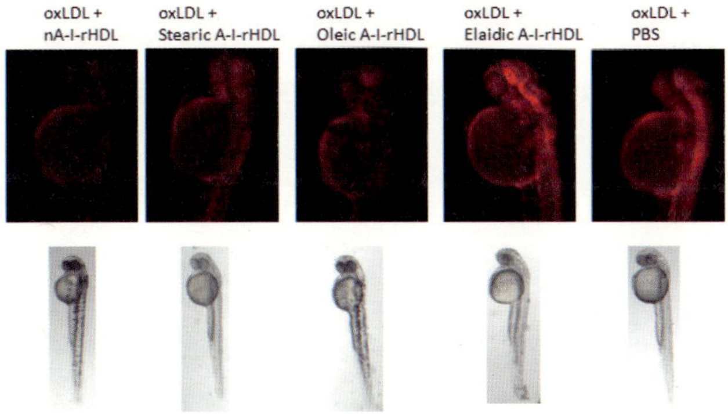
oxLDL +
nA-I-rHDL
oxLDL +
Stearic A-I-rHDL
oxLDL +
Oleic A-I-rHDL
oxLDL +
Elaidic A-I-rHDL
oxLDL +
PBS

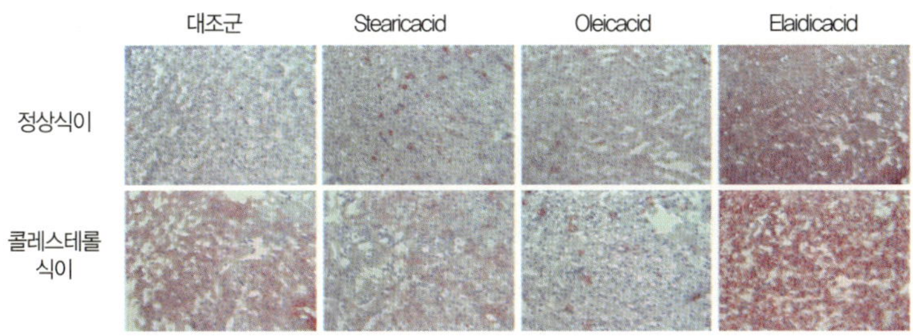
대조군
Stearicacid
Oleicacid
Elaidicacid
정상식이
콜레스테롤
식이

65.
브레인 에어로빅 I

우리의 두뇌를 발달시키는 좋은 방법은 무엇인가? 근본적인 것은 머리로 피를 보내는 것이다. 지금 누군가 헬스장에서 이두박근을 사용하여 덤벨을 든다고 가정하면, 그 사람의 몸에서는 피를 팔의 근육으로 보내려고 펌프질할 것이다. 운동이 반복될수록 혈류량은 점점 증가하고, 근육의 분화는 늘어나게 되어 소위 몸짱이 된다. 마찬가지로 우리 두뇌를 분화시키고 발달시키면, 혈액을 두뇌로 펌프질해야 한다. 그러면 어떻게 해야 혈액이 두뇌로 오게 할수 있나? 가장 좋은 것은 새로운 것을 학습하는 것, 혹은 그 학습에 집중하는 것이다. 특히 익숙하지 않은 것을 배우는 것, 외국어 배우기나 악기 다루기, 그림 그리기 등은 두뇌의 자극과 혈액 펌프질에 최고의 효과이다. 모차르트의 아름다운 선율 음악을 듣고 해석하는 것도 창조적인 채널을 열고, 만성적인 스트레스를 줄이는 등 두뇌 튜닝에 큰 도움이 된다. 그래서 임산부나 신생아, 스트레스에 시달

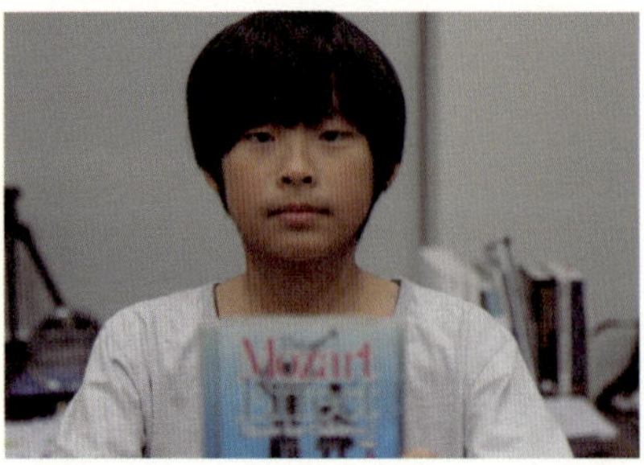

리는 사람들은 모차르트를 듣는 것이 큰 도움이 된다. 자궁 속의 태아도 화음과 리듬을 느끼기 때문이다. 십 수 년 전에 저자의 아이들이 태어났을 때에도 모차르트 음악이 유행하여 CD를 구입해서 듣게 하였는데 지금은 위의 사진과 같이 훌쩍 커버렸다. 모차르트 때문에 좋은 심성을 가지게 되었으리라 기대해본다

아마 어른들의 굳어진 두뇌를 발달시키는데 가장 좋은 것이 외국어를 배우는 것일 것이다. 물론 나이 들어 외국어를 배운다는 것이 귀찮고, 당장 생계에 도움이 되지 않기 때문에, 결코 쉬운 일은 아니지만 해볼 만한 가치 있는 일이다. 두뇌의 대부분 영역을 사용하게 하고, 그동안 사용하지 않았던 안면 근육과 입, 혀의 근육을 사용해야 하므로 머리로 피가 몰리게 된다.

학생들에게도 마찬가지일 것이다. 저자는 영어 원서로 수업을 진행하는데, 수업시간에 한 번씩 학생들에게 소리 내어 읽기를 시켜보면 놀랍게도 영어책을 원활하게 읽지 못하고 떠듬거리는 학생들이 상당히 있음을 발견하게 된다. 이렇게 영어 홍수인 시대에 살아가는 우리 학생들이 왜 읽지도 못하는 것일까? 스마트폰 때문인가? 매우 의아하다. 하지만 반복 연습을 시켜 읽기가 향상됨을 보면, 읽으면서 두뇌 능력이 발달하는 것임을 보여주는 것이라 할 수 있다.

영어 학습 이야기가 나온 김에 덧붙이자면, 요즘 학생들이 영어 배우는 것에 대해 착각하는 것이 하나 있다. 바로 학생들이 영어를 말하는 것에 중요성을 둔다는 것이다. 이 땅에 현대식 교육이 진행된 때부터 영어가 중요하지 않은 때는 단 한 번도 없었다. 그러나 2000년대 이후에 인터넷이 온 세계를 연결하게 되면서 스마트폰으로 외국인과 소통할 기회가 많아진 것 때문인지, 요즘의 학생들은 영어 말하기에 너무 치중하여 읽기와 쓰기를 소홀히 하고 있다. 저자는 외국어를 배우는 과정에서 가장 중요한 것은 글을 읽고 쓸 줄 아는 능력이라고 생각한다. 문맹이란 글을 모르는 사람이지 말을 할 줄 모르는 사람이 아니다. 한국인 중에 한국말을 할 줄 모르는 사

람은 없겠지만, 우리나라의 문맹률은 아직 2%를 넘고 있다. 저자가 뉴욕 맨하턴에서 자유의 여신상으로 가는 배를 기다릴 때에 많은 흑인 노숙자들이 저자에게 구걸 비슷한 몸짓을 하며 몇 마디 말을 걸어왔다. 그들의 발음이나 단어가 생소하여 알아듣기 어려웠다. 안내 하던 미국인은 그들이 영어는 구사할 수 있지만, 안내표지판을 읽을 수 없는 문맹자라고 하였다.

2008년 미국 CIA 발표에 의하면 미국에는 문맹자가 인구의 2%라고 한다. 어떤 외국어를 읽고 쓸 줄 안다면 말하기는 자연스럽게 되고, 듣기 능력도 금방 생기게 된다. 그러므로 학생들이여, 말하려하지 말고 읽기부터 하라. 읽을 줄 안다는 것은 그 단어를 안다는 것이다. 결국 단어를 외워야 한다. 외울 때 피가 머리로 몰린다. 이와 관련된 기사를 소개하고자 한다.

아래쪽 사진은 저자가 2012년 2월에 공동 연구를 위해 방문하였던 미국 캘리포니아주립대 샌디에고(UCSD)의 중앙도서관인 Geisel Library인데, 저자가 직접 사진 찍은 이유가 있다. 바로 문 위에 새겨진 글귀, Read Write Think Dream 때문이다. 꿈을 이루기 위해 공부에 필요한 것은 읽고, 쓰고, 생각하기라는 것을 미국의 명문대에서도 똑같이 가르치고 있다는 것을 우리나라 학생들에게도 보여주고 싶었다. 거기에는 말하기(speaking)나 듣기(hearing)은 없음을 상기하자. 우리가 영어를 배우는 이유는 외국인에게 길을 가르쳐 주기 위함이 아니라, 영어문서 작성과 해독을 통해 외화획득을 하는 것이라고 생각한다.

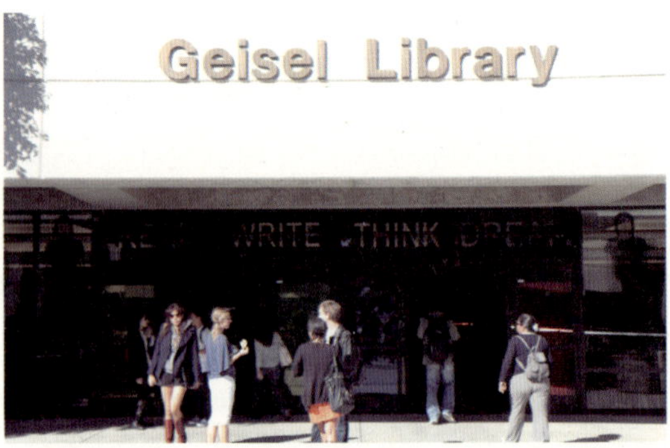

앨버튼 스미스 美 메타메트릭스 CEO
"영어 읽기, 말하기보다 앞서야 단어·문장 부족함 없이 술술~"

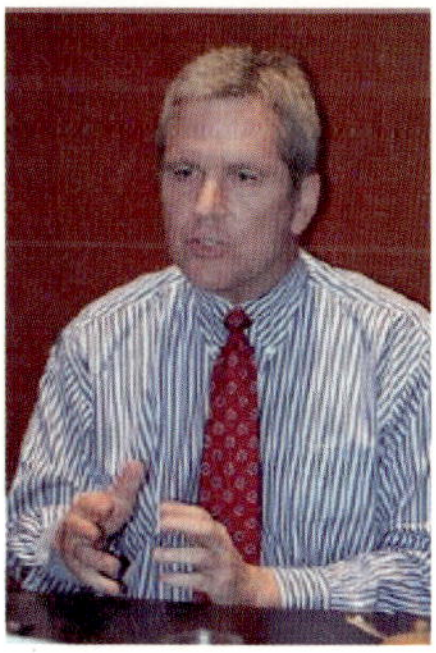

'읽기 능력은 언어 중 가장 기초가 되는 부분으로 영어독서는 영어말하기에 앞서 필수적이다.'

영어독해능력지수인 ' 지수'를 개발한 미국 메타메트릭스의 공동 창립자 겸 최고경영자(CEO) 앨버트 스미스 박사(60.사진)는 최근 본지와의 인터뷰에서 읽기능력의 중요성에 대해 역설했다. 최근 교육과학기술부가 영어 말하기 및 쓰기 영역을 추가한 국가영어능력평가(NEAT)를 추진하면서 영어 말하기에 대한 사회적인 관심이 높아진 상태다. 영어 독서와 영어 말하기 중 외국어로 언어를 배우는 국내 환경에서 먼저 시작해야 하는 교육법인지를 두고서도 학계의 논쟁은 지속되고 있다. 이에 대해 스미스 박사는 "영어 읽기 즉 독서는 주춧돌"이라며 "그 위에 말하기, 듣기 ,쓰기 등 세 가지 기술을 얻어야 한다"고 단언했다. 기초 체력 없이 달리기를 할 수 없듯이 독서가 근간이 되지 않으면 단어 및 포현 습득 등에 부족함이 생길 수밖에 없다는 논리다.

66.
브레인 에어로빅 II

외국어를 배우는 것 말고 또 좋은 방법은 무엇일까? 아마 창작과 예술 활동을 하는 것일 것이다. 생각하는 기법, 어휘 기법, 공간 지각 능력, 기억 능력 등일 것이다. 따라서 예술적 활동(음악, 미술, 도자기 등등)을 배우고 시작하는 것이 두뇌의 쇠퇴를 막고, 행복한 여생을 보내는 데에 매우 중요하다.

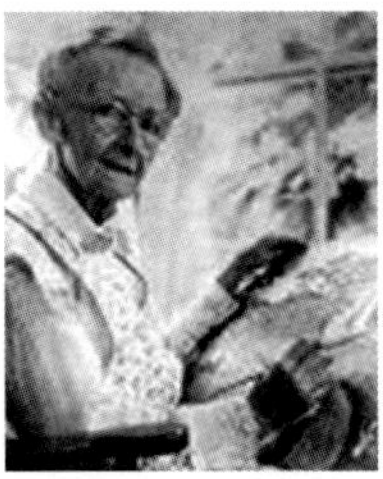

Grandma Moses

만년에 예술을 시작하여 성공한 좋은 예로 자주 언급되는 안나 메리 모세(Anna Mary Robertson Moses)라는 분이 있다. 할머니 모세(Grandma Moses)로도 더 잘 알려진 그녀는 1860년 9월 7일에 출생하여 1961년 12월 13일에 돌아가셨으니, 정확히 101세. 그녀는 70세가 넘어서 그림을 배우기 시작했지만 30년 이상 그림을 그려 성공한 화가가 되었다. 특히 그녀의 그림들은 인생에 대한 긍정적 시각을 느끼게 해주는데, 눈 내리는 마을에서도 따뜻한 느낌, 사람들 간의 화목함을 느끼게 해주는 색감과 구도의 특징으로 많은 사람들의 사랑을 받았다. 그녀가 그린 그림들을 보는 사람들도 행복하겠지만, 무엇보다도 그녀가 그림을 그리는 동안 가장 행복했을 것이다. 독자들도 그녀의 그림을 감상해보기를 추천한다.

미술뿐만 아니라 음악도 두뇌를 깨운다. 모차르트처럼 하루 종일 작곡할 수 있다면 두뇌 개발에 엄청난 도움이 될 것이다. 그러나 작곡이 쉬운 것은 아니므로 일반인이 쉽게 할 수는 없다. 그렇더라도, 모차르트와 같은 천재들의 음악을 듣고 느끼고 것만으로도 두뇌는 자극받고, 피가 머리로 몰린다고 한다. 집중력이 향상되고 창의성이 개선된다고 한다. 아인슈타인은 인생의 큰 즐거움 중에 모차르트의 음악을 들을 수 있는 것이라고 했다. 저자도 모차르트의 음악을 좋아하고 연구실에서 늘 들으며, 천재의 향기를 맡고 영감을 받으려고 한다. 2010년도에 독일과 오스트리아를 방문할 기회가 있었는데, 그때 비엔나에 있는 모차르트의 무덤을 찾아 참배하였다. 비엔나의 St. Marx 공동묘지를 찾아가는 길 내내 내게는 어떤 전율이 온몸을 감돌았고, 마침내 모차르트의 무덤 앞에서 머리를 숙이고 이렇게 말하였다.

"아침마다 당신의 음악을 들으며 하루를 시작하는 한국의 어느 과학자가 당신을 찾아왔습니다. 모차르트! 당신은 나를 알 수가 없겠지만, 나는 당신의 음악으로 영감을 받고, 당신의 천재성뿐만 아니라 당신의 근면과 성실함에 자극 받아, 매일 매일 연구 논문을 작성하고 학생들을 가르칩니다. 당신의 인생과 음악이 몇 백 년 동안 천재들을 자극하여 인류의 발달을 이끌었듯이, 나도 그런 과학자가 되기를 원하고, 앞으로도 더 노력할 것입니다".

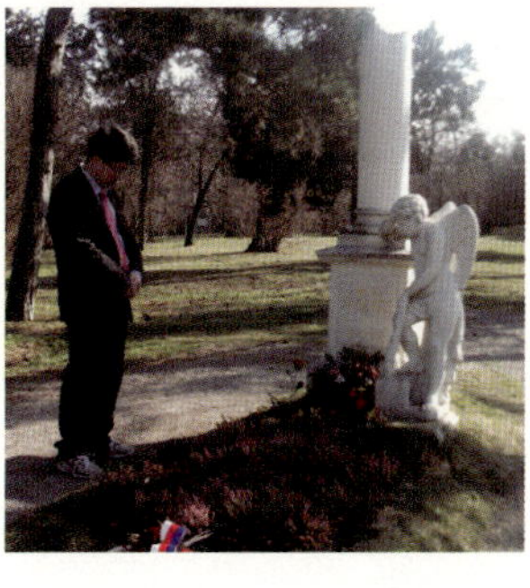

모차르트 묘지▶

모차르트의 묘지에는 저자가 방문한 날 이외에도 늘 화환과 싱싱한 꽃들이 헌화되어 있다. 그가 인류 문명에 끼친 영향력이 그만큼 크기 때문일 것이다. 물론 그는 천재였지만, 그것만으로 이렇게 오랜 존경을 받는 것이 아닐 것이다. 그는 성실하게 하루 종일을 작곡에 매진하는, 노력하는 사람이었다. 우리가 지금 듣는 이 아름다운 음악들은 어느 천재가 놀다가 지쳐서, 심심해서 작곡해 본 몇 점의 소품들이 아니라, 천재가 치밀하게 계획하고 피땀 흘려 이룩한 작품들이다.

천재화가 피카소도 마찬가지이다. 그는 93년의 일생동안 그림과 조각 등 3만점이 넘는 작품을 창작했다고 한다. 그가 몇 살 때부터 작품을 그리기 시작했는지는 알 수 없으나, 대략 80년 정도를 작품 활동에 소비했다고 가정하고 단순 계산 한다면 29,200일 동안 30,000점의 작품, 즉 매일 1편의 작품을 생산했다는 계산이 나온다. 놀라운 노력이 아닌가? 저자는 노력이 없는 천재성은 아무 것도 아니라고 단언한다.

두뇌개발이 반드시 앉아서 하는 학습과 책 공부만을 의미하지는 않는다. 육체적인 움직임, 운동, 댄스 등을 통해서도 얼마든지 두뇌 개발이 가능하다. 특히 균형을 잡는 능력이 필요한 운동 등은 두뇌의 청각과 시각, 소뇌, 연수 등 다양한 부분들을 자극하는데, 작지만 많은 두뇌의 조정능력을 통해 우리가 균형을 잡을 수 있기 때문이다. 특히 저자는 운동 중에서도 스키나 스노우보드 등을 좋아하는데, 하체의 근육을 늘려 체형 관리에도 큰 도움이 되지만 무엇보다 몸의 균형을 잡아주어 두뇌와 신경 세포를 고루 발달시키기 때문이다.

67.
HDL이 하는 유익한 일들

우리는 이 책에서 지단백질들의 종류와 역할에 대해 알아보았는데, 특히 고밀도지단백질(HDL)이 우리의 건강유지에 매우 중요함을 잘 알게 되었다. 지난 몇 십 년동안 심혈관 질환 치료관점에서 지단백질 연구는 주로 저밀도지단백질(LDL)에 집중되어 왔고, LDL의 산화를 억제하는 연구, 혈중 LDL-콜레스테롤(LDL-C)을 낮추는 연구, 나아가 콜레스테롤의 합성을 억제하는 연구가 이루어졌다. 그 결과 콜레스테롤 합성 저해제로 스타틴으로 통칭되는 베스트셀러 약물들이 지금도 잘 팔리고 있다. 그러나 이제 LDL 연구는 포화상태에 이르렀고, 스타틴으로도 효과를 보지 못하는 환자들이 점점 많아지면서, HDL에 관한 새로운 연구가 지난 10여 년 전부터 급격히 증가하였다.

1968년 미국 시애틀에 있는 Washington 주립대의 Glomset 교수가 최초로 말단세포에서 사용하고 남은 잉여 콜레스테롤을 간으로 되돌리는 역할을 하는 HDL의 기능을 발견하였는데 그 이래로, 많은 연구를 거쳐 HDL은 단순히 콜레스테롤을 수거하는 혈관 청소기 역할 뿐만 아니라 노화를 억제하고 건강을 증진하는 좋은 역할들을 하고 있음이 밝혀졌다.

노화는 피할수 없는 과정이지만 다음과 같이 생활습관, 유전, 환경에 의해 유발이 빨라지기도하고 늦어지기도 한다. 그래서 노화에도 개인적인 차이가 나는 것이다.

노화의 유발 원인

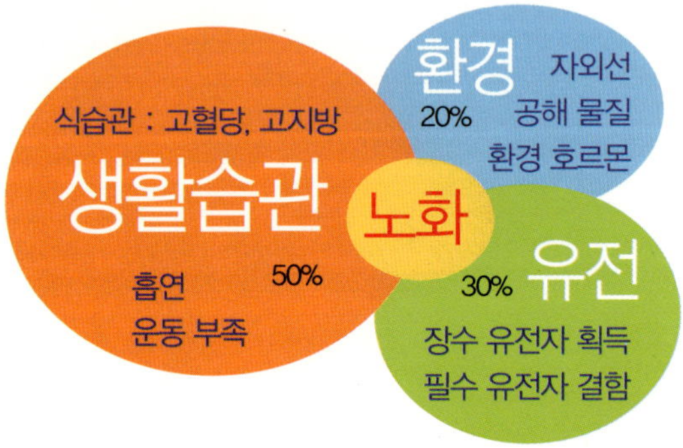

사실 노화는 복잡한 과정을 거쳐 일어나지만, 근본적인 노화 스트레스는 아래 그림처럼 산화, 당화 스트레스가 있고, 자외선 노출과 감염 등이 있다. 이들은 모두 우리 몸의 방어 작용인 염증을 일으키는데, 염증 유발물질 혹은 염증의 증폭으로 세포 내에서 유전자와 단백질의 손상이 일어나고, 이런 손상을 회복하는 메커니즘이 100% 완벽하지 못하므로, 시간이 흐를수록 노화 스트레스는 증폭되고, 종양 신생물 혹은 혈관 막힘이 일어나게 되는 것이다. 결국 각종 암과 동맥경화에 의한 심혈관, 뇌혈관 질환이 사망에 이르게 하는 노화 질환의 주된 질병이지만, 그 근본에는 산화, 당화 스트레스가 있다. 그러나 우리는 산화 스트레스와 당화 스트레스를 피하거나 없앨 수 없다. 우리는 살기 위해서 숨을 쉬어야 하고 산소를 들이마셔야 한다. 모든 세포마다 미토콘드리아에서 전자전달계를 돌려 에너지를 만들어야 하는데 이때 산소가 최종 전자수용체로 반드시 필요하기 때문이다. 또한 에너지를 만들기 위해 우리는 반드시 포도당을 비롯한 탄수화물을 섭취하여 분해해야 한다. 이때 필연적으로 당화 스트레스가 발생한다.

따라서 산화와 당화를 피할 수 없으므로 이런 스트레스를 어떻게 효과적으로 억제하고 줄이느냐가 중요하다.

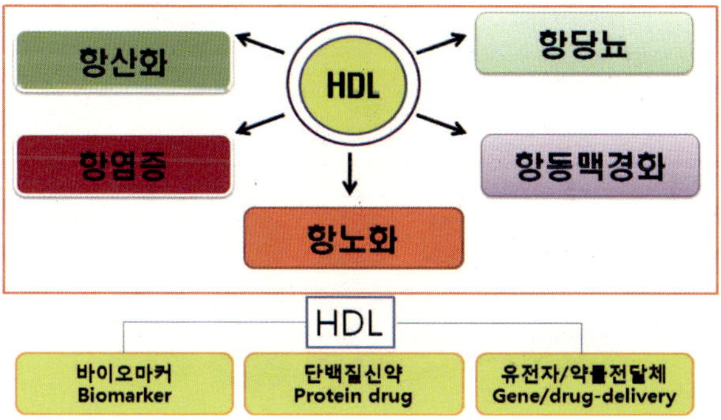

노화 스트레스를 억제하는 효과적인 단백질이 우리 혈액 속에 있으니 바로 HDL이다. HDL의 항산화, 항염증, 항노화 기능은 잘 알려져 있다.

건강한 HDL은 항산화, 항감염, 항혈전 효과 등이 잘 알려져 있어서 심혈관 질환이나 당뇨에만 관여하는 줄 알았는데, 최근의 연구들은 건선, 검버섯 과 같은 피부질환, 치매/뇌졸중, 종양 등의 억제에까지도 효과가 있는 것으로 보고되고 있다. 이뿐만 아니라, 우울증, 정신분열증과 정신질환에서 나아가 정자발달과 같은 생식기능에도 관여한다는 논문이 발표되고 있다.

아래 그림처럼 HDL의 기능이 감소되거나 좋지 않게 변형되면 다양한 질병이 나타나므로, HDL은 우리 몸과 마음의 건강 유지에 필수적이다. HDL 연구는 전 세계적으로도 시작되는 단계이므로, 아직도 밝혀지지 않은 기능들이 많은데, 건강에 유익한 작용을 할 것으로 예상된다. 따라서 HDL을 건강하게 유지하는 것이 매우 중요하며 아래 그림과 같이 정상상태의 HDL을 유산소 운동, 영양섭취 등을 통해 건강한 HDL로 유지한다면 노화를 예방하여 100세 건강을 유지할 수 있을 것이다.

아래의 기사처럼 HDL은 치매도 예방하는 것으로 보고되는데, 미국 컬럼비아 대학교 알츠하이머 연구소에서는 혈중 HDL-C가 높은 사람이 치

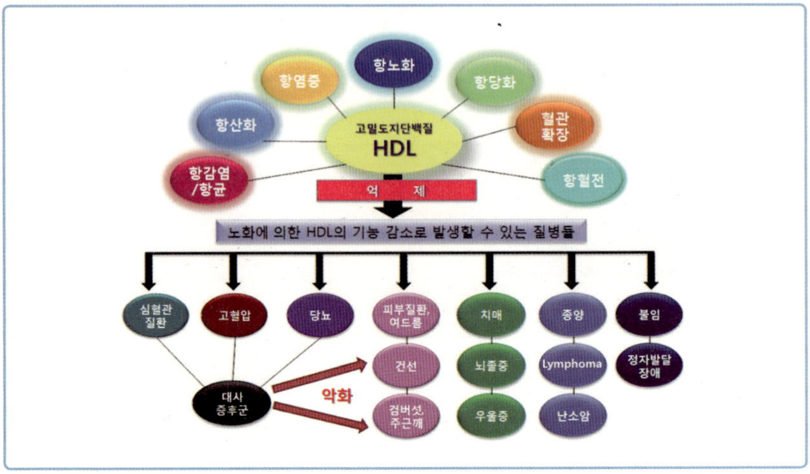

매에 걸릴 확률이 60% 이상 감소하였다고 한다. 그런데 재미있는 것은 기사에 사용된 HDL의 현미경 사진이 컬럼비아 대학교의 연구결과가 아니라 저자의 연구 논문에서 나온 것이라는 것이다. 그래서 저자가 기사를 보고 담당기자에게, 사진에 관해 사용경위를 문의하였더니, 연합뉴스의 데이터베이스에 있는 사진을 사용하였는데, 국내에서는 유일하게 존재하는 HDL의 사진이라 사용했다는 답변과 사과를 들었다. 저자의 동의를 받고 사진을 사용하였더라면 절차상 합당하였겠지만, 어찌 되었건 HDL의 중요성이 일반인에게 알려지는 것은 참 좋은 일이다.

연합뉴스

인쇄 | 닫기

〈의학〉 HDL, 치매도 막는다

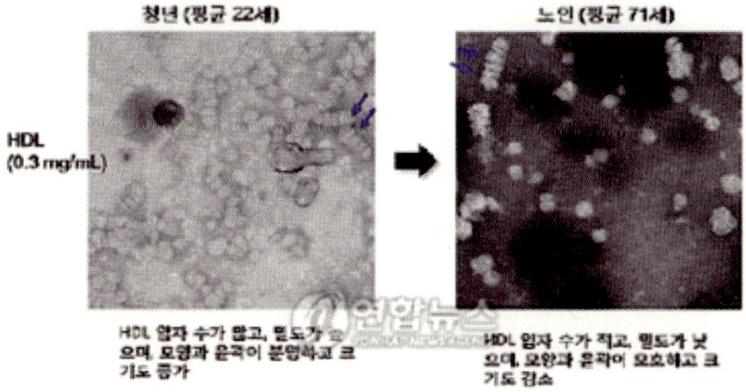

청년과 노인의 혈액 내 고밀도지단백질(자료사진)

(서울=연합뉴스) 한성간 기자 = 콜레스테롤을 혈관벽에서 제거한다고 해서 "좋은" 콜레스테롤이라고 불리는 고밀도지단백(HDL)은 심혈관질환만이 아니라 노인성 치매를 막는 데도 도움이 된다는 연구결과가 나왔다.

미국 컬럼비아 대학 알츠하이머병 연구소의 크리스티안 레이츠(Christian Reitz) 박사는 혈중 HDL수치가 높은 사람은 낮은 사람에 비해 치매가 발생할 위험이 평균 60% 낮은 것으로 나타났다고 밝힌 것으로 헬스데이 뉴스 등이 13일 보도했다.

레이츠 박사는 기억력과 사고기능에 문제가 없는 65세 이상 노인 1천130명을 대상으로 1999년부터 2010년까지 18개월 간격으로 추적조사를 실시한 결과 HDL수치가 가장 높은 그룹(55mg/dL 이상)이 가장 낮은 그룹(38mg/dL 이하)에 비해 치매 발생률이 60%, HDL수치가 중간인 그룹에 비해 20% 각각 낮은 것으로 나타났다고 밝혔다.

조사기간 모두 101명의 치매환자가 발생했다.

68.
HDL기능 변화 검출로 노화를 진단한다

누구에게나 자신의 건강과 젊음 유지가 최대의 관심사일 텐데, 자신의 건강상태나 노화진행 상태를 알고 자신의 생활습관이 올바른지 아닌지를 깨닫는다면 젊음 유지에 많은 도움이 될 것이다. 사람들은 꾸준히 운동이나 비타민, 오메가-3, 항산화제 등 영양제 섭취를 하지만, 몇 개월이 지나면 시들해지고, 도대체 그런 운동이나 영양제 섭취가 자신에게 얼마나 효과 있는지를 궁금해 한다.

노화 진행 상태를 알 수 있는 간편한 방법 중의 하나가 영남대 단백질센서연구소에서 개발한 HDL의 변형을 검출하는 방법이다. HDL의 모습은 건강상태에 따라 달라지고 노화 진행 상태에 따라 달라지기 때문이다. 아래 그림처럼 건강한 HDL은 콜레스테롤이 풍부하며, 크기가 크기 때문에 청년의 HDL은 선명하고 모여진 굵은 밴드를 보여 준다(사진 왼쪽). 반면, 노인의 HDL은 중성지방이 증가하고, 크기도 감소하여, 흩어지고 약한 밴드를 보여준다(사진 오른쪽).

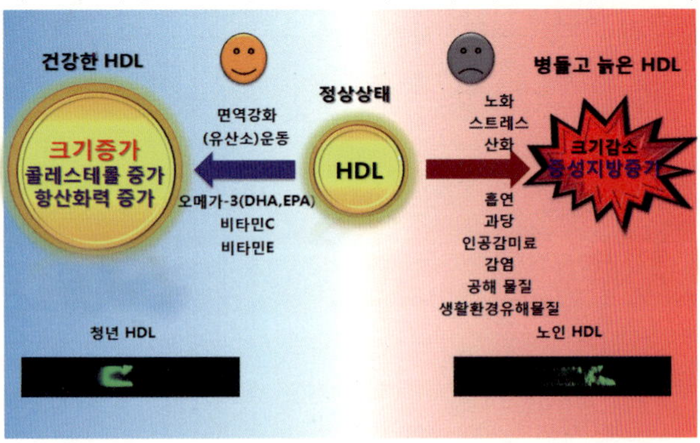

위의 그림 속에 랩온어칩 프로필처럼 정기적으로 HDL의 상태를 점검하여 자신의 건강상태와 노화 진행정도를 비교해보는 것이 바람직하다. 항상 왼쪽의 사진과 같은 HDL를 만드는 것이 중요하다. 우리가 흔히 하는 여러 가지의 건강 유지 활동들(다양한 운동, 영양제 섭취 등)이 자신에게 맞는지 아닌지를 빨리 파악하는 것이 중요한데, 몇 개월 간격으로 HDL의 모습을 관찰하여 HDL이 긍정적인 방향으로 변하는지를 관찰하는 것이 중요하다. 자연적인 노화 외에도, 우리의 잘못된 생활습관이 노화를 촉진하는 경우가 많은데, 과도한 탄수화물의 섭취 특히 과당의 섭취로 당화 스트레스를 증가시키거나, 인공감미료의 과도한 섭취 혹은 흡연 등으로 산화 스트레스를 증가시키면 노화는 더욱 촉진될 수 있다. 따라서 나이와 관계없이 노화진행 정도는 개인적으로 차이가 있을 수 있고, 이는 모두 HDL의 모습 변화와 연결된다. 아래 그림처럼 건강한 HDL은 노화를 억제하는데, 여러 가지의 스트레스로 인해 변형된 HDL은 오히려 노화를 촉진한다.

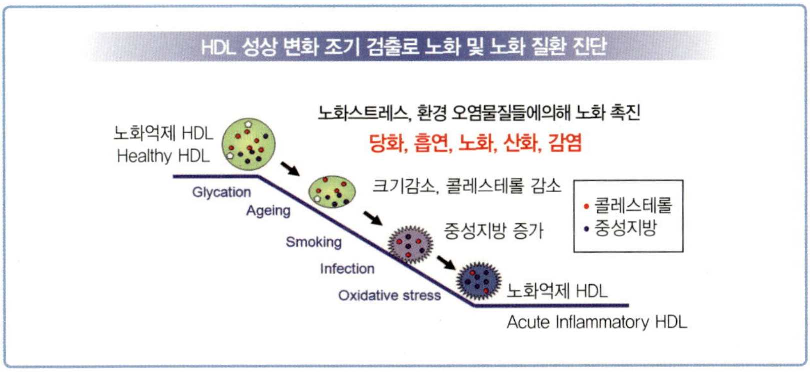

HDL의 성상을 관찰하면, HDL의 변형으로 인한 노화 유발은 물론 당뇨나 동맥경화와 같은 노화 질환의 진행정도를 파악할 수 있다. 젊은 사람인데 HDL의 입자크기가 감소하고 검출밴드가 부러진다면 당뇨나 동맥경화가 심각하게 진행하고 있음을 의미할 수 있으므로 병원에서 정밀진단을 받아봐야 한다.

저자가 연구소장을 맡고 있는 영남대 단백질센서연구소는 HDL의 검출을 이용한 질병의 진단과 건강관리를 목적으로, 병원과 가정에서 손쉽게 사용할 수 있는 진단키트를 만들었는데, 이것은 환자를 대상으로 하는 포인트케어(point of care)와 일반인을 대상으로 하는 라이프케어(life care)로 나뉜다. 연구소에서는 환자와 의사가 무선통신을 통해 언제 어디서나 데이터를 공유할 수 있는 유헬스시스템을 구축하는 것을 목표로 활발히 연구 하고 있다.

http://proteinsensor.yu.ac.kr

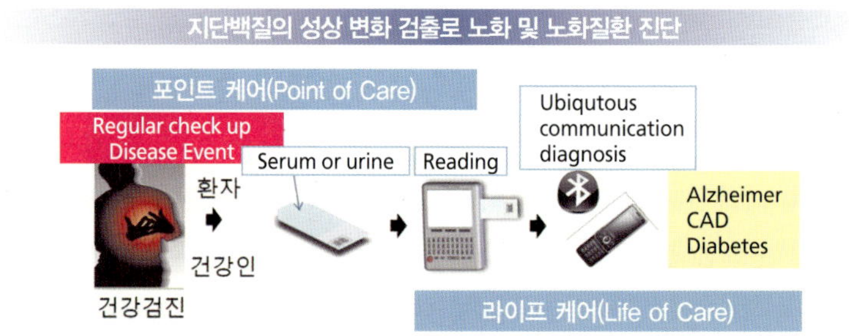

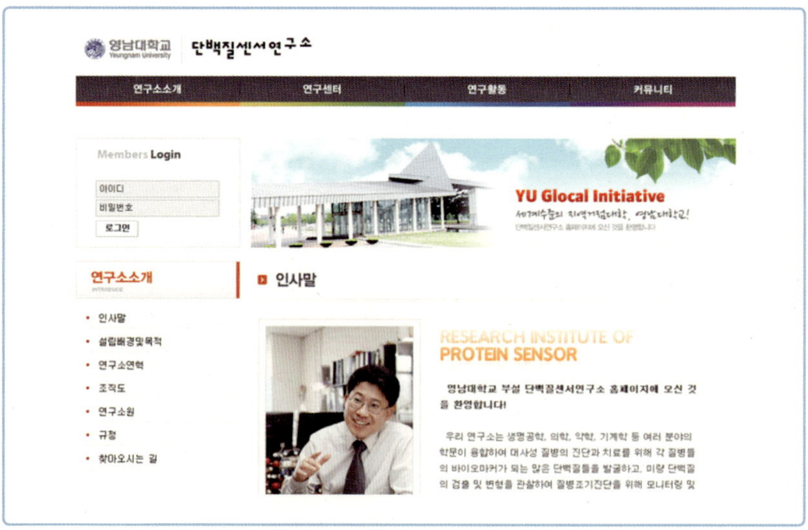

이 책을 맺으며

"리피드와 단백질 그리고 노화 억제"

인류는 유인원, 원숭이에서 진화 하였지만 인간은 원숭이와 달리 사회생활을 하며, 건강과 무병장수를 꿈꾸고 가족과 친구에 대한 사랑을 느끼며, 꿈을 가지고 인생을 살아간다. 그러나 사람은 정해진 수명과 병고 때문에 아프고, 슬프고, 서러움을 느끼게 된다. 그래서 오래전부터 진시황과 같은 권력이나 금력을 가진 사람들은 불로장생을 꿈꾸고 불로초 등을 찾기 위한 헛된 노력을 하였다.

이러한 질병과 노화는 어디에서 오는 것일가?

누구나 자신 혹은 소중한 사람이 생사의 기로에 서게 되면 새삼 생명의 소중함을 깨닫게 되고, 뒤늦은 눈물을 흘리고, 과학적이든 비과학적이든 효험이 있다는 치료 방법을 찾게 되고, 마지막에는 기도에 의지하게 된다. 그러나 많은 사람들은 기도나 강한 염원만으로는 죽어가는 생명을 살릴 수 없다는 것을 알기에 시간이 지날수록 생명공학에 대한 기대와 관심이 높아지고 있다.

누구나 늙는 것을 원하지 않고, 막으려고 하지만 사람의 노화는 바로 산소를 소비하는 호흡 때문이라는 것을 아는 일반인은 많지 않은 듯하다. 오히려 산소는 무조건 좋은 것으로만 알고 "산소같은 여자" 라는 광고 문구가 유행했던 적도 있었던 때를 떠올리면 작은 웃음이 난다. 호흡은 사람의 생존에 필요한 에너지를 만들어 내는 필수적인 과정이며 미토콘드리아에서 전자전달계를 통해 매초 끊임없이 일어난다. 식사를 통해 섭취한 영양물질을 분해하여 얻은 환원력과 에너지를 사용하여 미토콘드리아 내막에 가득찬 전자전달계를 통해 전자를 전달하며 내막을 경계로 수소이온 농도차에 의한 삼투압으로 ATP(adenosine triphosphate)라는 에너지를 만들어낸다. 이때 산소가 최종 전자수용체로 작용하여 전자전달은 완성된다. ATP는 세포 내에서 사용되는 범용 에너지의 형태이다. 마치 미국의 화폐인 달러가 세계의 화폐로 작용하듯 ATP는 고등생명체의 생존에 필요한 모든 에너지의 대표이다.

그런데 불행하게도 바로 이 호흡에 필요한 산소가 제대로 작용하지 못하고 종종 산소라디칼로 바뀌게 되는데, 이 라디칼은 파괴적인 반응성이 뛰어나 자신의 단백질이나 유전자를 공격하여 세포노화뿐만 아니라 면역질환과 암, 심혈관 질환 등의 치명적인 질병을 야기한다. 또한 전자를 받아주는 산소는 환원되지만 정작 세포는 산화되고 늙어간다. 죽음의 시작인 산화 반응이 생존을 위한 호흡 때문에 일어나는 것은 참으로 아이러니가 아닐 수 없다. 게다가 정상적인 신체 활동을 하는 사람은 매년 5~9kg의 산소 라디칼이 생성된다고 하니 어마어마한 양이 아닐 수 없다. 평생 호흡해야 하는데 말이다.

생존에 필요한 호흡 때문에 노화와 죽음이 있다니....

그러나 우리 몸에는 이에 대항하는 방어체계가 있으니 바로 몇몇 항산화효소들과 환원 능력이 그것이다. 그러나 이 역시도 100% 방어는 불가능하며 이로 인해 결국 노화와 질병이 발생하게 된다. 따라서 가장 좋은 노화억제와 질병 예방방법은 항산화능력을 높이기 위해 적절한 운동과 비타민 C와 E 등의 항산화제를 섭취하는 것이다. 특히 항산화효소인 glutathione peroxidase는 황을 가지고 작용하므로 황이 풍부한 음식을 섭취하는 것이 중요하다. 저자의 연구실에서도 KBS 생로병사의 비밀 제작진의 의뢰를 받아 다양한 건강식품소재들에서 항산화제를 탐색하고 항당뇨, 항동맥경화 효과를 증명한 바 있다.

격렬한 운동이나 에너지 소모 뒤에는 황이 풍부한 아미노산을 섭취하여 글루타치온 농도를 유지하는 것이 중요하다. 그런데 황이 풍부한 아미노산은 동물성 단백질에 많고, 식물성 단백질에는 부족하다. 글루타치온 항산화력의 유지를 위한 좋은 방법은 고기 섭취를 하는 것이고 알파리포산(alpha-lipoic acid)과 셀레늄을 충분히 섭취하는 것이다. 알파리포산은 글루타치온의 재생을 돕고, 적정량의 셀레늄은 항산화와 항암기능이 있다. 그런데 글루타치온 농도를 올리겠다고 보조제를 섭취할 필요는 없다. 글루타치온은 3개의 아미노산으로 구성된 작은 단백질이므로 먹으면 소화되어 버리기 때문이다. 글루타치온은 해독 능력이 있는 물질이라서 간 기능에도 중요한데, 알콜 혹은 진통제 등 약물의 잦은 사용에 의해, 간에서 글루타치온이 고갈되기도 한다. 또한 격렬하게 지치도록 하는 운동은 오히려 글루타치온을 고갈시켜 해로울 수 있는데, 육식을 기피하는 장거리 육상 선수들이 감기나 인후염 등의 사소한 감염이 증가한다는 보고도 있다. 따라서 격렬한 운동 후에는 반드시 충분한 휴식과 육류 혹은 계란섭취를 통해 황을 가진 아미노산(Cystein과 Methionine)을 보충해야 한다. 육류가 영양 밀도가 높은데, 약 220그램의 고기 섭취를 통해 얻을 수 있는 글루타치온을 얻을려면 상추 22포기, 혹은 바나나 127개, 혹은 사과 550개, 혹은 빵 46 조각을 먹어야 한다. 다만 계란 스크램블은 과산화물이 많아 피하는 것이 좋은데, 노른자를 깨뜨려 휘젓는 과정에서 콜레스테롤이 열과 공기 접촉에 의해 과산화물이 많이 생성되기 때문이다. 특히 채식만을 하는 사람들은 항산화제와 필수 비타민의 섭취가 꼭 필요한데, Vit B12는 식물에는 존재하지 않는 비타민으로 부족할 경우 회복이 어려운 악성 빈혈과 신경장애가 유발된다. 그러나 Vit B12

결핍은 금방 자각하기 어려운데 미량만 필요한데다가 간에 저장되어 있는 Vit B12가 고갈되는데 3~5년이 걸리기 때문이다. 그래서 5년 이상 채식만을 고집한 사람들은 반드시 동물성 비타민 보충제의 섭취가 필요하다.

적절한 운동은 젊음을 유지하는 좋은 방법이지만 여기에도 지켜야 할 요령이 있다. 우리의 근육은 크게 두 종류가 있는데, slow twitch(서근 섬유)와 fast twitch(속근 섬유)이다. slow twitch는 주로 장거리 달리기와 같이, 장기간 저강도 운동 등에 사용되고, fast twich는 단거리 육상 같이, 단기간 고강도 운동 등에 사용된다. 그런데 노화에 의해 상실되는 근육이 주로 fast twitch이다. 따라서 연령증가에 따라 유산소 운동의 비율을 줄이고 근력운동을 증가하여 fast twitch의 상실을 막는 것이 중요하다. 좋은 운동과 영양섭취는 성장호르몬의 분비를 촉진하여 젊음을 유지하게 해준다. 성장호르몬은 비단 성장기에만 필요한 것이 아니라, 상실된 세포와 근육의 재생을 위해 평생 필요하다.

좋은 운동의 요령은 다음과 같다.

1. 스트레칭을 크게 하라.
2. 일정 간격으로 고강도운동을 반복하라.
3. 가벼운 역기나 아령으로 시작하고 천천히 진행하라.
3. 큰 근육을 먼저 사용하라(허벅지, 어깨, 엉덩이, 가슴 등)
4. 항상 완벽한 자세를 유지하라.
5. 운동기구의 무게가 증가될 때마다 단백질의 섭취를 늘려라.
6. 근력운동과 유산소운동을 병행하라.
7. 항상 공복에 운동하라.

특히 7번이 중요한데, 운동전후 1시간 이내에는 탄수화물의 섭취를 완전히 제한해야 한다. 그 이유는 혈당이 증가되면 성장호르몬이 분비되지 않기 때문이다.

탄수화물은 에너지 생산을 위한 필수 영양분이면서도 많거나 흡수 장애가 생기면 당뇨와 동맥경화 등 심각한 질병 유발의 원인이 된다. 특히 과도한 과당 (fructose)은 단백질의 변형과 파괴 등을 일으킨다. 저자의 연구실에서는 최근에 발표한 국제 학술지 논문에서 과당이 피 속에 존재하는 중요 단백질의 기능과 구조를 변화시켜 동맥경화 및 피부세포 노화를 유발, 촉진함을 증명하고 그 메커니즘을 밝힌 바 있다. 이 연구 결과들로 당뇨가 심한 사람이 더 늙어 보이는 이유를 과학적으로 설명할 수 있게 되었다. 과당이나 시럽은 탄산음료 및 패스트푸드에 단맛을 내기 위해 사용되며, 최근 소비가 급증하고 있지만, 피부 노화를 생각한다면 자제해야 할 일이다.

노화를 일으키는 또 다른 적은 트랜스 지방과 식물성 기름인데 트랜스 지방은 주로 식물성 기름에 수소를 넣어 고체 상태로 만든 지방이다. 부패하지 않고 보관이 용이하여 튀김이나 패스트푸드에 많이 사용되는데, 염증 유발과 동맥경화, 당뇨의 촉진인자로 작용하고 체내에서 배출속도가 매우 느려 6개월 이상이 걸린다는 보고도 있다. 우리가 흔히 섭취하는 지방(脂肪)은 크게 오메가-3와 오메가-6로 분류할 수 있다. 지방이 모두 나쁘다는 생각은 잘못된 편견이며, 오메가-3 지방은 항염증, 항산화, 항노화 작용을 하여 건강에 이롭다. 특히 DHA나 EPA 등은 콜레스테롤과 더불어 두뇌 발달과 감정 조절에 매우 중요하다. 이들의 농도가 낮을 경우 우울증, 자살, 충동 장애 등이 급증하는 것으로 보고된다. 사람의 두뇌는 60% 이상이 지방(혹은 리피드)로 구성되어 있으므로 좋은 리피드가 정신 건강을 지배한다 해도 과언이 아니다. 좋은 예로 등 푸른 생선을 많이 섭취하는 일본의 어촌에는 우울증 환자가 전체 인구의 1% 미만이지만, 북미나 유럽 등의 전형적인 서구 도시에는 우울증 환자가 인구의 10% 이상이라는 보고가 있다.

좋은 리피드 (오메가-3 지방, 콜레스테롤 등) 가 건강한 정신을 만든다.

그러나 오메가-6 지방은 염증을 유발하고 근육을 수축시키며, 혈전을 형성하는 등의 해로운 역할을 하며, 천식을 악화시키는데 이는 오메가-6 지방이 평활근 세포를 수축시키기 때문이다. 거의 대부분의 식물성 기름은 오메가-6 지방이 풍부하여 장기적으로 심혈관 질환, 당뇨, 암의 유발원인이 된다. 실제로 맥도날드 햄버거 회사의 홈페이지에서 제공하는 프렌치프라이의 제조방법에는 대두유 등의 식물성 기름에 튀겼다고 명시하고 있다. 따라서 식물성 기름이 좋다는 막연한 환상을 버리는 것이 중요하고, 오메가-3 지방(DHA, EPA 등)이 많은 등 푸른 생선 기름을 섭취하는 것이 중요하다.

오스트랄로피테쿠스 출현 이후, 인류는 약 3백만 년 동안 수렵과 채집을 통한 식사를 해왔으며, 대량 농업에 의한 곡물 위주의 식사는 불과 수천 년 전에야 시작되었다. 현대인의 몸은 생리적으로 수십만 년 전의 조상과 동일한 것으로 판단되는데, 유전자의 99.998%가 동일한 것으로 보고되고 있다. 그러나 음식 문화는 불과 몇 천 년 사이 크게 달라졌고, 백 년 이전과 지금도 큰 차이를 보이고 있다(콜라 등 탄산음료, 통조림, 인스턴트 가공식품 등의 출현이 불과 얼마 전이다). 게다가 우리 현대인들과 원시 조상들의 식습관을 비교해 본다면 현대인들은 소비하는 섭취 음식의 종류가 크게 감소하였다. 원시 조상은 평균 150여종의 음식을 섭취한데 비해, 미국인의 식사를 기준으로 현대인들은 대략 20여종의 음식을 섭취하고 있다. 더욱 심각한 것은 현대인들은 원시 조상들에 비해 과도한 탄수화물 섭취와 원시인들은 전혀 먹어본 적 없는 새로운 음식(트랜스지방, 인공감미료 등 첨가물)을 소비하고 있는 것이다. 이러한 급격한 음식의 변화를 감당할 만큼 현대 인류의 몸과 유전자, 단백질은 적응되지 않았으므로, 비만, 당뇨, 심혈관 질환등 의 질병에 시달리게 된다. 이러한 질병들은 원시 조상들은 전혀 가지고 있지 않았던 질병이다. 농업혁명 때문에 인류는 배불리 먹고, 정착생활하게 되었지만, 또 다른 심각한 대사성 질병에 시달리게 되었던 것이다. 이 역시 아이러니가 아닐 수 없다.

따라서 건강한 생명과 노화 억제를 위해서 적절한 운동과 올바른 식습관을 생활에서 실천하는 것이 중요하다. 특히 체중 조절 등 건강과 미용을 위해 우리가 깨야할 잘못된 건강 상식이 더러 있다. 더욱 상세한 정보와 지식이 필요한 학생들은 저자가 강의 중인 세 개의 인터넷 강좌들, 리피드 건강 그리고 미용(리건미), 우리가 아픈 이유(우아이), 우리몸과 단백질(우리단)을 수강하기를 권한다.

결론적으로 단맛을 내는 음식 제품들의 무서움을 깨닫고, 좋은 리피드와 단백질 섭취를 늘려서 성장 호르몬이 적절히 분비되어 모두 젊고 건강하게 인생을 즐기기를 바란다.

HDL로 더 젊게, 더 건강하게, 더 예쁘게 살자

누구나 건강하게 오래 살고 싶어 하지만, 정작 자신의 건강검진 결과지를 꼼꼼히 읽어보는 사람은 얼마나 될까? 새해에는 꼭 자신의 건강검진 결과를 파악해보자. 사실 많은 혈액 검사항목들이 일반인에게 어려울 수 있으니 오늘은 콜레스테롤만 이해하자. 혈청 총콜레스테롤은 150~220mg/dL가 정상 수치인데, 우리는 콜레스테롤을 안 좋게만 생각하고 무조건 낮추고, 기피할려고만 해왔다. 그러나 과연 그럴까? 혈청 콜레스테롤은 낮을수록 건강에 좋은가? 답은 "절대로 아님"이다. 혈청 콜레스테롤 150mg/dL 이하에서 영아사망률 증가, 영양실조 등 후진국형 사망률이 증가하고, 선진국에서도 우울증, 정신장애, 폭력, 자살 등이 낮은 콜레스테롤 농도와 연관 있다고 알려져 있다. 그렇다고 정상범위보다 높으면 심혈관 질환의 위험이 높아지므로 적정 콜레스테롤 농도를 유지해야 한다. 그런데 최근에는 콜레스테롤의 혈청 농도보다 그것이 혈액 내에서 어디에 분포하는지도 중요하다는 이론이 강한 힘을 얻고 있다.

콜레스테롤은 원래 필수 영양분이라 세포로 공급되어야 하는데, 물에 잘 녹지 않아 혈액에서 지단백질에 의해 수송되며, 밀도와 크기에 따라 크게 저밀도지단백질(low-density lipoprotein, LDL)과 고밀도지단백질(high-density lipoprotein, HDL)로 나뉜다. LDL의 주된 역할은 우리가 섭취 혹은 합성한 콜레스테롤을 세포로 공급하는 역할이고, HDL의 주된 역할은 세포에서 쓰고 남은 콜레스테롤을 수거하여 간으로 되돌려 배설되게 한다. 그래서 LDL이 가는 기차라면 HDL은 오는 기차이다. 기차역의 플랫폼에서 상행과 하행 열차가 만나듯이 혈관 안에서는 늘 HDL과 LDL이 만나게 된다. 이때 HDL에 콜레스테롤이 많을수록 좋다는 것이다. HDL-C가 남자는 40mg/dL, 여자는 50mg/dL 이상이 되어야 정상이다. HDL-C가 높아야 하는 이유는 HDL은 매우 유익한 단백질로 항산화, 항염증, 항감염, 항당뇨

활성 등의 좋은 기능이 많기 때문이다. 특히 100세 이상 장수하는 사람들이 HDL-콜레스테롤 (HDL-C)의 수치가 높다. 2011년 설날에 어느 공중파 방송에서 여자 아이돌들 중에서 HDL-C가 높은 사람을 비교하여, 티아라의 효민이 80mg/dL로 혈액미녀로 선정되는 것을 보고 기분이 좋았다. HDL-C가 높으면 미인이다!

HDL은 건강 상황에 따라 변화하는데, 심각한 질병의 진행, 감염 등으로 갑자기 감소할 수도 있고, 꾸준한 운동으로 증가할 수도 있다. 많은 연구에서, HDL에 콜레스테롤 함량이 낮아지거나, HDL 형태에 변형이 생기면 당뇨, 동맥경화, 종양뿐만 아니라, 치매, 뇌졸중 등의 노화 질환, 여드름, 건선, 주근깨 등의 피부질환, 심지어 불임과 정자발달장애까지 발생 하는 것으로 밝혀져 있다.

저자의 최근 연구에서 HDL의 농도뿐만 아니라 HDL의 모습 변화로 노화 정도를 진단 할 수 있는 가능성이 제시되었는데, 70대의 노인들은 20대의 청년에 비해 HDL의 숫자와 크기가 감소하고, 형태가 부서지고, 찌그러져 있었다. 더 재미있는 것은, 같은 20대 초반이라도 올림픽 국가대표 운동선수들은 대조군에 비해 HDL의 숫자가 훨씬 많고, 크기가 증가하고, 총콜레스테롤에서 차지하는 HDL-콜레스테롤의 비율이 높았다는 것이다. 평균적으로 보통 사람들은 총콜레스테롤의 25% 정도만 HDL에 있다 (예를 들어 총콜레스테롤이 200mg/dL이고, HDL-콜레스테롤이 50mg/dL이면, 25%가 HDL에 존재함). 그런데 유산소 운동을 많이 하는 선수들은 이 비율이 38%까지 증가하고, 100세 장수인들은 32% 이상을 보였다. 그러나 당뇨, 심혈관 질환, 비만인들은 HDL의 비율이 20% 이하로 감소하며, 각종 감염, 염증, 피부질환 등에 의해서도 HDL이 감소하고 좋지 않게 변형된다.

결론적으로, 누구든지 건강관리, 몸매관리, 피부 관리를 위해 HDL을 잘 유지해야함을 강하게 제시한다. 이제라도 자신의 혈액검사 기록을 다시 보고, HDL 농도와 비율을 계산해 보자!